〇欧阳东 编著

问道中医

人体整体医学模式探讨

U0200261

学苑出版社

图书在版编目（CIP）数据

问道中医：人体整体医学模式探讨/欧阳东编著 . —北京：学苑出版社，2020. 10

ISBN 978 - 7 - 5077 - 6013 - 2

Ⅰ. ①问…　Ⅱ. ①欧…　Ⅲ. ①中医学 - 研究　Ⅳ. ①R2

中国版本图书馆 CIP 数据核字（2020）第 181210 号

责任编辑：黄小龙

文字编辑：高　赫

出版发行：学苑出版社

社　　址：北京市丰台区南方庄 2 号院 1 号楼

邮政编码：100079

网　　址：www. book001. com

电子邮箱：xueyuanpress@ 163. com

销售电话：010 - 67601101（销售部）、010 - 67603091（总编室）

印　刷　厂：北京兰星球彩色印刷有限公司

开本尺寸：710mm×1000mm　1/32

印　　张：9. 625

字　　数：216 千字

版　　次：2020 年 10 月第 1 版

印　　次：2020 年 10 月第 1 次印刷

定　　价：58. 00 元

《易经》说:"天行健,君子以自强不息。""地势坤,君子以厚德载物。"——天体运行,刚强有力,周而复始,永不停止;聪明智慧的人,就应该效法天,不断探索创新,努力向前。大地宽厚,负载万物,舒展顺从;聪明智慧的人,也应该效法地,谦虚学习,继承包容,这是中华民族立世之精神。

　　《易经·系辞》说:"形而上者为之道,形而下者为之器。"——无具体形状的东西叫作道,道即指规律、思维、理论、学说等。有具体形状的东西叫作器,器即指物质、实物。

　　《黄帝素问直解》说:"《素问》为《黄帝内经》,本太素浑元之理,阐天人合一之道。"——《黄帝内经·素问》是论述太阳系物质运动规律与人体生命活动规律相统一理论的著述。

　　《素问·生气通天论》说:"夫自古通天者,生之本。"——人体生命活动与太阳系物质运动相结合,保持一致,是人身生命健康的根基和根本。

　　恩格斯说过:"一个民族想要站在科学的高峰,就一刻也不能没有理论思维。"

谨以此书献给中国古代在医学领域中探索的人们！

谨以此书献给中华民族现代喜爱中国传统医学的人们！

谨以此书献给全世界珍惜健康的人们！

谨以此书献给天堂上的亲人和朋友们！

自序

古人说：不为良相，即为良医。中国传统医学，简称中医，是中国灿烂传统文化中一颗最奇特耀眼的明珠，历数千年风雨而经久不衰，其重要原因就在于中医具有独特的理论体系、诊断和治病防病的方法。中医是一个有待挖掘与开发的伟大宝库，对中华民族繁衍生息做出过重大贡献，这个宝库珍藏着亿万人数千年来自身实践中体察到的，对人体生命活动的深刻认识和无数祛病防病与延年益寿的丰富宝贵知识，如今还在为亿万人民治病防病和延年益寿继续发挥着重要作用。

在中国近现代，有些人否定中医，认为中医是玄学、落后、迷信、不科学或伪科学，要求废除中医，审查中药，废除中药。废除中医，就是废除中医理论，那么在中医理论指导下运用的中药，实际上也就名存实亡了。原因何在？首先是这些人抓住中医药极少部分糟粕或所谓糟粕，丢弃极广大精华，去攻击否定中医，实属片面、极端、无知。其次，中医古籍深奥并众多，要下很大功夫几年甚至几十年的时间去系统学习和研究，并且必须临床去实践体会才能参透。再其次，中医院校出版的中医基础理论教材，对中医理论知识的普及做得不够。再其次，现在中医教育、考核和激励制度均有所欠缺，随着过去名老中医的去世，中医临床水平有所下降，大批高医术的中医领军人物相对后继乏人。当然还有一些人为了盈利做中医药的虚假广告，也影响了中医药的声誉，等等。最后，什么是科学？总地来讲，科学就是研究事物现象和变化规律，并大部分能够验证的知识体系。

中医博大精深。所谓博大，是指广义中医应该包括道家、佛家、儒家、武术家等中包含的部分医学内容，还有自成体系的蒙古、藏、苗、土家族医学等少数民族医学。狭义中医是指在《黄帝内经》《伤寒论》《金匮要略》《神农本草经》等书的基础上，经过历代实践发展起来的医学，即现在所称的中医。所谓精深，是指中医理论和方法的奇特和深奥。本书主要是在《黄帝内经》的基础上，对中医理论的精深方面，用现代已知科学知识，从方法论的角度，较系统全面地研究论述和探索中医理论体系，以达到论述中医理论科学性和普及中医理论知识的目的，还可作为中医药大学和西医院校中医基础理论课外参考书。

笔者从北京中医药大学毕业后，有幸到北京大学人民医院中医科工作，曾跟张建甫、陆广莘等中医老前辈共事学习，从事中医门诊、教学、各科病房中医会诊以及后来的中医病房的工作近三十年，获益匪浅。由于中医理论精深，有些主观没有认识的不等于客观不存在、不科学，这些可以存疑，当然其中也包含极少部分糟粕，可以批评，中医理论也要不断探索、发展、完善。因为笔者知识水平和精力有限，不足之处和个别错误在所难免，请讨论指正。失败乃成功之母，此书又为抛砖引玉。最后，感谢为此书出版而默默奉献的所有家人和程秀琴女士等朋友们。

欧阳东

2019 年 11 月

目录

第一章

形气阴阳学说与中国医学哲学

哲学是关于人们的世界观的学问，世界观就是人们对整个世界，对于一切事物总的看法和观点。哲学所研究和涉及的问题（对象），就不是仅仅关于世界的某一个方面和某一个局部的问题，而是有关整个世界，有关世界的一切事物（包括自然界、社会和人类思维）的最普遍的问题。

世界观是人们对自然斗争和社会斗争的实践经验的最高总结，也就是人们在这些实践中所获得的各种知识的高度普遍化的结果。研究哲学的目的，归根结底就在于找到正确的方法论，就在于要把握到正确的认识方法或思想方法的基本原理，就在于要解决认识的问题。[1]

中国早在春秋时代哲学思想就十分丰富，其中《老子·二十五章》中说："有物混成，先天地生，寂兮寥兮，独立不改，周行而不殆，可以为天下母。吾不知其名，字之曰道，强为之名曰大。大曰逝，逝曰远，远曰反。故道大，天大，地大，人亦大。域中有四大，而人居其一焉。人法地，地法天，天法道，道法自然。"意是说，有这样一个浑然一体的东西，

---

〔1〕 艾思奇. 辩证唯物主义讲课提纲［M］. 北京：人民出版社，1957.

它先于天地而产生，无声啊，又无形，它永远不依靠外在的力量，不停地循环运行，它可以称作天下万物的根本、根源。我不知道它的名字，把它叫做"道"，勉强再给它起名叫做"大"，大也就是逝，逝称为辽远，辽远又返转还原，所以道大、天大、地大、人也大。宇宙间有四大，而人居其一。人以地为法则，地以天为法则，天以道为法则，道以宇宙本来的样子为法则。

老子提出了"道"作为哲学的最高范畴，"道"字本来是指人走的道路，有四通八达的意思。这一意义引申为方法、途径，已初步地具有规律普遍性的意思。老子把"道"概括为事物存在和变化的最普遍原则，它有物质实体和规律这两方面含义。[1]道又称"大"，在宇宙自然界中，什么是最大的、永恒的、绝对的呢？物质与物质运动的最普遍性规律是永恒的、绝对的、长久的，所以也是最"大"的，道就是指物质和客观规律的绝对性而言。所以老子说宇宙有四大，人大是指生命物质运动的普遍性规律，地大是指地球物质运动的普遍性规律，天大是指太阳系物质运动的普遍性规律，道大是指宇宙物质运动的普遍性规律。人的生命物质运动规律是以地球上物质运动规律为法则的，地球的物质运动规律是以太阳系物质运动规律为法则的，太阳系的物质运动规律是以宇宙物质运动规律为法则的，宇宙物质运动规律又是以本来的样子为法则的，法则有准则、规范、效法之义。

宇宙间的各种物质运动是有普遍性规律的，它们是有密切联系的，是有统一性的。"道"就是指普遍性规律，是哲学里

---

〔1〕 任继愈. 中国哲学史〔M〕. 北京：人民出版社，1964.

的最高范畴。所以《老子·六十七章》说："天下皆谓我道大，似不肖。夫唯大，故似不肖。若肖，久矣其细也夫！"意思是说，天下的人都说我的道广大，不像任何具体的东西，正因为它广大，所以不像任何具体的东西，若它像什么具体的东西，它早就渺小得很了。《老子·四十二章》又说："道生一，一生二，二生三，三生万物。万物负阴而抱阳，冲气以为和。"这段话的意思是说，"道"是指物质实体和规律而言，而宇宙普遍规律和物质实体就是"气"，"气"用数字符号表示就是一。"气"的运动产生阴气阳气，用数字表示就是二。阴气阳气组合产生冲气，即中和之气，也就是"形"，用数字表示就是三。再由"形"产生宇宙各种有形物质，宇宙的一切有形物质都是由阴气阳气的对立统一组合而有形状的，而且保持相对稳定平和。

总之，"道"就是讲规律与物质实体。而规律与物质实体，就是形气阴阳，中国医学哲学就是在吸收继承中国古代哲学的基础上发展而来的。中国古代哲学对中国医学哲学的影响极大，而中国医学哲学对中医学影响也是极大的。中医学是在中国医学哲学基础上发展起来的，所以明代名医张介宾说："理气阴阳之学，实医道开卷第一义，学者首当究心焉。"意思是说，道、气、阴阳的学说，实在是医学这门学问开卷第一篇，学习中医的人首先应当用心研究它。

第一节　中医形气学说与唯物论

近代唯物主义观点是把物质（客观存在）看作第一性的东西，把精神（主观意识）看作第二性的东西，指出物质是不依赖于人的主观意识为转移的客观实在，是世界的本质。世界的统一性就在于它的物质性，物质存在于精神之先，精神（主观意识）只是物质发展到一定阶段的产物，或只是物质（客观存在）的一种反映作用，而人的认识就是客观存在在人的主观意识里的反映。[1] 列宁说："物质是标志客观实在的哲学范畴，这种客观实在是人感知的，它不依赖我们的感觉而存在，为我们的感觉所复写、摄影、反映。"物质的定义就是客观存在。在时间上是永恒的，在空间上是无穷无尽的，它不会消失，也不会重新产生，它不能被创造，也不会被消灭，它只会改变自己的形式。恩格斯写道，在物质运动的循环中："除永恒变化着的永恒运动着的物质和变化所依据的规律外，再没有什么永久的东西。"[2]

在中国古代哲学领域中，"形气"是作为一个物质的概念而提出和表述的。《正蒙·太和》篇说："太虚不能无气，气不能不聚而成万物。"太虚是指宇宙而言。意思是说，宇宙不能没有气，气不能不聚合组成一切有形状的物质。气、形都是指物质而言，形气永远存在。中医"形气"学说正是在继承古代哲学的基础上发展起来的，所以中医的"形气"首先也应该是哲学领域中表述物质的概念，用"形气"这个概念来反映物质的客观存在和客观运动。

《素问·气交变大论》说："善言气者，必彰于物。"意思是说，善于谈论"气"的人，必然也会谈论明显的有形状的万物。

〔1〕艾思奇. 辩证唯物主义讲课提纲［M］. 北京：人民出版社，1957.

〔2〕罗森塔尔，尤金编著. 简明哲学辞典［M］. 中共中央马克思恩格斯列宁斯大林著作编译局，译. 北京：生活·读书·新知三联书店，1973.

一、世界的本质是物质的形与气

近代唯物主义认为世界在本质上是物质的，世界是由物质组成的。中医"形气"学说则认为世界的本质是"形气"，世界是由"形气"组成的。从哲学的角度看，形气分开而言，"形"指宏观物质，"气"指微观物质。

现代科学认为物质的种类虽然繁多，但总体分为两种形态：一种是具有静止质量（物质静止时衡量的质量）和体积的形态，处于这种形态的物质叫实物，常见的铁、石、水、土等都是实物，化学中研究的分子、原子，医学中研究的人体等也都是实物。另一种是不具有静止质量和体积的形态，以这种形态存在的物质叫场，引力场、电磁场、原子核内核力场等均属于场。实物和场是物质存在的两种基本形态，它们之间可以互相转化，但它们不会被消灭，也不可能凭空创造出来。物质处于不断的运动中，世界上没有不运动的物质，也没有脱离物质的运动。物质运动有许多不同的形式，例如物理运动（热运动、电运动、电磁运动、核子运动等）、化学运动（化合、分解、氧化、还原、水解等）、生物运动（生命现象）等等。物质的各种运动形式是彼此联系的，并且在一定条件下可以互相转化。热运动和电运动可以转变为化学运动，化学运动也可以转变为电运动，等等，科学研究的对象是物质结构及其运动。[1]

中医"形气"学说根据物质运动形态，把物质分成两大类：一类是肉眼看不见，相对无形状体积的物质"气"，另一

〔1〕 吉林医科大学. 医用基础化学［M］. 北京：人民卫生出版社，1978.

类是肉眼看得见的，有形状体积的物质"形"。"形"与"气"合并一起而言，是指"物质"的概念。"形"与"气"分开而言，相当于现代科学所指物质的两种形态——实物与场的概念。

（一）形与气的含义

1. 气的含义

形气学说认为，"气"是极精细微小、晦暗模糊的，永远快速运动相对无形（这里"形"的含义是指形象、形体、形状）的微观物质。由一切无形的物质"气"聚合组成世界一切有形的物质。《庄子·知北游》说："人之生，气之聚也。聚则为生，散则为死……故万物一也。……故曰：'通天下一气耳。'圣人故贵一。"意思是讲，人类有生命的形体，是气的聚合而形成的。气聚集组合形体而生存，气离散躯体消散而死亡，万物本是一体的，都是由气聚合而成的，所以说整个宇宙只是精微细小的一气贯通罢了。因此圣人把这个"一"看作是最贵重的东西，《庄子·秋水》说："河伯曰：'世之议者皆曰：至精无形，至大不可围。是信情乎？'北海若曰：'夫自细视大者不尽，自大视细者不明。夫精，小之微也；垺，大之殷也。故异便，此势之有也。夫精粗者，期于有形者也；无形者，数之所不能分也；不可围者，数之所不能穷也。'"这里"精"是指细小、微小之意。意思是讲，世上的议论家都说，最精细的东西，没有形体，最广大的东西不能再有外围，这是真实的情况吗？从小东西的观点去看大东西是看不到尽头的，从大东西的观点去看小东西是看不分明的。"精"是微小中最微小，"垺"是广大中最广大的，因此两方面便各有不同，这是常有的情势。精小粗大以有形体的东西为限，没有形体的东西，便是数目所不能再分的；不能再有外围的东西，便是数目所不能穷尽的。

中医认为"气"是无形的，所以也是精细的，即最微小的。用数字来表示就是"一"，不能再分了。中医就是继承了道家"气"的概念，《王氏医存·命门有形之始》说："养身家主气所用，皆无形。"《读医随笔·气血精神论》说："气者，无形而有机者也。"古人认为"气"与"形"相比是所谓相对的"虚、无、空"，气散则为"虚、无、空"。

2. 形的含义

形气学说认为"形"是极粗糙宏大、明亮清晰的，永远慢速运动相对有形的宏观物质。"形"就是指万物，它是由气聚合而成，万物就是相对有形的物质。例如金木水火土、风雷电雨云、虫鸟兽花草等。《庄子·知北游》说："夫昭昭生于冥冥，有伦生于无形，精神生于道，形本生于精，而万物以形相生。"意思是说，明亮清晰显而易见的东西（形），是从晦暗昏昧看不见的东西（气）产生的。有形有序的东西（形），产生于无形无序的东西（气），"道"就是精与气的运动变化规律。气产生精，精产生形体。精是有形之物的本体，而一切物质以不同的结构形状而产生。这里所称的"精"是指有形物质的一种，精是某种有形的相对微小物质。《吕氏春秋·尽数》说："精气之集也，必有入也；集于羽鸟，与为飞扬；集于走兽，与为流行；集于珠玉，与为精朗；集于树木，与为茂长；集于圣人，与为敻明。"意思是说，精气的集聚，必定有它进入的所在，即集聚后必定产生某种有形的东西和功能。它集聚在飞鸟身上，就组合形成飞鸟的结构形状，并使它有飞翔的功能；它集聚在走兽身上，就组合形成走兽的结构形状，并使它有奔跑的功能；它集聚在树木身上，就组合形成树木的结构形状，并使它有茂盛开花结果的功能；集聚在珠玉身上，形成珠玉的结构形状，并使它有发出晶光的功能；集聚在圣人身上，就形成人的结构形状，并使圣人有看得远大和聪明智慧的功能等。这里所说的鸟、兽、树、宝石、人就是有形之物。

中医认为"形"是有形状的，所以也是粗糙的，即相对宏大的。用数字表示就是无限大无限多的"万"，宇宙宏大的有形万物是数不清的。中医继承了道家"形"的概念，《王氏医存·命门有形之始》说："医家主质所用，皆有形。"《读医随笔·气血精神论》说："精者，有形者也。有形则有质。""医者，道之流也。道家以精、气、神谓之三宝，不言血者，赅于精也。"古人认为"形"就是所谓的"实、有、器"，气聚则为"实、有、器"。

（二）形与气的转化关系

中医形气学说认为，形气可以互相转化，气生形，形化气。

气可转化为形，气聚而成器，器成而有形。气产生各种具体物质的"器形"，气聚积构造组合而有器形，故《素问·阴阳应象大论》说："气生形。"《素问·六节藏象论》说："气合而有形。"《类经图翼·阴阳体象》说："气以造形。"

形可转化为气，器散而无形，形散变为气。气离散分解则无器形，故《类经·阴阳类·阴阳应象》说："形之存亡，由气之聚散，故形归于气……气聚则形生，气散则形死也。"《黄帝素问直解·六微旨大论》说："器散则分之，分之者，阳归于天，阴归于地，分之则生化息矣。"意思是说，形的存在与消亡，是由于气的聚合和离散，气聚合则形生成与存在，气分离则形死亡与消失。而变成阴气阳气，器形解散后，分离的阳气进入天空，分离的阴气进入大地。这个器形本身的运动变化也就停止了。

总之，形气互相转化和依赖，形依赖气的产生，气依赖形的包容，形的活动依靠气的推动，而形又是气活动的场所，形储存气。《类经图翼·阴阳体象》说："形以寓气。"

(三) 形与气的实质探索

中医中"气"这个概念有多种内涵。在哲学领域中，用"气"反映物质无限存在与无限运动的总和，是运动过程的总和，是讲物质运动的共同性、普遍性，不是指各种具体的物质而言。在科学领域中，首先用"气"反映物质形态"场"，是引力场、电磁场、原子核内核力场等的总称。其次用"气"来反映物质形态微观粒子的运动，以气相对无形状而言，以气组成一切物质而言，以气无限存在与无限运动，是运动全过程而言，气是指原子以及原子内电子、光量子[1]，原子核内质子、中子，与还要小的，未发现的最基本粒子的运动。再其次，"气"是各种能量、信息的总称。例如：在中医界中，面、耳、手掌、脉象的望和触诊断；在气功界中，气功者能近距离感应患者的气进行诊断，等等。

中医中"形"这个概念也有许多内涵。在哲学领域中，用"形"来反映物质运动过程中的阶段性，是讲物质运动的特殊性。是相对指各种具体物质的不同运动，不同存在、形状、结构而言。在科学领域里，用"形"反映物质形态客观

---

[1] 片山泰久. 量子力学的世界 [M]. 李尧秋，石晶洁，郭喜代，译. 沈阳：辽宁人民出版社，1982.

"实物"的，是指各种物质存在与运动的总称。以"形"是有形状而言，以"形"是运动的阶段性而言。在显微镜或电子显微镜下的微生物、病毒，是"形"；在肉眼观察下，物质气态下的空气、风等，液态下的水、雨、云、雾等，固态下的石头、土壤等，也是"形"。现代科学反映的已知各种物质的运动形式，如化学运动中的分解、合成、氧化、还原、水解等，物理运动中的电运动、光运动、力运动、热运动等，中医认为都相对是形的运动。即山石河海、日月星辰、鸟兽虫鱼、树木花草、风云雷电雨等，都是"形"，是"形"的运动的表现，而"形"的运动是"气"运动的结果。

"形"的运动归根结底还是"气"的运动。《类经·摄生类·古有真人至人贤人》说："夫生化之道，以气为本，天地万物莫不由之。故气在天地之外，则包罗天地，气在天地之内，则运行天地，日月星辰得以明，雷雨风云得以施，四时万物得以生长收藏，何非气之所为？人之有生，全赖此气。"意思是讲，运动产生与变化的规律，是以气的存在与运动为根本。天空与地球上的各种有"形"物质运动变化，无不是由气的存在与运动而产生的。所以气在天地的外面，则聚合构造成各种物质的外部形状。气在天地的里面，则主持推动天地各种物质内部运动。太阳、月亮、星星的发光运行，打雷、刮风、下雨、飘云的施行，植物、动物的出生、成长、壮实、衰老、死亡的变化，这些"形"的存在与运动，都是"气"的作用。人类的生命运动，也是依赖这种气的存在与运动。

二、运动是形气的根本属性

近代唯物主义认为：运动是物质的不可分的根本属性。物质为什么会有无限多样的性质？这是物质本身不断运动变化的结果。运动是物质存在的形式，辩证唯物主义指明一切物质运动的根本原因，都在物质本身，而不在物质之外，因此运动是物质自己的运动，在物质自己运动的过程中，物质的形态、构造、属性等方面，发生实质上的种种变化，这就产生了物质运动形态的多样形，而物质的多样性就表现在它的运动形态的多样性上，表现在各种运动形态的相互转化上。[1]

中医"形气"学说认为，运动是形气的根本属性，运动和形气是不可分的，运动是形气存在的形式，用形气运动来说明物质运动。《老子·四十章》说："反者，道之动。"意思是讲，物质向相反的方面变化或物质往反往来的变化是运动的结果，是运动的普遍规律，相反、往反指的就是各种物质运动形态的互相转化和多样性。《易传·系辞》说："天地之大德曰生。"意思是说，天地最大的功德是生生不息，是不断自然生育万物。"生"就是指运动。《素问·六微旨大论》说："成败倚伏生动，动而不已则变作矣。"意思是说，物质的生存与消失、成功与失败、生长与衰亡的根本原因在于运动，不断的运动产生各种变化。"动"是物质存在的形式。《素问直解·六微旨大论》注解说："中庸云：动则变，此之谓也。"意思是说，运动就会产生变化。

中医形气理论特别强调，在形气运动中，是气的运动决定形的运动。形的运动在于内部气的运动，故《类经·摄生类·古有真人至人贤人》说："夫生化之道，以气为本，天地万物莫不由之。"意思是说，物质运动变化的规律是以气的运

---

〔1〕 艾思奇. 辩证唯物主义讲课提纲［M］. 北京：人民出版社，1957.

动规律为根本，一切物质都是这样。

总之，气无时无刻、无处无地不停运动。为了更精确地反映物质运动这个侧面，中医又用"神""气化""气变""气行""神机"等概念来反映物质"气"的运动变化。近代唯物主义认为物质不只是和运动不可分，而且物质的运动是依循着它本身所固有的一定客观规律性，中医认为"气"的运动有其普遍规律性。

（一）形气的动与静运动

中医"形气"学说认为形气运动过程中自始至终存在着"动"与"静"两种不同的形态，形气的动静运动是事物变化的最普遍规律之一。

动静运动是指形气的运动速度与力量而言，即快慢、大小等。"动"是指显著的、剧烈的、快速的运动，"静"是指相对隐蔽的、平缓的、缓慢的运动。动是运动中的多动、快动、大动、显动，静是运动中的少动、慢动、小动、隐动。动是动中之动，静是动中所包含的静，是静动而不是不动。动与静是相对比较而言，动静运动是连续的、交替的、互相转化的，动静存在于一切事物中。

《类经附翼·医易义》中说："以动静言之：静者动之基，动者静之机。刚柔推荡，易之动静也；阴阳升降，气之动静也；形气消息，物之动静也；昼夜兴寝，身之动静也。欲详求夫动静，须精查乎阴阳，动极者镇之以静，阴亢者胜之以阳。病治脉药，须识动中有静；声色气味，当知柔里藏刚。知刚柔动静之精微，而医中运用之玄妙思过其半矣。"意思是讲，以运动的形态动静来讲，相对静止的运动，是相对剧烈运动的基础，相对剧烈的运动又是相对静止运动的基础。刚强柔弱是指变化的运动，包括人的性格意志等心理活动的动静；阴气阳气上升下降是指气运动的动静，形与气的消长转化是指有形万物运动的动静，白天活动夜间睡觉是指人身运动的动静。如果要详细探索动静，必须精心观察阴阳，动静变化实际上是阴阳变化引起的。阳动到极大或过分的要用阴静去抑制它，阴静极盛或太过的要用阳动去推进它。治病时，观察脉象和用药必须识别脉象和药物中的动静，人的声音、颜色以及气血的运动应当知道柔静里包含着刚动。知道了刚柔动静的精巧与细微，那么治病道理中的奥秘诀窍就了解到一半了。

总之，动静是形气运动的普遍规律之一。形气运动的动静过程中，首先，动到一定程度后，就开始往静发展；静到一定程度后，就开始往动发展，循环不已。其次，在大动的过程中自始至终包含着小静，在大静的过程中自始至终包含着小动。动静必须互相转化、交替、包含、连续，才会永久而不出偏差，这就是中医的动静观。

（二）形气的升降与出入运动

中医认为，形气运动的过程中自始至终还存在着升降出入四种不同形式，形气的升降出入运动也是事物变化的最普遍规律之一。

升降出入运动是指形气的运动方向、途径、时间而言，即上下左右、前后内外、输进输出、刺激反应、春夏秋冬、晨午暮夜等。

任何"形器"之间以及"形器"内的气之间运动的关系，都是以升降出入形式表现的，再由升降出入运动产生生、长、化、收、藏与生、长、壮、老、已的运动。生长化收藏或生长壮老已的不停运动，是升降出入运动的体现与发展。如果没有升降出入运动，也就没有生长化收藏运动，而"形器"的运动也就停止了。《素问·六微旨大论》说："出入废则神机化灭，升降息则气立孤危。故非出入，则无以生长壮老已；非升降，则无以生长化收藏。是以升降出入，无器不有。……故无不出入，无不升降。化有小大，期有近远。四者之有，而贵常守，反常则灾害至矣。"意思是说，如果形气的出入运动废除，那么形器内部气的运动变化也就灭亡。"神"指运动，"机"指细微的物质，质素。如果形气的升降运动停止，那么形气本身也有消失的危险。所以没有形气的出入运动，也就没有动物的出生、成长、壮实、衰老和死亡；没有形气的升降运动，也就没有植物新生、长大、开花、结果、潜藏于地重新发芽。因此，没有不存在形气升降出入运动的有形物体，各物体间仅有升降出入运动大小、隐显、时间长短、早晚的区别而已。同时升降出入这四种运动形式必须保持正常规律，反之就会遭到灾害。

何谓升降出入？《黄帝素问直解·六微旨大论》说："出入者，往来无穷之义，升降者，上下无方之义。"《类经·运气类·上下升降气有初中》中说："生长壮老已，动物之始终也，故必赖呼吸之出入。生长化收藏，植物之盛衰，故必赖阴阳之升降。"由此看来，出是排出，入是输入，"出入"是指形气之间的往来交换运动。升是向上，降是向下，"升降"是指形气的上下左右循环运动，阳气主升，阴气主降，阴阳二气在体内根据时间、空间的变化而上下左右循环运动。例如：人体输入清气（氧气），排出浊气（二氧化碳）的往来；输入饮食精华（营养），排出粪便糟粕（废物）的交换。又如上升清气（输入体外清气、饮食精华），下降浊气（排出体内浊气、粪便糟粕）的升清降浊循环；根据太阳月亮升降运动引起的空间时间变化导致的春夏、晨午、东南左的阴气上升生发为阳，秋冬、暮夜、西北右的阳气下降潜藏为阴，所谓地气上升、天气下降等。中医认为，观察脉象和用药必须识别脉象和药物中的升降出入，了解人体气血运动的升降出入情况，了解自然界形气升降出入情况，了解药物升降出入情况，那么治病道理中的奥妙诀窍就知道了一半。

总之中医认为形气的升降出入运动是物质运动（包括生命运动）的最普遍规律之一，即空间时间、往来交换是运动着的形气存在的形式。时间就是形气发展过程的前后连续性，空间就是形气本身的伸张性，往来交换就是形气发展变化的途径方法。时间空间、往来交换和形气是不可分的，因此也和形气同样是客观实在，形气运动是在时间空间、往来交换中的运动。所以《黄帝素问直解·六微旨大论》说："凡有形者，谓之器。人与万物生于天地之中，皆属有形，均谓之器。是以升降出入，无器不有。"

（三）形气动静升降出入运动的实质探索

中医"形气"学说认为，形气的运动有动静、升降、出入。动静表述形气运动的速度与幅度等形态，升降出入表述形气运动的时间空间与方法途径。用现代控制论、系统论、信息论的观点看，可以把中医"气"组成的各种"形器"看作各种"黑箱"，出入看作输入输出，是物质、能量、信息的交换往来，动静升降看作"形器"内的动态自稳调节系统。这些都是在一定空间、时间、途径中密切联系展开的，都是整体运动的一种表现。如果没有这些表现，那么整体运动变化也就不存在了。如果这些升降出入动静整体运动正常，那么形器运动则正常，反之则相反。而自然界就是由整体形器或是黑箱，一个套一个，一个靠一个，黑箱内有许许多多黑箱，黑箱外有许许多多黑箱组成的，它们都是由动静出入升降联系与调节控制的（图1-1）。

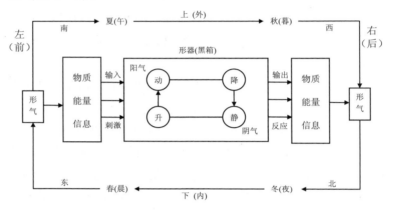

图1-1　自然界形气动静升降出入循环示意图

三、"神"与物质和运动

"神"的学说是中医哲学中的一个重要组成内容。中国古代医学是在和巫术斗争中成长起来的，巫术总是与宗教联系在一起，如殷周的统治者认为人死后灵魂不灭，变作"鬼"能福佑于子孙，宇宙之上的"皇天""上帝"能降祸赐福于人，人生病被看作是神鬼对他的惩罚，是妖魔缠身，需请巫师施法术，祈求神鬼驱走妖魔。自然科学家总结了人类积累的大量生产活动和医疗实践的经验与神学巫术展开了不可调和的斗争。中医的"神"学说就是在这一斗争中形成的，《素问·五藏别论》说："拘于鬼神者，不可与言至德。"意思是讲，如果一个病人迷信鬼神，不可以给他讲医学道理，因为他不相信。

《素问·宝命全形论》说："道无鬼神，独往独来。"意思是讲，医学理论体系里没有鬼神支配，只有它本身的特殊规律性。

（一）神的五个含义

中医所谓的"神"与宗教和神话中所讲的创世界的超自然的具有人格和意志力量的"鬼神"是截然对立的。宗教的鬼神是在物质世界之外，而主宰世界万物的有人格的精神实体。中医所讲的神则寓于自然界之中，就是物质自然界本身的运动和规律，就是指宇宙间的运动变化神奇奥妙而已。中医"神"这个概念有多种含义和用法，归纳起来主要有以下五种。

一是指物质运动。《素问·天元纪大论》说："物生谓之化，物极谓之变，阴阳不测谓之神，神用无方谓之圣。"这里阴阳讲的就是矛盾，矛盾就是运动，矛盾运动变化多端就是神，所以这里的"神"就是指一切物质的运动变化。阴阳相互作用，推动万物变化，然而阴阳并不像有目的有意识的人那样，有所作为才产生功效，而是莫之而为之，所以说"阴阳不测"，《内经》把阴阳的这种作用就称为神。既然阴阳发生作用，自然也就不需要通过什么具体办法，所以又说"神用无方"。显而易见，《内经》所讲的"神""圣"并不是超时空的神秘力量，不是有目的的行动，而仅表示奇妙重要的意思。并且也正是因为阴阳是自发地起作用，所以才使古人感到奇妙。在中医看来，阴阳作用，虽然奇妙，不易把握，但事物运动变化并非无规律可循。《素问·移精变气论》说："理色脉而通神明，合之金木水火土，四时八风六合，不离其常。"所谓常就是有规律的意思，意思是讲，调理人的颜色脉搏，通晓它们的运动变化，符合五行生克，时间空间运动变化不脱离一般规律。

二是指物质运动正常变化或一般规律，《灵枢·小针解》说："神者，正气也。客者，邪气也。"正气是指物质运动正常变化或一般规律，又称神。邪气是指物质运动异常变化或特殊规律，又称客。

三是指生命运动。《灵枢·天年》说："何者为神？……血气已和，荣卫已通，五藏已成，神气舍心，魂魄毕具，乃成为人。"意思是讲，什么是神呢？当人体的血气调和，营卫的运动畅通，五藏形成之后，就产生了主持生命活动的神气，神气藏于心，表现精神意识和器官功能活动的魂魄也都具备了，才能成为一个健全的人体。

四是指精神运动，《荀子·天伦》说："形具而神生，好恶喜怒哀乐藏焉。"意思是讲，人的形体具备后就产生了神，神包含着热爱、憎恨、喜欢、愤怒、悲伤、快乐等精神运动，即心理活动。

五是指比气还小的一种微观物质，《读医随笔》说："道家以精气神谓之三宝。"意思是讲，道家把精、气、神看作人体最珍贵的三种物质。

（二）神与形气的关系

中医认为，形气与神是不可分割的，神是形气存在的形式，神寓存于形气之中。《素问·天元纪大论》说："神在天为风，在地为木；在天为热，在地为火；在天为湿，在地为土；在天为燥，在地为金；在天为寒，在地为水。故在天为气，在地为形，形气相感，而化生万物矣。"意思是说，神在天空中，就是风热湿燥寒的相对无形物质"气"的运动过程；

神在地球上，就是木火土金水的有形物质"形"的运动过程。由于阴阳作用，形和气相互化生，相互交通，就形成了世界上各种物质的生化过程，神就体现在其中。神就在自然界本身之中，不能脱离形气而单独存在。

四、形气与宇宙构造和天地演化

在宇宙构造方面，中国古代有三种学说：古老的"盖天说"谓"天圆如长盖，地方如棋局"；汉代的"浑天说"认为天空和大地都是浑圆的，像一个鸡蛋，天空外有天，内盛有水，地球浮在水面，在天之中，而不是在天之下，犹如蛋黄，日月星辰缀附在天天之上，随天天步调一致地旋转；当时还有一种"宣液说"，它以元气学说为理论基础，主张宇宙无限，否定存在有形的天。在《晋书·天文志》中保存了宣液说对宇宙的看法："日月众星，自然浮生，虚空之中，其行其止，皆须气焉。是以七曜或逝，或住，或顺，或逆，优见无常，进退不同……迟疾任情，其无所系着可知矣，若缀附天体，不得尔也。"宣液说认为，宇宙空中敷布的是气，而不是水，太阳、月亮与众多星体是自然漂浮在虚空之中，其行动的快慢都是气的作用。具体运行各有规律，不受天壳的统一约束。在理论上，宣液说的确比浑天说深刻正确得多，但是它没有详细探讨地球和太空的关系，没有研究日月和地球运行的规律性，对修订历法等的实际意义不如浑天说大。

中医早先理论专著《内经》由于创作时间长，在其原作品中，尚零星地保留了盖天说的痕迹，如《灵枢·邪客》说："天圆地方，人头圆足方以应之。"但《内经》的后制作品不仅一扫盖天说，而且就现有史料看来，它较早在宣液说的基础上将浑天说和宣液说统一起来。《素问·五运行大论》说："地之为下否乎？地为人之下，太虚之中者也。冯乎？大气举之也。"意思是讲，地球是不是宇宙下面？地球位于人的下面，在宇宙之中，它是依靠着大气的力量，高举在宇宙之中的。地即指地球，太虚即指宇宙。中医形气学认为宇宙是由许多气构成的，宇宙间充满了气，日月星辰地球各种"形"排列其中。其次，古人还将宇宙构造以数字绘成简图，即洛书、河图。

天体演化即关于现存世界是通过什么方式和方法产生。现代宇宙学是根据宇宙早期自然过程所留下的"遗迹"去推断整个宇宙的演化，用物理学方法进行验证。在宇宙学里，首先需要研究的问题是，哪些东西是具有宇宙学意义的"墓"。宇宙学认为越早的遗迹，相应的相互作用也越强，或者越"硬"的东西，其起源越早。例如化学元素较之星体来说，不易变化，即更"硬"，所以化学元素的起源比星体早。粒子比化学元素更"硬"，所以粒子起源比化学元素还要早。按年代排列，遗迹依次是粒子、核辐射和星系。这恰好是相互作用强度的顺序，即强作用、电弱作用、动力作用。宇宙创生之时是最早的宇宙时期，因此宇宙创生的遗迹应当是宇宙间最"硬"的东西，宇宙间最"硬"的东西是时空，时空是最"硬"的，但并不是绝对"硬"，更主要的是时空也像所有物理对象一样是有终结的。

中医认为太虚是寥廓的，"太"就是指极，"虚"就是指气。太虚就是极广大极多气的意思。宇宙就是极多极广大无边际的"气"组成的。《正蒙·太和》篇说："太虚无形，气之本体，其聚其散，变化之客形尔。"太虚就是指宇宙，大气充满整个宇宙之中，由这些"气"组合成各种"形"器，即星辰日月地球。《素问·天元纪大论》说："太虚寥廓，肇基化元，万物资始，五运终天，布气真灵，总统坤元，九星悬朗，七曜周旋，曰阴曰阳，曰柔曰刚，幽显既位，寒暑弛张，生生化化，品物咸章。"这段话大意是宇宙天空，广大无边，充满了具有生化能力的"元气"，元气是世界的始基。一切有形的物体，皆仰借元气的生化而产生。有形物质即星球，由元气聚合生成。有形物质产生后，开始五行循环，终而复始，天元真灵之气，敷布宇宙，统率着万物的生长败谢，产生了明亮的九星，炫耀太空。造成了日月五星有迟有速、有顺有逆的运行，于是出现了阴阳消长、刚柔生杀、昼夜明暗、四时交替、寒暖相移的作用和现象。有了这一切，万物才生生不息，彰明昭著。可见天地未开之前，宇宙只有元气，万物都是元气合成的，因此元气是万物的开始。元气产生了气，由气产生了星辰日月地球以及地球上的万物。《素问·六微旨大论》说："物之生从于化。"天体演化是由元气开始的。最初的气叫元气，元通原，有本原之义。元气是指最初，最原始的气，相当于宇宙创生期最"硬"的基本粒子以及时空。

中医认为宇宙构造和演化是可以用数字来解释的，万数都是由零、一、二、三、四、五、六、七、八、九这十个数字组成变化而成，同时用这十个数字的排列次序解释宇宙的生化次序。零为最小，九为最大，零生一、一生二、二生三、三生四、四生五、五生六、六生七、七生八、八生九。零是指无极，即时空以前；一是指太极，即气；二是指阴气阳气；三是指冲气，即和；四是指少阴少阳、老阴老阳；五是指五行；六是指三阴三阳；七是指大和；八是指八卦；九是指九州、星辰、宇宙万物。

气就是所谓"虚""空""无",《老子·四十章》说："天之万物生于有,有生于无。"意思是说,天下的有形万物产生与无形的东西。老子这里所说的"无"有两个含义:一个是指元气,另一个是指元气以前的宇宙状态与结构。《类经图翼·阴阳体象》谓:"自无而有者也,无者先天之气,有者后天之形。"如《类经附翼·医易义》说:"是以造物之初,因虚以化气,因气以造形。"这里"空""虚""无"无非是想说明时空或最基本粒子的结构形状相对难确认罢了。到了宇宙形成产生了星辰日月地球的时候,就已经有了"形",就是所谓"器""有""实"。故《易经·系辞》说:"形乃谓之器。"《黄帝素问直解·六微旨大论》第七十篇说:"凡有形者,谓之器。人与万物生于天地之中,皆属有形,均谓之器。"总之,"虚""无""空"产生"实""有""器"。

第二节　中医阴阳学说与辩证法

辩证法是关于事物(包括自然界、社会和人类思维)的联系和发展的最全面、最深刻的学说。从相互联系和发展过程中来观察事物,这就是辩证法的总的特点。了解事物是如何联系和发展的,也就是要正确地认识事物的联系和发展的规律性。必须了解联系和发展的普遍规律,必须了解事物的联系和发展基本上是按照一些什么样的秩序进行的,辩证法必须研究这样的规律。所以,辩证法又是关于自然、人类社会和思维的运动和发展的普遍规律的科学。[1]

阴阳学说是形气学说的进一步发展。中国医学把阴阳学说运用到医学中去，首先变成医学哲学的内容，形成中医的阴阳学说。《灵枢·阴阳系日月》说"且夫阴阳者，有名而无形"，指出阴阳并不代表某种特定的事物，而是从具体事物与现象中抽象出来的，属于中医医学哲学范畴。

第一，"阴阳"是作为两类不同的微观"物质"的概念提出和表述的。阴阳是指阴气阳气，即微观物质"气"由于动静的两种运动形态分为阳气阴气。《类经图翼·运气上·太极图论》说："太虚之初，廓然无象，自无而有，生化肇焉，化生于一，是名太极，太极动静而阴阳分，故天地只此动静，动静便是阴阳，阴阳便是太极，此外更无余事。"意思是讲，宇宙开始的时候，辽阔广大，没有有形的物体，从而相对地也没有什么征象，后来从"无"到"有"变化产生气，气叫太极，太极气的运动有动静不同而又分为阴气与阳气，所以天地只有阳气阴气，阳气动，阴气静，阴阳就是气的动静运动。《类经附翼·医易》说："天地之道，以阴阳二气而造化万物，人生之理，以阴阳二气而长养百骸。"意思是说，天地万物是由阴阳二气聚合构成的，人身躯体四肢也是由阴阳二气聚合构成的，这是自然界物质与生命物质产生的根源与基础。细小相对无形的物质"气"，由于运动的动静快慢不同又分阴气阳气，阴阳二气组合产生宏大有形的物质"形"，阴阳二气构造万物。

第二，"阴阳"又是作为"矛盾"的概念提出和表述的。

〔1〕 艾思奇. 辩证唯物主义讲课提纲［M］. 北京：人民出版社，1957.

阴阳是指对立统一的两个方面，这是阴阳的主要内容。《易传·系辞》说："一阴一阳之谓道。"意思是说，对立统一的阴阳运动，是事物运动的普遍规律，即物质之所以有规律地运动着，是由于他们都有对立统一的两个方面，阴阳实际就是讲物质的矛盾运动规律。气的运动产生阴阳，而阴阳的作用又是事物变化发展的原因，"形气"的动静升降出入等运动变化都是阴阳作用的体现。总之，阴阳不仅是指物质"气"分为阴气与阳气，还是指阴气与阳气对立统一的矛盾运动。辩证法认为，一切事物中包含着矛盾，既相互依赖又相互斗争，这决定了一切事物的生命，推动了一切事物的发展，没有什么事物是不包含矛盾的，没有矛盾就没有世界。[1]

中医特别重视阴阳，认为不懂得阴阳，就不能很好地给人治病，就不能成为高明的医生，因为阴阳是宇宙物质与生命运动变化的原因与最基本的规律，所以《素问·阴阳应象大论》明确指出："阴阳者，天地之道也，万物之纲纪，变化之父母，生杀之本始，神明之府也。治病必求于本。"意思是讲，阴阳是天地间运动变化的最一般规律，是一切事物运动变化的抽象概括，是一切运动变化的起源，也是一切事物生长毁灭的根本原因，有很大的道理在其中。所以医治疾病，必须研究阴阳这个根本。《类经附翼·大宝论》说："为人不可不知医，以命为重也，而命之所系，惟阴与阳，不识阴阳，焉知医理，此阴阳之不可不论也。"这句话讲的也是阴阳在中医学中的重要性。

---

〔1〕 毛泽东. 毛泽东选集：第一卷 ［M］. 北京：人民出版社，1991.

一、阴阳分合与对立统一规律

唯物辩证法认为，事物的矛盾法则，即对立统一法则，是唯物辩证法的最根本的法则。列宁说："就本来的意义讲，辩证法是研究对象的本质自身中的矛盾。"列宁称这个法则为辩证法的本质及核心。事物的对立统一规律，是辩证法一个基本和最根本的规律。懂得了事物的对立统一规律，就能够了解事物运动、变化和发展的真正原因。就能够正确把握运动、变化、发展的本质[1] 恩格斯说："运动本身就是矛盾。"[2] 列宁说："承认（发现）自然界的（也包括精神和社会的）一切现象和过程具有矛盾着的、相互排斥的、对立的倾向。"[3]

中医阴阳学说认为，阴阳讲的就是自然界一切事物相互对立而又统一的矛盾运动的两个方面。阴阳就是矛盾，所谓矛盾就是同一事物内部分裂为互相排斥、互相斗争，又互相联系、互相依赖的各对立方面。阴阳就是指矛盾的两个方面，阴阳的互分互离等讲的是矛盾的对立性，阴阳的互合互根等讲的是矛盾的统一性。例如《类经·阴阳类·阴阳应象》说："道者，阴阳之理也，阴阳者，一分为二也。"意思是讲，"道"其中是包括阴阳变化规律的，阴阳是指一切事物都有互相排斥、斗争的对立的两个方面。又如《类经图翼·阴阳体象》说："阴根于阳，阳根于阴，阴阳相合，万象乃生。"意思是讲，阴的存在，必须依赖阳的存在，阳的存在，必须依赖阴的存在，阴

〔1〕 艾思奇. 辩证唯物主义讲课提纲［M］. 北京：人民出版社，1957.

〔2〕 恩格斯. 反杜林论［M］//马克思恩格斯选集：第三卷. 中共中央马克思恩格斯列宁斯大林著作编译局，编译. 北京：人民出版社，1972.

〔3〕 列宁. 谈谈辩证法问题［M］//列宁全集. 北京：人民出版社，1990.

阳互相联系和结合，一切事物变化现象才能产生。《黄帝内经》中，《素问·阴阳离合论》中的离字即分离排斥之意，合字即合作转化之意。阴阳的一分为二，合二为一，讲的就是对立统一。

（一）阴阳可推、复有、有别、属性与矛盾的普遍性和特殊性

1. 阴阳可推和复有

辩证法认为：其一，一切事物都包含着矛盾，一切事物都是对立的统一体；其二，任何事物在发展过程中，自始至终都有矛盾，或一切发展过程自始至终都表现为对立统一，这就是矛盾的普遍性或绝对性与共性。单纯的过程中只有一对矛盾，复杂的过程则有一对以上的矛盾，各矛盾之间又成为矛盾。

中医认为，阴阳可推测，阴阳不可胜数。是指阴阳之外有阴阳，阴阳不计其数，知道一个事物中有阴阳，就可推知其他事物中有阴阳，阴阳存在于一切事物中。《素问·阴阳离合论》说："阴阳者，数之可十，推之可百，数之可千，推之可万，万之大不可胜数，然其要一也。"

中医还认为，阴阳复有，是指阴阳之内有阴阳，每个阴阳与其他阴阳还可构成阴阳，阴阳贯穿一切过程中，贯彻于一切领域中。如《类经附翼·医易义》说："医而明此，方知阴阳之中，复有阴阳，刚柔之中，复有刚柔。"《素问·六节藏象论》说："天为阳，地为阴。"《素问·天元纪大论》说："天有阴阳，地亦有阴阳……故阳中有阴，阴中有阳。"

总之，阴阳之外有阴阳，矛盾之外有矛盾。阴阳之内有阴阳，矛盾之内有矛盾。阴阳与阴阳之间又构成阴阳，即矛盾与矛盾又构成矛盾。一切事物都包含着阴阳，一切事物发展过程中，自始至终都有阴阳，各事物之间又构成阴阳。

2. 阴阳复有和有别

辩证法又认为任何事物的矛盾都有其特殊性，就是指不同事物矛盾都有各自的特点，这些特点使它们之间互相有所区别与不同。不论研究何种矛盾的特性——各个物质运动形式的矛盾，各个运动形式在各个发展过程中的矛盾，各个发展过程的各个方面，各个发展过程在其各个发展阶段上的矛盾以及各个发展阶段上的矛盾的各个方面，研究所有这些矛盾的特性，都不能带主观随意性，必须对它们实行具体的分析。离开具体的分析，就不能认识任何矛盾的特性，这就是矛盾的特殊性或相对性与个性。一般原理并不能直接地解决具体问题，要具体解决问题，还必须在一般原理指导下，对所要研究的对象本身特点和复杂的内容进行实事求是的深入的全面的分析，这就要求研究矛盾的特殊性和分析具体事物的矛盾的复杂内容[1]。

中医认为阴阳复有还有一个含义，是指阴阳各自有其特殊性、相对性。阴中有阳，阳中有阴，阳中有阳，阴中有阴，阴阳之中，复有阴阳。它们之间都有所不同，都有各自的特点，可以区别。《素问·阴阳别论》中的别字，就有区别之意，阴阳有所区别。例如《类经·阴阳类·阴阳之中复有阴阳》说："阴中有阴，阳中有阳。平旦至日中，天之阳，阳中之阳也；日中至黄昏，天之阳，阳中之阴也；合夜至鸡鸣，天之阴，阴中之阴也；鸡鸣至平旦，天之阴，阴中之阳也。故人亦应之。……言人身之阴阳，则背为阳，腹为阴。……故背为阳，阳中之阳，心也；背为阳，阳中之阴，肺也；腹为阴，阴中之阴，肾也；腹为阴，阴中之阳，肝也；腹为阴，阴中之至阴，

第一章　形气阴阳学说与中国医学哲学

〔1〕 艾思奇.辩证唯物主义讲课提纲［M］.北京：人民出版社，1957.

脾也。此皆阴阳、表里、内外、雌雄相输应也，故以应天之阴阳也。"

天属阳，天的阴阳运动是以阳动为特点，所以称天为阳中之阳。地属阴，地的阴阳运动是以阴静为特点，所以称地为阴中之阴。太阳地球各自的运动形式就有所区别，这就是所谓各个物质运动形式的阴阳都有区别，都有其特殊性。

天的阴阳运动以每天时间来看，早晨到中午，是天的阴阳运动中的阳大动中的阳大动，故称阳中之阳，阳动中的阳动。中午到黄昏这段时间，是天的阴阳运动中的阳大动中的相对阴小静，故称阳中之阴，阳动中的阴静。黑夜到鸡叫，是天的阴阳运动中的阴大静中的阴大静，故称阴中之阴，阴静中的阴静。鸡叫到太阳初升，是天的阴阳运动中的阴大静中的相对阳小动，故称阴中之阳，阴静中的阳动。从一昼夜的阴阳运动看出，阴阳是自始至终贯穿于全过程，循环不止的，这说明了阴阳的普遍性。同时在昼夜阴阳运动全过程的发展各个过程上，阴阳是有其各自的特点，这就是各个运动形式在各个发展过程中的阴阳都有区别，都有其特殊性。

人的生命运动也和天地的运动一样。人的阴阳运动在人体部位来看，背部的阴阳动静运动，总体来说是阳动为主，所以背属阳。背部内的阳大动之中的阳大动，由心主持，故称心为阳中之阳。背部内的阳大动之中的阴小静，由肺主持，故称肺为阳中之阴。腹部的阴阳动静运动，总体来说是阴静为主，所以腹属阴。腹部内的阴大静中的阴大静，由肾主持，故称肾为阴中之阴。腹部内的阴大静中的阳小动，由肝主持，故称肝为阴中之阳。腹部内的阴大静中的阴静由脾主持，故称脾为阴中之至阴。而心、肺、肝、肾、脾内又各有其阴阳运动，这就是各个发展过程在其各个发展阶段上的阴阳的各个方面都有区别，都有其特殊性。

3. 阴阳属性

"阴阳"是矛盾，是指任何事物都有对立而统一的两个方面，但中医阴阳这个概念与近代哲学"矛盾"这个概念又有所不同。中医认为矛盾的两个方面，一方面属阴，另一方面属阳，阴阳不仅普遍地概括了事物和现象对立着的两个侧面，而且还代表着这两个侧面的一定属性，即阴阳属性。

从阴阳运动的形态、方位、趋势、性质等看：凡是动的、快的、上升的、明显的、温热的、光明的、兴奋的、轻的、上面的、尖锐的、粗高的、刚硬的、干燥的等，统属阳；凡是静的、慢的、下降的、隐暗的、寒凉的、黑暗的、抑制的、重的、下面的、圆滑的、细矮的、柔软的、湿润的等，统属阴。例如《素问·阴阳别论》谓："所谓阴阳者，去者为阴，至者为阳，静者为阴，动者为阳，迟者为阴，数者为阳。"《类经附翼·医易义》谓："则阳主乎升，阴主乎降。"

从阴阳在具体事物的属性来看，天空、太阳、火、男人、人的六腑、气等统属阳，地球、月亮、水、女人、人的五脏、形体等统属阴。例如《素问·六节藏象论》谓："天为阳，地为阴，日为阳，月为阴。"《素问·金匮真言论》谓："夫言人之阴阳，则外为阳，内为阴，言人身之藏府中阴阳，则藏为阴，府为阳。"《素问·阴阳应象大论》谓："水为阴，火为阳。阳为气，阴为味。味归形。"

有人认为阴阳所特别表示矛盾着的双方具有一定属性的含义已经说明，阴阳又是矛盾特殊性中的一种情形，阴阳属性是矛盾的一种特殊性。阴阳属性同矛盾的主要方面和次要方面虽然都是矛盾的特殊情形，但它们二者是两个完全不同的哲学概念。阴阳属性是相对的、有条件的，不是绝对的。二者在一定条件下是可以转化的，并且认为阴阳属性实质是指矛盾的主动方面与被动方面。所谓矛盾的主动方面就是促进统一物运动和发展的方面，所谓矛盾的被动方面，就是抑制统一物运动和发展的方面。事物运动发展的源泉和动力，不仅是由于事物内部的矛盾性，而且主要是由内部矛盾的主动方面形成的。正是因为矛盾的被动和主动这两方面努力的消长和转化，即对立统一才形成了事物波浪式或螺旋式的运动发展形势。[1]

总之，中医强调阴阳的复有、有别、属性，即阴阳的特殊性，就是认为自然界各种物质运动的阴阳运动都是有所不同，有其各自特点的。又如人因性别、胖瘦、体形、居处环境、饮食起居等的不同，而阴阳运动或属性也有所不同，从而强调不同的矛盾，用不同的方法解决。例如《素问·金匮真言论》谓："所以欲知阴中之阴、阳中之阳者，何也？为冬病在阴，夏病在阳，春病在阴，秋病在阳，皆视其所在，为施针石也。"意思是讲，要知道阴中之阴，阳中之阳的道理，是因为冬病在阴在肾，夏病在阳在心，春病在阴在肝，秋病在阳在肺，都需要看疾病所在的部位与属性，而根据其特点进行针灸或砭石的特殊治疗。

4. 阴阳可推、复有与有别、属性的关系

辩证法认为矛盾的普遍性和矛盾的特殊性的关系，就是矛盾共性和个性的关系。其共性是矛盾存在于一切过程中，并贯串于一切过程的始终，矛盾即是运动，即是事物，即是过程，

---

〔1〕 高亮，高德．论矛盾的被动方面和主动方面·中医阴阳实质的哲学探讨［C］．中国自然辩证法研究会首届医学辩证法讨论会学术论文，1981：2.

也即是思想。否认事物的矛盾就是否认了一切，所以它是共性，是绝对性。然而这种共性，即包含于一切个性之中，无个性即无共性。假如除去一切个性，还有什么共性呢？因为矛盾的个个特殊，所以造成了个性。一切个性都是有条件地暂时地存在的，所以是相对的。这一共性个性、绝对相对的道理，是关于事物矛盾的问题的精髓，不懂得它，就等于抛弃了辩证法。[1] 任何事物的矛盾都是既有其特殊性或个性，又有其普遍性或共性的。[2] 由于事物范围的极其广大，发展的无限性，所以在一定场合为普遍性的东西，在另一场合则变为特殊性。反之，在一定场合为特殊性的东西，在另一场合则变为普遍性。[3] 由于特殊的事物是和普遍的事物连接的，由于每一个事物内部不但包含了矛盾的特殊性，而且也包含了矛盾的普遍性，普遍性即存在于特殊性质中，所以，当我们研究一定事物的时候，就应当去发现这两方面及其互相连接，发现一事物内部的特殊性和普遍性的两方面及其互相连接，发现一事物和它以外的许多事物的互相连接。[4]

阴阳学说中，例如阴阳复有即说明包含阴阳的普遍性，又说明包含阴阳的特殊性，在一定场合是说明阴阳的普遍性，在另一场合又是说明阴阳的特殊性。又如《类经附翼·医易义》说："是以圣人仰观俯察，远求近取，体其常也；进德修业，因事制宜，通其变也。故曰不通变，不足以知常，不知常，不足以通变。"意思是说，古代聪明智慧的人，通过抬头观察天

〔1〕 毛泽东．毛泽东选集：第一卷［M］．北京：人民出版社，1991．

〔2〕 艾思奇．辩证唯物主义讲课提纲［M］．北京：人民出版社，1957．

〔3〕 艾思奇．辩证唯物主义历史唯物主义［M］．北京：人民出版社，1978．

〔4〕 毛泽东．毛泽东选集：第一卷［M］．北京：人民出版社，1991．

体、气象，低头观察地理、动物、植物，对遥远进行探索、演绎，对近世进行寻取、归纳，体验认识事物运动的"常"，即普遍规律"道"，从"道"中所得的特殊规律或特殊性质叫"德"。又向前进一步研习事物"德"的内容或过程，具体情况具体分析，通晓它们的"变"，即特殊规律。"常"有普遍、普通、平常、一般等意，"变"有特殊、个别、异常等意，常即指普遍规律，变即指特殊规律。所以说，不通晓"变"，就不可以知道"常"，不知道"常"，就不可以通晓"变"。任何事物不但包含了阴阳的普遍性"常"，也包含了阴阳的特殊性"变"，以及这两方面互相连接。

（二）阴阳标本取决于主要矛盾和矛盾的主要方面

唯物辩证法认为：在矛盾特殊性的问题中，还有两种情形必须特别地提出来加以分析，这就是主要的矛盾和矛盾的主要方面。中医则强调阴阳标本，本有主要、根本的含义，标有次要、枝叶的含义。阴阳标本取决于主要阴阳与阴阳的主要方面。

1. 阴阳标本取决于主要矛盾

辩证法认为，在复杂的事物的发展过程中，有许多的矛盾存在，其中必有一种是主要矛盾，它的存在和发展规定或影响着其他矛盾的存在和发展。由此可知，任何过程如果有多数矛盾存在的话，其中必定有一种是主要的，起领导、决定的作用，其他则处于次要和服从的地位。因此，研究任何过程，如果是存在着两个以上矛盾的复杂过程的话，就要用全力找出它的主要矛盾，抓住了这个主要矛盾，一切问题就迎刃而解了。[1]

如何把握主要矛盾，研究主要矛盾的问题，必须注意以下各点。首先，说每一复杂的过程中，主要矛盾只有一种，这并不等于说这种主要矛盾只是由一个矛盾所构成。主要矛盾只有一种，一种主要矛盾通常自然是互相对立的两个矛盾方面所构成。其次，要注意矛盾的变化，主要矛盾是随着事物发展条件的不同而会发生变化的，它可以因时因地而有不同。[2]再次，要区别基本矛盾和主要矛盾。所谓基本矛盾（或根本矛盾），就是在事物长期发展中对于全过程的特点起决定作用的一些主要矛盾。在这里所说的主要矛盾，只是全过程的各个阶段或各个时期中起主要决定作用的矛盾，只是基本矛盾的一部分，或者有时是非基本矛盾，而不是长时期全过程的基本矛盾的全部。

中医藏象学中把人体整体看成是对立一统的大阴阳，而这个大阴阳又是心、肺、脾、肝、肾五个小阴阳所组成。在这五个小阴阳中，心的阴阳活动为根本、为主要。其他藏的阴阳活动为标、为次要。心藏本身的阴阳活动还可以看成是基本矛盾，《素问·灵兰秘典论》说："心者，君主之官也。……故主明则下安，以此养生则寿，殁世不殆，以为天下则大昌；主不明则十二官危，使道闭塞而不通，形乃大伤。"意思是讲，心好比君主，所以君主明白智慧，决策正确，领导有法则，其下属官员才互相协调，各尽其职，而天下平安。这样来保养生命就可以长寿，而终生不会有疾危，好比国家兴盛一样。反之，领导管理混乱，下属官员不协调、不尽职，使气血道路堵

〔1〕 毛泽东. 毛泽东选集：第一卷 ［M］. 北京：人民出版社，1991.
〔2〕 艾思奇. 辩证唯物主义讲课提纲 ［M］. 北京：人民出版社，1957.

塞、不畅通，人身体就有大的伤害。心的阴阳活动正常与否，决定了其他藏阴阳活动的正常与否。即其他藏的正常活动取决于心。心起领导决定作用，这是总的原则。

但在有的时候，次要矛盾可以暂时上升到主要矛盾的地位，变成主要矛盾。例如，有时肝胆的好坏也决定其他藏府的好坏。《素问·六节藏象论》谓："凡十一藏，取决于胆也。"意思是讲，十一藏府的阴阳活动正常与否，取决于胆的阴阳活动正常与否。在这个时候可以说胆为本，其他藏府为标，肝胆阴阳活动为主要矛盾。以此类推。

2. 阴阳标本取决于矛盾的主要方面

辩证法认为，在各种矛盾中，无论什么矛盾，矛盾的诸方面，其发展是不平衡的。有时候似乎势均力敌，然而这只是暂时的和相对的情形，基本的形态则是不平衡。矛盾着的两方面中，必有一方面是主要的，另一方面是次要的，其主要的方面，即所谓矛盾起主导作用的方面。事物的性质，主要是由取得支配地位的矛盾的主要方面所规定的。认识矛盾的主要方面的重要性在于：首先，它决定了事物的性质，依据矛盾主要方面的变化，就可以认识事物性质的变化。其次，它是我们解决矛盾的斗争方法的根据之一。然而，这种情形不是固定的，矛盾的主要和次要的方面互相转化着，事物的性质也就随之起变化。在矛盾发展的一定过程或一定阶段上，主要方面属于甲方，次要方面属于乙方；到了另一发展阶段或另一发展过程时，就互易其位置，这是依靠事物发展中矛盾双方斗争力量的增减来决定的。[1]

---

〔1〕 毛泽东. 毛泽东选集：第一卷［M］. 北京：人民出版社，1991.

中医阴阳学说认为，阴阳的双方是在绝对的不平衡中保持相对平衡。阳盛阴衰，阴盛阳衰，交替循环轮转。但在局部一般情况讲，阳是矛盾的主要方面，起支配地位，阴是矛盾的次要方面。阳为本，阴为标，例如《素问·生气通天论》说："阳气者，若天与日，失其所，则折寿而不彰。故天运当以日光明，是故阳故而上，卫外者也。"意思是讲，人体的阳气好像天体中的太阳一样，如果太阳失常，自然界一切动植物就不能正常生存，人体的阳气活动失常，就会在不知不觉间夭折寿命。所以天的运行应该以太阳的光明为主，而人体的生命也应该以阳气为主。阳气向上向外，起着保护身体的作用。《景岳全书·傅忠录阴阳》篇说："天地阴阳之道，本界和平。……然阳为生之本，阴实死之基，故道家曰：分阴未尽则不仙，分阳未尽则不死。得真阳则生，得其阴者死，故凡欲保生重命者，由当爱惜阳气。"意思是讲，天地阴阳一般规律，总体讲在于阴阳平衡调和，但在局部讲阳为生命的根本，阴为死亡的基础，所以道家讲，阴气没有变少则不能长寿，阳气没有丧尽就不死亡，因为人死亡时，形体暂时还存在，但阳气已丧失殆尽，阴气成形，阴气虽在人已死亡，阴阳互根，最后阴气也得消失。从这种意义讲，得阳气则生存，得阴气则死亡。所以凡是想保重生命的人，尤其要爱惜保护阳气。在上面讲过心为君主之官，在五藏中以心藏为本，而心又为阳中之太阳。太阳有特大阳的含义，这也说明了阳气的重要性。

就人体阴阳来讲，阳气为本。但这也不是绝对的，在一定条件下是可以转化的，在人体生命活动发展的一定过程或一定阶段上，有时阴气也会上升到主要方面而为本，阳气为标。《素问·金匮真言论》谓："夫精者，身之本也。故藏于精者，春不病温。"意思是说，阴精（阴气）有时也是身体阴阳活动的根本方面，所以储藏保护好阴气，则春天就不会得阳热大动的病。《医学衷中参西录·驳方书贵阳抑阴论》说："若论已病，又恒阳常有余，阴常不足（朱丹溪曾有此论）。医者当调其阴阳，使之归于和平，或滋阴以化阳，或泻阳以保阴，其宜如此治者，又恒居十之八九。……病有内伤外感之殊，而外感实居三分之二。今先以外感言之，伤寒、温病、疫病皆外感也，而伤寒中于阴经，宜用热药者，百中无二三也；温病则纯乎温热，已无他议；疫病随间有寒疫，亦百中之一二也。他如或疟或疹，或痧证，或霍乱，亦皆热者居多。……试再以内伤言之，内伤之病，虚劳者居其半，而劳字从火，其人大抵皆阴虚阳盛，究之亦非真阳盛，乃阴独虚致阳偏盛耳。"这里讲的也是阴气为本，许多疾病的发生，取决于阴气的不足。

总之，强调认识区别阴阳标本是中医调节阴阳的重要依据之一。《素问·标本病传论》说："知标本者，万举万当；不知标本，是谓妄行。"意思是讲，懂得阴阳标本之间的轻重缓急的人，才能在治病防病中万无一失，不懂阴阳标本的人就会在治病养生中采取盲目行动。

（三）阴阳互根互变、消长盛衰与矛盾诸方面的同一性和斗争性

1. 阴阳互根互藏互变互生与矛盾诸方面的同一性

辩证法认为，研究事物的矛盾运动，主要在于研究矛盾诸方面的相互联系和相互斗争的情形，也就是要研究它们之间的同一性和斗争性。对立的同一性有两方面的意义。第一，对立的两个方面各以和它对立着的方面为自己存在的前提，双方共同处在统一体中。第二，矛盾着的双方依靠着一定的条件，而向其对立的方面转化。同一性、统一性、一致性、互相渗透、互相贯通、互相依赖（或依存）、互相合作或互相连接，这些不同的词语都是一个意思。对立的同一性的意义，按照列宁的说法就是："辩证法是一种学说，它研究对立面怎样才能够同一，是怎样（怎样成为）同一的——在什么条件下它们是相互转化而同一的——为什么人的头脑不应该把这些对立面当作僵死的、凝固的东西，而应该看作活生生的、有条件的、活动的、彼此转化的东西。"

中医认为，首先阴阳是互根互藏、互使互守、互偶互基的……这里讲的就是矛盾的两个方面互相依存、合作、连接、配合即矛盾的统一性的第一种意义。《素问·阴阳应象大论》谓："阴在内，阳之守也，阳在外，阴之使也。"意思是讲，阴在内为阳之镇守，阳在外为阴之役使，阴阳互相作用。《类经·阴阳类·阴阳应象》谓："盖阳不独立，必得阴而后成……阴不自专，必因阳而后行……此于对待之中，而复有互藏之道，所谓独阳不生，独阴不成也。"《类经图翼·阴阳体象》说："第阴无阳不生，阳无阴不成，而阴阳之气，本同一体。"意思是讲，阳不能够独立存在，必须得到阴的配合才能成立，阴也不能独立存在，必须有阳的配合才能行动。这是在阴阳对立之中还有互相配合的规律，即阴阳对立之中，包括互相共同藏于统一体中。所谓独立的阳不能生存，独立的阴也不能成立。《类经附翼·医易义》谓："阳为阴之偶，阴为阳之基。……一动一静，互为其根。"意思是讲，阳是阴的配偶，阴是阳的基础，阴静阳动，是互相为其根基的。阴阳互根互藏讲的就是阴阳两个方面各以和它对立着的方面为自己存在的前提，双方共同处在统一体中。

另外，中医阴阳互根互藏还强调世界上没有绝对的阳，也没有绝对的阴，在阳里面有个小阴，在阴里面有个小阳。阴阳互根互藏还讲的是阴方面还包含、隐藏着对立面一小部分阳，阳方面还包含、隐藏着对立面一小部分阴，这也是所谓阴中有阳、阳中有阴的含义之一。例如世界上的事物没有绝对的好，也没有绝对的坏，好里藏坏，坏里藏好，好为阳，坏为阴，好是好多坏少，坏是坏多好少。

其次阴阳是互变互生的。这里讲的就是矛盾的两个方面在一定条件下互相渗透、贯通、转化，即矛盾的统一性的第二种意义。例如《素问·阴阳应象大论》谓："寒极生热，热极生寒。"《类经·阴阳类·阴阳应象》谓："寒极生热，阴变阳也；热极生寒，阳变阴也。"《类经图翼·太极图论》谓："阴气流行则为阳，阳气凝聚则为阴。"以上意思是说，阴气可以向阳气转化，阳气也可以向阴气转化，它们的转化是有条件的，条件就是所谓"极""流行""凝聚"等。

中医强调阴阳互根互生，就是要利用阴阳同一性规律，对阴阳进行调节。例如在临床上，阴气不足除大补阴外还可以小量补阳，通过补阳气达到补阴气的目的。以此类推。《景岳全书·新方八阵·补略》说："善补阳者，必阴中求阳，则阳得阴助而生化无穷。善补阴者，必阳中求阴，则阴得阳升而泉源不竭。"

2. 阴阳消长盛衰与矛盾诸方面的斗争性

辩证法认为对立面具有同一性，对立面在一定条件下互相依赖，互为条件又互相转化。这意思绝不等于说对立面互相间是完全处在折中调和的地位上，可以没有任何相互排斥、相互斗争的情形。相反地，对立的同一性只有在一定条件、一定运动状态之下和一定范围之内（在某一方面或某些点上）才能存在，而对立的斗争性则是在任何条件之下和任何运动状态下，贯彻始终和贯彻各方面的。[1] 列宁说："对立的统一（一致、同一、均势）是有条件的、暂时的、易逝的、相对的，相互排斥的对立面的斗争则是绝对的，正如发展、运动是绝对的一样。"[2] 有条件的相对的同一性和无条件的绝对斗争性相结合，构成了一切事物的矛盾运动。[3] 对立面的斗争性即指对立面之间的互相排斥的性质。对立性、斗争性、互相排斥、互相分离、互相约束、互相克制，这些不同的词语都是一个意思。一切过程都有始有终，一切过程都转化为它们的对立物。一切过程的常住性是相对的，但一种过程转化为他种过程的这种变动性则是绝对的。[4]

中医认为阴阳是消长、盛衰、进退、各异……的，这里讲的就是矛盾诸方面的斗争性、对立性。首先阴阳运动是在阴是阴，阳是阳，阴与阳的绝对对立斗争中才有互根互变的相对统一、同一，即阴阳各异、阴阳各自、阴阳异合。如果阴与阴或阳与阳，则对立没有了，矛盾没有了，事物就不会发展变化，也就消失了，即阴阴相同，阳阳同合。例如《姚氏周易学》谓："盖阴阳之生物，必阴自为阴，阳自为阳，而后二者合，物乃生焉。"其次阴阳的运动是处在不断的阳盛则阴衰，阴盛则阳衰，阳长进而阴消退，阴长进而阳消退的对立斗争绝对不

〔1〕 艾思奇. 辩证唯物主义讲课提纲［M］. 北京：人民出版社，1957.
〔2〕 列宁. 谈谈辩证法问题［M］//列宁全集. 北京：人民出版社，1990.
〔3〕 毛泽东. 毛泽东选集：第一卷［M］. 北京：人民出版社，1991.
〔4〕 任继愈. 中国哲学史［M］. 北京：人民出版社，1964.

平衡的循环中。阴阳在整体上是相对平衡，势均力敌，维持相对稳态的，在局部上是绝对不平衡，一胜一败，保持绝对动态的。例如《类经·法阴阳·素问阴阳应象大论》说："阳极则伤阴……阴胜则阳衰。""故阳长则阴消，阳退则阴进。"

由于阴阳各异，并而消长盛衰、互藏互根相结合，构成了一切事物的矛盾运动，促进事物的变化发展。阴阳盛衰、消长进退、互藏互根是自然界事物发展变化的普遍规律。例如《类经图翼·太极图论》谓："朱子曰：太极分开只是两个阴阳，阴气流动为阳，阳气凝聚为阴，消长进退，千变万化，做出天地间无限事来，以故无往而非阴阳，亦无往而非太极。"

中医强调阴阳各异，盛衰消长就是要利用矛盾的对立斗争性规律，根据具体情况对阴阳进行调节控制。例如在临床上，阳过分衰导致阴过分盛，所谓"阴胜则阳病"，可通过增补或利用阳气来攻泻、抑制、对抗阴气而恢复正常。反之，阴过分衰导致阳过分盛，所谓"阳胜则阴病"，可通过增补阴气或利用阴气攻泻、抑制、对抗阳气而恢复正常，故《医原·阴阳治法大要》说："王太仆谓，壮水之主，以制阳光；益火之原，以消阴翳者也。"

二、阴阳老少化变和量与质互相转变规律

辩证法关于对立统一规律的内容中说过事物由于本身存在着内在的矛盾，结果在发展过程中，就转化为自己的对立面，正如列宁所说："不仅是对立面的统一，而且是每个规定、质、特征、方面、特性向每个他者（向自己的对立面）的转化。"对立统一规律的这一个方面在事物发展过程中最普遍的表现形态之一，就是由量变转化为质变，又由质变转化为量变

的规律。这是辩证法关于事物的联系和发展的第二个基本规律。质是事物自己的一种规定性，这种规定性使事物具有它本身固有的特性，并在实质上与其他事物有所区别，所以，质又是事物之间的实质上的区别性。事物除了质的规律性外，还有量的规律性。只要有某种事物存在，就必定是具有一定量的存在。质和量是一切现实存在的事务所不可少的两个方面的规律性。[1] 量的规定性只是指示着事物的存在和发展的规模，量的不同不一定意味着事物的实质上有所不同，同一类事物可以具有不同的量，但仍然是性质相同的事物。量的变化在一定范围内，并不影响质的规律性。同时必须强调，任何现实存在的事物的量，都是在一定的质的基础上的量，或者是与一定事物的属性和特征相结合的具体的量。[2]

量变是在一定的质的基础上进行的，在一定限度内，量变不影响质的安定性。但这也只是在一定限度之内的情形，量的变化一旦超过这个限度，质的安定性就受到破坏，就引起质的变化，于是旧质就归于消灭，而出现新的质，这就是量变转化为质变，或简单地叫做量变为质。由质变而产生了新的质后，又开始表现了它的安定性，于是在新质的基础上，量变的过程又再度进行下去，这就是由质变又转化为量变，或简单地叫做由质变量。由量变质，又由质变量，如此不断地循环往复，构成事物无限多样的变化发展过程，这就是事物的量和质互相转化的规律。

中医认为，阴与阳是说明事物之间不同的"质"，使事物之间有实质上的区别性，所以阴阳实际上可看作是事物性质的

〔1〕 艾思奇. 辩证唯物主义讲课提纲［M］. 北京：人民出版社，1957.
〔2〕 艾思奇. 辩证唯物主义讲课提纲［M］. 北京：人民出版社，1957.

一种规定性，使事物具有它本身固有的特性。事物除了质的规定性外，还有量的规定性。阴或阳的小与大、始与极、少与老、化与变等，是说明事物不同的"量"，使事物发展可有数量上的不同，所以老少、大小、极始、变化，可谓是确定事物数量的规定性。

中医认为阴阳变化发展过程中，具体表现的最普遍形态之一就是阴阳大小、极始、老少、变化等，也就是说明阴阳互相转化有个量变到质变，质变到量变的过程。始、少、小、化均指量变过程的开始，极、老、大、变均指质变过程的开始。例如《类经·阴阳类·阴阳应象》说："动之始则阳生，动之极则阴生；静之始则柔生，静之极则刚生，此《周易》老变而少不变之义。……故阴阳之理，极则必变。"意思是说，气的小动开始是阳气产生发展的量变过程，到了气的大动出现是阳气的量到了极限要转变为阴气，阴气开始产生发展的质变阶段。气的小静开始，是阴气产生发展的量变过程；气的大静出现是阴气的量到了极限要转变为阳气，阳气开始产生发展的质变阶段，这就是《周易》书中谈到的老、大、极则质变，而少、小、始则量变质不变的含义。所以阴阳的规律之一是物极必反，事物发展到了极限，就要向自己的对立面转变。阴或阳在一定量的范围内，发展变化为量变，超过一定范围的量变，发展变化就为质变。

中医认为阴阳的少到老、化到变、始到极的量变到质变，质变到量变的互相转化是事物联系和发展的第二个基本规律与原因。《素问·六微旨大论》说："夫物之生，从于化，物之极，由乎变，变化之相薄，成败之所由也。"意思是说，事物的开始生长发展阶段，叫做"化"。事物的发展穷尽末了向对立面或相反方向转变，到了极限阶段叫做"变"。"化"与"变"之间的交替斗争是事物成长与衰亡、成功与失败的根本与关键。化与变所组成的事物变化，就是事物的量变与质变，化到变就是量变到质变，变到化就是质变到量变（图1-2）。

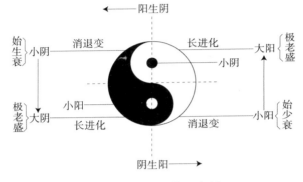

局部绝对不平衡 整体相对平衡

图1-2 阴阳互根互藏盛衰消长化变示意图

中医强调阴阳老少变化，就是要利用阴阳的量与质的互相转变规律，根据具体情况对阴阳进行调节。例如人体内阴阳二气的运动与大自然阴阳二气运动是统一的，如以四季为标准，春季天气温暖，人体阳气始、小、少、生、化，并逐渐发展，为阳气的量变过程；到了夏季天气炎热，人体阳气极、大、老、长、变，开始向阴气转变，为阳气质变阶段。秋季天气凉爽，人体阴气始、小、少、生、化，并逐渐发展，为阴气的量变过程；到了冬季天气寒冷，人体阴气极、大、老、长、变，开始向阳气转变，为阴气质变阶段，如此循环不止。中医预防医学据此提出，春夏保养阳气，促使它在秋冬往阴气转变。秋冬保养阴气，促使它在春夏往阳气转变，并注意调节维持人体阴阳二气在四季中的不同的"量"与"质"，即春季人体内阳气要生、小、始、少、衰，夏季人体内阳气要长、大、极、老、盛，秋季人体内阴气要生、小、始、少、衰，冬季人体内阴气要长、大、极、老、盛，这样人体内阴阳二气运动与大自然保持一致，才不会患病。所以《素问·四气调神大论》说："夫四时阴阳者，万物之根本也。所以圣人春夏养阳，秋冬养阴，以从其根，故与万物沉浮于生长之门。逆其根，则伐其本，坏其真矣。故阴阳四时者，万物之终始也，死生之本也。逆之则灾害生，从之则苛疾不起，是谓得道。"

三、阴阳异和的自然观

恩格斯说："理论自然科学把自己的自然观尽可能制成一个和谐的整体。"[1] 阴阳异和是中国科学哲学的自然观。

（一）和为生

强调"和为生"，即统一性。"和"就是相互作用组织起来，"和"含有结合、融合、配合、组合、综合、和谐、调和等含义。古人认为，自然界上最宝贵的是生生不息，所谓天之大德曰"生"，事物所以不断地从新生到发展，从低级到高级，从简单到复杂，就在于"和"。和是事物发生发展的根本原因。[2] 和之所以可贵，贵在"物非和不生"，和就是组成产生新的事物。《老子·四十二章》谓："万物负阴而抱阳，冲气以为和。"宋代杨万里在《诚斋易传》中谓："天地之道，本乎阴阳，夫阴阳之道，安哉？在乎生物而已！天非和不立，物非和不生。"意思是说，天地的运动规律根本在于阴阳，而

---

〔1〕恩格斯. 自然辩证法［M］. 北京：人民出版社，1971.

〔2〕陆广莘. 中医学之道：陆广莘论医集［M］. 北京：人民卫生出版社，2001.

阴阳变化的规律表现在产生新的事物。天空没有"和"就不能存立，大地事物没有"和"就不能产生。"和"就是为了生。"和"就是为了维持和产生新的事物。

（二）异乃和

"异乃和"，即对立性。"异"含有差异、不同、对抗、分离、区别、斗争等含义。"和"所以能生物，是阴阳对立的双方"合二为一"地结合起来，成为统一协调的整体，从而在高级的层次上体现出新的质。也就是说，自然界中任何事物都不是孤立存在，它们之间都是相互作用、相互影响而产生新的变化。所谓阴是阴，阳是阳，阴阳异而后和，和则生物。《国语·郑语》谓："夫和实生物，同则不继。以他平他谓之和，故能丰长而物归之。若以同裨同，尽乃弃矣。"《左传·昭公二十年》谓："若以水济水，谁能食之？若琴瑟之专一，谁能听之？同之不可也，如是。"以上意思是说，不同的东西组合起来能产生新的事物，例如氢加氧合而成水，这是"以他平他，和实生物"。"以他平他"是指各种事物或一个事物的各个方面相互作用而达到协调统一，这就是"以他平他谓之和"。相同的东西组合起来不能产生新的事物，例如氢加氢依然是氢，这是"以同裨同，同则不继"。比如饮食如果没有各种原料、作料与各种做法之间进行各种组合、调和、配合，那么各种千变万化的美味佳肴也就做不出来了，而只有一种味道只会败坏胃口，所谓"若以水济水，谁能食之"。又如如果没有声音高低、快慢、音质等的不同组合，就不会演奏出丰富多彩动听迷人的乐章。而光是一种音调，人们是无法欣赏的，所谓"若琴瑟之专一，谁能听之"。异才能和，"异"才能产生新的事物，产生不同结构和功能。

（三）异为更好地和

中医认为阴阳异才能和，有和才能生物。和内包含差异，异是为了和，和是为了产生新的事物，也为了保护事物本身。列宁说："可见某物之所以是有生命的，只是因为它本身包含着矛盾，因为它正是那种能够把矛盾包括于自身，并把它保持下来的力量。"这个力量就是"和"，"和"就是生命力量所在[1]。从现代科学的观点看，自然社会就是由许多相同或不同的原子分子以各种不同方式组合起来形成的，人类社会也是如此。

中医认为异是为了更好地和，异含有差异、不同、斗争、对抗等含义。异中的对抗斗争不是为了取消、打倒、征服对方，而是为了互相补充、促进、配合、调和、竞争、约制、抑制对方，从而使对立双方成为统一的整体，使对立双方各自维持适量的动态的度，保持规律的良性的循环运动。

英国人克利斯朵夫·巴克特在《易经——第一号成功预测》中说到，《易经》全书实际上就是建立在阴阳两极的基础上的，它描述了这两种宇宙力量之间的变化关系，这两种宇宙力量可以领悟为白天和黑夜、天和地、太阳和月亮、肉体与精神、理性与直觉、意识和无意识、男性和女性……两种力量都同等重要，二者互相补充互相促进，当它们彼此和谐时，也彼此都好，一旦失去平衡，双方就都显露出它们邪恶的一面。因此我们生活的目标不是一方超越或征服另一方，而是使双方都表现出它们"最好的"一面。在这一点上，中国人的思维方

---

〔1〕 陆广莘. 中医学的理论模型及其临床思维方法［M］∥祝世讷. 中医学方法论研究. 济南：山东科学技术出版社，1985.

式同我们坚定地西方信条即强调对抗和超越是完全不同的。[1]
例如在现实生活中人的行为上，阳代表刚强、勇敢、自信、进
取、巧干、创造、大胆、简单、热情、理想、浪漫等，阴代表
温柔、谦虚、保守、苦干、继承、谨慎、老谋深算、冷静、实
干、呆板等。没有阴的配合，阳就会走向极端，成为严厉、残
忍、傲慢、好高骛远、暴躁、气度狭小、狂热不耐心、在高远
空洞的理想浪漫中浪费时光等；而没有阳的配合，阴就会走向
极端，成为软弱、虚伪、退却、消沉、阴险狡诈、吹毛求疵、
麻木不仁、在繁琐的小事中耗费时间等，这是从另一角度谈阴
阳异为更好"和"的意义。所以光有阴没有阳不行，反之光
有阳没有阴也不行，它们必须同时存在，互相配合调和。阴阳
异和（对立统一）才能使自然界保持动态自稳的整体，并且
使人的行为保持最好的一面，进而达到人与自然的统一
"和"。

在临床上，中医根据阴阳异和观点，十分重视药物阴阳配
伍，组合成变化万端的有综合效益的方剂，以应对各种疾病和
疾病的各过程或各阶段的变化，防止从一个极端走向另一个极
端，并防止药源性疾病的产生。例如明朝李时珍在《本草纲目》
中黄连药下论述古方治痢：香连丸用黄连、木香，姜连散用干
姜、黄连，变通丸用黄连、吴萸，姜黄散用黄连、生姜；治下
血：用黄连、大蒜；治肝火：用黄连、吴萸；治口疮：用黄连、
细辛。皆是一冷一热，一阴一阳，寒因热用，热因寒用，君臣
相佐，阴阳相济，最得制方之妙，所以有成功而无偏胜之害也。
这方剂中药物的剂量是不同的，是"君臣相佐"。

〔1〕 克利斯朵夫·巴克特. 易经——第一号成功预测［M］. 银川：宁夏人
民出版社，1989.

第二章

五行学与中医基础医学

　　五行学和形气阴阳学说一样，对中国医学产生了极大的影响，五行学在先秦时期重要学术著作《尚书·洪范》《吕氏春秋》等书中，都有较详细的论述。在中国古代，自然科学和哲学有时是混淆不分的。五行学是中国古代的一种基础科学，五行是对形气阴阳学说的进一步论述与发展，五行基本上脱离了哲学的范畴，中医发展丰富了先秦以来的五行学，将其构造成为一个比较完整的医学基础科学，中医基础医学是一门研究生命物质运动普遍性规律的一门科学。

第一节　五行是形运动的普遍规律

　　五行是对"形"的进一步论述。中医学"形气"中的"形"，是对宏观物质的高度抽象与概括。五行，即是对"形"运动的五个阶段、五种特性的规律的基本描述。

　　在描述物质特性方面："金"泛指石及一切矿石物质，"水"泛指水及一切液体物质，"火"泛指火及一切阳光物质，"木"泛指树木及一切植物物质，"土"泛指土壤及一切灰尘物质。五行学说认为自然界，主要指地球及其生态，是由这五种最基本物质材料构成的，例如《国语·郑语》说："以土与金木水火杂以成百物。"

在描述物体形状方面："金"代表方形状，"火"代表锐形状，"土"代表圆形状，"木"代表长形状，"水"代表平形状。例如《类经图翼·五行统论》说："其为形体，则水质平，火质锐，木质长，金质方，土质圆。"再由这五种形状组成变化成各式各样其他形状。

在描述物体颜色方面："金"代表白色，"木"代表青色，"火"代表红色，"水"代表黑色，"土"代表黄色，在由这五种颜色组合变化成各种颜色。

在描述物体结构方面，五行学把物体内部结构看成相对的五个层次和部分，金代表物质结构最外层部分，属于外面保卫坚强的一类；火代表物质结构中层部分，属于里面中层通路脉管的一类；土代表中层部分，属于里面中层肉质充实的一类；木代表里层部分，属于里面内层柔韧联络最坚硬的一类；水代表最内层部分，属于里面最内层柔软流动液体或最核心相对坚硬的一类。

比如从宏观来看植物的果实，果外为壳皮属金，果内络丝属火，果肉属土，果核为木，果汁液或果仁属水。其植干：植皮为金，植干内络管为火，植肉为土，植心为木，植汁为水。其植叶：叶皮为金，叶管络为火，叶肉为土，叶汁为水，叶梗为木。动物躯体：皮肤为金，血管为火，肌肉为土，筋膜为木，骨和骨骼髓为水。对于微观物质细胞等，从中医学角度来看，细胞膜为金，细胞质为火土，细胞核为木，细胞内核仁为水。原子膜为金，原子内电子云为火土，原子核为木，原子核内质子中子为水等。例如《素问·五常政大论》说："敷和之纪……其类草木，其实核，其色苍，其养筋，其物中坚。升明之纪……其类火，其实络，其色赤，其养血，其物脉。备化之纪……其类土，其实肉，其色黄，其养肉，其物肤。审平之纪……其类金，其实壳，其色白，其养皮毛，其物外坚。的顺之纪……其类水，其实濡，其色黑，其养骨髓，其物濡。"

总之，五行在说明物质结构形态方面的意义，与古希腊古罗马哲学家认为世界是由水土火气四种元素构成相似，其后认为，构成世界万物的基本物质是极细小的，不可分的永远运动着的微粒子，[1] 即四元素学与原子论的含义基本近似。西方近代科学受这一传统的实体论影响，主要用分析的方法，研究各种物质的特殊结构与功能，以及它们之间的关系，并在实验中去验证。例如物理学化学等，对物质实体结构进一步深入细致的研究，认识到物质是由原子分子组成的。近代西方医学也在近代西方科学的基础上，对人体结构与功能进行越来越细致、深入的观察。总之，近代西方医学，主要是在认识物质结构的基础上来把握物质运动的，相对着重于特殊性与局限性的研究是其特点，也就是相对割裂物质进行分析归纳。而中国古代五行学后来被中医所借用，已经基本上失去了说明物质实体结构的含义，而发挥了论述物质行为（运动规律）的特点。中医五行学是把五行当作普遍规律提出来的，是在认识物质运动规律基础上，主要用综合演绎方法把握物质整体结构的，相对着重于普遍性和整体性研究是其特点。《素问·天元纪大论》说："夫五运阴阳者，天地之道也，万物之纲纪，变化之

---

〔1〕 艾思奇. 辩证唯物主义讲课提纲［M］. 北京：人民出版社，1957.

父母，生杀之本始。"意思是说，五行与阴阳是自然界中最普遍的规律，是万物变化产生毁灭的法则根源，这里讲的"五行"指的就是普遍规律。

第二节　五行是形气运动过程中最基本的协定标准

五行，又称五运。行与运都有运动的含义，五行就是用来描述阴阳二气运动的。《类经图翼·五行统论》说："行也者，所以行阴阳之气也。"五行就是用于描述自然界物质中，阴阳二气有规律地循环运动的符号。循环是指阴阳二气运动的连续性、持续性、反复性、次序性，这是大自然中物质运动的普遍规律之一。《灵枢·营气》说："终而复始，是谓天地之纪。"《素问·六节藏象论》说："五运之始如环无端。"运动永不停止。

一、五行来源于象数

五行来源于象数。象有现象、征象之意，《易传·系辞》说："天垂象，地成形。"意思是说，天体的运动有征象变化可以观察，地球上的万物运动有形态变化可以观察。数有数字、数序、数理之意。中医认为，五行概念就是根据远古的一个数字模式图产生的，《类经图翼·五行生成数解》说："五行之理，原出自然，天地生成，莫不有数，圣人察河图而推定之。"意思是说，五行所反映的道理，根据出自大自然的规律，天地的形成与运动都是有次序的，有一定规律的，可用数字、数序、数理表述的。聪明有见识的人观察大自然的物质运动后，根据河图而推理制定出五行理论与协定标准。

二、五行是形气运动过程中最基本的协定标准

德国著名汉学家满晰博教授认为，确切而严密的科学，区别于纯经验的事实积累，就在于前者是以无歧义的、四海皆准的表述来对这些经验事实给予具体的定义。只有具普遍正确性的、无歧义的事实，才可能进一步严密地结合于系列的体系之中，构成狭义的现代科学。那么怎样才能达到表述无歧义性和普遍正确呢？这就需要根据众所周知和公认的协定标准，对各种学术见解予以归类，对经验事实进行具体表述。这些标准，自然应与汇集经验事实所依据的认识论观点相吻合，与选择的领悟到的现实的特殊方面（今时的和过去的）相吻合。例如在西方科学的经典科学——物理化学中，为了收集和确定前时效果，一套有关定量的协定标准（例如米制）是必不可少的。中国科学和中医学如前所述是涉及由自身具有的特殊个别方向或特性所限定的"现在效应"，它必须有一套关于方向的协定标准来实现其科学见解表述上的无歧义和普遍有效性。阴阳五行以及全部的次要技术协定标准，诸如藏象八纲等，组成了这样一套表述中医这门学科的性质方向标准。并认为若拒绝援引使用这些标准，就等于撤除了中医学的方法论基础，丢掉了为达到目的而必需的仪器和工具。而一旦表述的无歧义性和普遍正确性被废除，任何有意义的可验证性、严密性都将不复存在了，而中医学作为一门医学科学的全部体系也就崩溃了。[1]

中医学中五行的含义中，最重要的是描述气的循环运动过

〔1〕 任继愈. 中国哲学史［M］. 北京：人民出版社，1964.

程中所呈现的有刻度的方面。阴阳二气运动在自然界中是可以观察和衡量的，五行就是对阴阳二气循环运动过程中各过程或各阶段的定性、定量、定向、定位、定时的协定标准，也就是对阴阳二气消长、生变、量变到质变的进一步具体说明。

（一）五行定向与定位

五行定位与定向，确定表述阴阳二气在太阳系环境的空间运动中的最基本的五种位置与方向。火指在南在上面，水指在北在下面，木指在东在左面，金指在西在右面，土指在中。木、火、土、金、水即指形气在东、南、中、西、北方向，左、上、中、右、下方位过程中的循环运动。例如《类经图翼·五行统论》说："形成于地则为五方：水位于北，火位于南，木位于东，金位于西，土位于中。"《素问·天元纪大论》："左右者，阴阳之道路也。"

（二）五行定时

五行定时，确定表述阴阳二气在太阳系环境的时间运动中最基本的五种次序。在一年中，木指春季，火指夏季，土指长夏或四季之中，金指秋季，水指冬季。在一日中，木指早晨或上午，火指中午，土指下午或四时之中，金指傍晚，水指夜晚。木火土金水即指形气在春、夏、长夏、秋、冬，日上午、中午、下午、暮、夜时间过程中的循环运动。例如《素问·天元纪大论》说："金木者，生成之始终也。"《类经图翼·五行统论》说："其为四时则木王于春、火王于夏、金王于秋、土王于四季。"

（三）五行定量

五行定量，确定表述阴阳二气在太阳系空间时间的量变与质变、消长与动静运动中产生的最基本的五种程度或阶段，从阴阳二气的活动强弱多少来定量。木确定表述阳穉（穉是稚的异体字，即幼稚，年纪小之意），即阳气幼小衰弱，阳气相对开始、轻微、隐暗、潜在活动，并逐渐加强；而阴气活动开始减弱，故称"阴中之阳"。火确定表述阳盛，即阳气强大旺盛，阳气已经、剧烈、明显活动，并达到最强盛；而阴气活动已经严重减弱，故称"阳中之阳"。金确定表述阴穉，即阴气幼小衰弱，阴气相对开始、轻微、隐暗、潜在的活动，并逐渐加强；而阳气活动开始减弱，故称"阳中之阴"。水确定表述阴盛，即阴气强大旺盛，阴气已经、剧烈、明显活动，并达到最强盛；阳气活动已经严重减弱，故称"阴中之阴"。

　　总之，木代表阳气小盛，火代表阳气大盛，金代表阴气小盛，水代表阴气大盛。木代表阳气逐渐增长，火代表阳气增长到了极点而开始衰退转向阴气时；金代表阴气逐渐增长，水代表阴气增长到了极点而开始衰退转向阳气时。火代表阳盛阴衰，水代表阴盛阳衰，木代表阳开始盛阴开始衰，金代表阴开始盛阳开始衰，金木代表阴阳消长转换过程中相对的平衡。木、火、土、金、水是阴阳二气在木阳气的始小衰微、火阳气的极大盛著、金阴气的始小衰微、水阴气的极大盛著的动静强弱程度中的循环运动。盛衰、大小、极始、著微都是对阴阳动静活动各过程中强弱程度的定量，例如《素问·天元纪大论》说："水火者，阴阳之征兆也。"《类经图翼·五行统论》说："若以气言时之序，则曰木火土金水，如木当春令为阳穉，火当夏令为阳盛，金当秋令为阴穉，水当冬令为阴盛，是木火为阳，金水为阴也。"土与火一样或在金木水火之中。

（四）五行定性

　　五行定性，确定表达阴阳二气在太阳系空间时间的量变与质变和消长动静运动中，产生的最基本的五种性质和功能，从阴阳二气的运动产生的性质功能不同来定性。木指温指生，火指热指长，土指润指化或壮，金指中指收或老，水指寒指藏或已。中医学认为，植物与动物的生命运动过程，也可分为五个最基本的过程，即生、长、化、收、藏，生、长、壮、老、已。生、长、化、收、藏是指植物的新生发芽为木生，分枝长叶开花为火长，茂盛滋润为土化，结果落叶为金收，种子入土为水藏。生、长、壮、老、已是指动物的受孕、怀胎、分娩为木生，发育生长为火长，壮实成熟为土壮，衰老虚弱为金老，死亡消失为水已。而生物的生命运动循环的这五个过程，实际上也就是阴阳二气运动的过程。

生、长、化或生、长、壮为阳气运动的表现，收、藏或老、已为阴气活动的表现，而这些表现是由于阴阳二气运动产生温、热、凉、寒性质所决定的。阳气始盛而产生温的性质，温使万物生；阳气极盛，产生热的性质，热使万物长；阴气始盛，则产生凉的性质，凉使万物收；阴气极盛，则产生寒的性质，寒使万物藏。所以《类经附翼·医翼》说："故阳始则温，阳极则热，阴始则凉，阴极则寒。温则生物，热则长物，凉则收物，寒则杀物，而变化之盛，于斯著矣。"《素问·天元纪大论》说："木火土金水火，地之阴阳也，生长化收藏后应之。"

木代表温，火代表热，金代表凉，水代表寒，土代表蒸或中性。例如《类经图翼·五行统论》说："其为赋性则水性寒，火性热，木性温，金性清，土性蒸。"土的性能为蒸，蒸有热与湿的含义，也是阳气盛的表现。用寒、热、温、凉来区别阴气与阳气运动的不同性质。阳气有温、热、蒸的性质，阴气有凉、寒的性质。温热使万物生、长、化，凉寒使万物收、藏。木代表温，即小热，由阳气始盛所决定；火代表热，即大热，由阳气大盛所决定；土代表蒸，为大热，由阳气大盛所决定；木火土均属阳气活动，性质相同程度不同。金代表凉，即小寒，由阴气小盛所决定；水代表寒，即大寒，由阴气大盛所决定；金水均属阴气活动，性质相同程度不同，以上即所谓"量变"。而火热转为金凉，则属阳盛极转化为衰退，阴气活动开始逐渐增强；水寒转为木温，则阴盛极则转化为衰退，阳气活动逐渐增强；阳气向阴气转化，阴气向阳气转化，以上即所谓"质变"。

在阴阳二气的运动中，"火"还代表上升或干燥的功能，"水"还代表下降或湿润的功能，"木"还代表布施、发散、宣通或弯曲伸直的功能，"金"还代表收缩、收敛、约束或伸直弯曲的功能，"土"还代表产生各种运动的基础或湿润的功能。例如《类经图翼·五行统论》说："其为名目则水曰润下，火曰炎上，木曰曲直，金曰从革，土爰稼穑。其为功用则水主润，火主燠，木主敷，金主敛，土主溽。"《辞海》注释："润"有滋润、滋溢、潮湿之含义；"炎"有火光上升之含义；"曲"指弯曲，与"直"相对；"从"有顺从的含义，"革"通勒，有约束之含义；"稼穑"指播种和收获，泛指农业劳动；"燠"同暵，有干燥之含义；"敷"有布施之含义；"敛"有收束约束之含义；"溽"有湿润，炎热天气，湿气熏蒸的含义。

总之，五行就是阴阳二气运动过程中，各过程或各阶段的定位、定向、定时、定性、定量的五种最基本的衡量和协定标准。

第三节　中医五行与系统论

现代一般系统论的创始人之一，美籍奥地利生物学家路德维格·冯·贝塔朗菲认为，现代系统论不是时髦一时的产物，它是与人类思想史交织发展的一种现象。从古希腊时代起，在欧洲哲学史中，就存在系统的观念，在亚里士多德的"整体大于它的各部分总和"的论点，至今仍然是基本的系统观念的一种表述，他的整体论和目的论观点就包含着现代系统论的要述。我国著名科学家钱学森也曾指出在人类历史上，凡是人们成功地从事比较复杂的工程建设时，就已不自觉地运用了系统工程方法，而且这里面也自然孕育着理论。

在我国先秦重要学术著作《吕氏春秋·别类》中，对于系统整体与局部的关系就有很深刻的认识，它说："类固不必推知也。……鲁人有公孙绰者，告人曰：'我能起死人。'人问其故，对曰：'我固能治偏枯，今吾倍所以为偏枯之药，则可以起死人矣。'"偏枯即半身不遂之症。公孙绰以为只要将治半身不遂的药加倍，就可以产生起死回生的效果，对这种偏全不分、形而上学看问题所搞出来的笑话，《吕氏春秋·别类》作者批评说："物固有可以为小，不可以为大；可以为半，不可以为全者也。"这表明《吕氏春秋》的作者已经发现某些事物的整体所具有的特性与其组成部分有着根本的区别，这些整体的特性并不等于其局部性质的简单相加或扩大，而是发生了质的变化。中医五行学与现代一般系统论有许多相似之处，早就蕴含着一些系统观与系统方法。

一、五行与中医整体观

系统是世界上各种事物存在联系发展的普遍形式，系统规律是一条普遍规律。现代系统论的详细内容目前尚有争议，但是系统论一般原则已经确立，它的最基本的观点可以简述如下：其一为整体观念，这是系统论的中心和出发点。它强调研究事物要从整体着眼，而整体是由其组成部分以一定的联系方式构成的。

系统就是由相互作用的若干部分（要素）组成的具有特定性能的有机整体，它又是组成更大系统的一个部分（要素）。整体性是系统的突出特征，整体大于部分之和，系统质不同于要素质，若干要素组成的有机整体具有不同于诸要素的新性质、新功能、新行为、新规律。例如，水分子由氢原子和氧原子组成，水分子的性能并非由氢原子和氧原子的性能的相加而得出；人体由各种器官组成，人体的性能并非诸器官性能的相加和。[1] 又如原子、人类社会、生物机体等，它们作为整体所具有的性质，是它们的构成元素所没有的。

根据系统论所确立的基本观点，系统方法在考察和控制对象时，第一要遵循整体性原则。即从整体大于部分之和的观点出发，全面考察和控制系统与要素之间的辩证关系，揭示系统质的"超部分"性质及其根源，寻求满足整体的最佳的途径。[2]

---

〔1〕 祝世讷．中医学方法论研究［M］．济南：山东科学技术出版社，1985.

〔2〕 祝世讷．中医学方法论研究［M］．济南：山东科学技术出版社，1985.

中医五行中的"行"又含有行列与类别之义，将人与自然界分别进行归类，联系成行，形成系统。中医五行把金木水火土看成为组成整体的五大要素，把人与自然界看成五要素或五系统组成的大系统，形成中医特色的五行系统。

中医把人体看成整体，是由五行（五藏），即金肺、水肾、木肝、火心、土脾五要素组成的大系统。肺、肾、肝、心、脾各藏所具有的要素质与这五藏所构成的人体系统质是不同的，这将在"藏象"篇中详细论述。把自然界看成木风、火暑、土湿、金燥、水寒等要素组成的大系统。中医又把人体五行系统与自然界五行系统看成特大系统，把阴阳二气在生命运动过程与物质运动过程看成是整体统一的运动。例如木代表阳气小盛，代表温、早晨、春季、东方、肝藏；火代表阳气大盛，代表热、中午、夏季、南方、心藏；土代表阳气极盛，代表湿热、下午或上下午、长夏季或四季之中、南方、脾藏；金代表阴气小盛，代表凉、傍晚、秋季、西方、肺藏；水代表阴气大盛或极盛，代表寒、夜、冬季、北方、肾藏。

中医五行就是寻求人体生命运动与自然界物质运动之间统一性、整体性的最佳途径。中医认为人体五行系统质，是指人体的动态自我调节能力、自我修复能力、抗病防御能力。人体的这三大能力构成了人体生命力的整体性、统一性表现，它们之间互相影响，密不可分，中医用"正气""神""胃气""根"等概念来统称它们。

在临床上，中医通过自然界变化来调节人体或通过调节人体来适应自然界变化而达到统一，达到维护人体系统质的目的。

二、五行生克与中医联系观

现代一般系统论认为，要素间的相互联系和相互作用是形成系统整体性的内在根据。结构是系统内诸要素相互联系和相互作用的方式，即系统的组织形式。诸要素通过一定结构方式组织起来，就形成一定的整体性能，出现系统与要素之间的质的差别。要素相同而结构不同，可形成不同的系统。

根据系统论所确立的基本观点，系统方法在考察和控制对象时，要遵循联系性原则，即从等级秩序的观点出发，从结构与性能的辩证关系上考察要素与要素、要素与系统、系统与环境之间的相互作用，从控制这些相互联系和相互作用来控制系统的整体状态。

生就是相对动态，克就是相对稳态。克是为了促使更好的生，正常的生也必须依靠克来维持，生也是为了促使正常的克，过分的生与克都是有害的。生与克是不能分开的，没有生就没有克，没有克也就没有生。《类经图翼·五行统论》说："盖造化之几，不可无生，亦不可无制。无生则发育无由，无制则亢而为害，生克循环，运动不息，而天地之道，斯无穷已。"意思是说，宇宙运动变化的奥妙与机制，是不可以没有生，也不可以没有克。没有生化则万物就不能产生、发展、变化，没有约制则万物生化过分亢盛就会产生危害，使生化不能正常延续。相生相克的交替循环，使物质运动永不停止。

生与克是矛盾的对立统一。生就是指物质的产生，包括相同性质、不同性质的物质与运动的产生，克就是指维持限制各种物质及运动的一定的量与范围，这是太阳系物质运动包括生命运动的普遍性规律之一。《老子·七十七章》说："天之道，损有余而补不足。"中医用五行生克胜复来说明太阳系是动态自稳调节系统。地球上的生命物质也是动态自稳地进行可持续的生命循环。生物链条，如环无端，就像圆圈。据说当太空人远离地球回顾故乡的时候，他们见到的地球就像个生态球。是否可以说，地球在某些方面看只不过是一个接受太阳恩惠的大生态圈、大生态球。

中医认为五行有生与克的关系，五行的生克就是五行要素间的相互联系和相互作用，是形成五行系统整体性的内在根据。生克是五行系统的结构方式或组织形式，五行各行（要素）通过生克组织起来，形成整体性能。生克是阴阳二气循环运动过程中各过程的相互联系和相互作用，也是阴阳二气形成整体有序运动的内在根据。

五行的生与克关系，即五行中任何一要素都与其他要素有联系，都具有"生我""我生""克我""我克"四种相互联系与作用。五行相生又称"母子"关系，生我者为母，我生者为子。五行相克又称"所胜"与"所不胜"关系，我克者为我所胜，克我者为我所不胜。

五行中任何一行（要素）有变化，由于生克的结构方式和组织形式，必然引起其他行（要素）以至整个五行系统的变化；反之五行系统同时又作用于它的要素，影响要素的变化。例如中医认为人体系统的五要素为火心、土脾、金肺、水肾、木肝，其中土脾如果虚，就会不能生金肺，或不能克水肾，或被木肝过克等，以致引起连锁反应，这些要素质的变化严重时影响人体系统的整体性能，而引起系统质的变化。反之，人体系统的抗病防御能力、动态自我调节能力、自我修复能力减弱，即"正气虚"，不能抵御自然界"邪气"的侵袭，则人体系统质就会发生变化，从而也会导致金肺或水肾等要素质的变化。

在临床上，可根据五行的相生相克关系来调节人体达到防病治病的目的。例如金肺虚弱，在补益金肺效果不理想时，可补益土脾达到补金肺的目的，所谓"培土生金"法，虚则补其母，间接补；木肝亢盛，在攻泻木肝效果欠佳时，可攻泻火心达到泻木肝的目的，所谓"泻火抑木"法，实则泻其子，间接泻。

三、五行生克与中医有序观

现代系统论认为，系统各部分之间并非任何相互联系和相互作用都能形成或增进系统的整体性。在现实系统中，要素间的相互联系和相互作用对于系统的整体性来说，既有正向的、积极的、起建设作用，也有负向的、消极的、起破坏作用的。"一个和尚担水吃，两个和尚抬水吃，三个和尚没水吃"，就反映了要素间不同的相互联系和相互作用，对系统的整体性具有不同的效果。有序性是要素间相互联系和相互作用形成系统整体性的条件。有序度高，整体性就强；有序度低，整体性就弱；无序，就无整体性[1] 有序就是稳态，有序稳态是系统维持动态平衡的能力，有序稳态就是系统整体最佳状态。

根据系统论所确立的基本观点，系统方法在考察和控制对象时，要遵循有序性原则，即从系统的有序度决定其整体性的观点出发，考察系统有序与无序的变化机制，通过控制系统与环境的信息交换来调节系统的增熵和减熵过程，以建立和维持

---

〔1〕 祝世讷．中医学方法论研究［M］．济南：山东科学技术出版社，1985．

有序稳态，实现系统的整体最佳[1]（"熵"：科学名词，用以表示某些物质系统状态的一种量度，或说明其可能出现的程度）。

中医认为五行系统的有序性，首先就是五行要素间生与克的相互联系和相互作用要有一定的次序，就是通过生克把五行系统内诸要素按一定的结构方式组织起来，形成一定的整体性。生克有序是维持五行系统整体性的条件，通过生克维持阴阳二气运动的有序性和整体性。有序就是五行系统要素间的相生相克正常，无序就是五行系统要素间的相生相克反常。

五行相生的正常次序是木生火、火生土、土生金、金生水、水生木，使生生不息有一定的次序，可以看成相对动态。《类经图翼·五行统论》说："故自其相生者言，则水以生木，木以生火，火以生土，土以生金，金以生水。"例如自然界阴阳二气的循环运动中，春季或早晨的小阳气温"木"发展转变为夏季或中午的大阳气势"火"，大阳气势发展转变为长夏季或下午的大阳气势"土"，大阳气势发展转变为秋季或傍晚的小阴气凉"金"，小阴气凉发展转变为冬季或夜晚的大阴气寒"水"，大阴气寒又发展转变为春季或早晨的小阳气温"木"。人体内阴阳二气运动与自然界的阴阳二气运动是一致的，相生是保持正常运动次序的条件的一个方面。

五行相克的正常次序是木克土、土克水、水克火、火克金、金克木，使生生不息有所克制，保持一定范围、量、性、时等，这可以看成相对稳态。《类经图翼·五行统论》说："自其相克者言，则水能克火，火能克金，金能克木，木能克

〔1〕 祝世讷．中医学方法论研究［M］．济南：山东科学技术出版社，1985.

土，土能克水。"例如在自然界阴阳二气的循环运动中，春季或早晨的小阳气温"木"，必须有秋季或傍晚的小阴气"金"的配合与克制；夏季或中午的大阳气势"火"，必须有冬季或夜晚的大阴气寒"水"的配合与克制；冬季或夜晚的大阴气寒"水"，必须有长夏季或下午的大阳气热湿"土"的配合与克制；长夏季或下午的相对小阴凉"土"，必须有春季或早晨的小阳气温"木"的配合与克制。"土"有双重性格，从时间上来讲，长夏季和下午靠近夏季和中午为大阳气热，长夏季和下午靠近秋季和傍晚为小阴气凉。人体内阴阳二气与自然界的阴阳二气运动是一致的，相克是保持正常运动次序的条件的另一方面。

生克如果失常就不能维持阴阳二气运动的有序性而使其丧失整体性。中医认为生克失常主要表现为相侮、相乘，相侮、相乘是事物发展变化的反常现象。相侮就是持续霸道，即相克的反向又称反克。相乘就是乘虚侵袭，即相克太过，超过正常约制的程度。

五行系统中某行（要素）没有约制而过分亢盛（生）时，则某行就会过分克制所胜的一方，即相乘，并反克制自己所不胜的一方，即相侮，从而造成正常次序的混乱。《素问·五运行大论》说："气有余则制己所胜，而侮所不胜。"《素问·六节藏象论》说："未至而至，此为太过，则薄所不胜，而乘所胜也，命曰气淫。"没有克就会导致过分的生，而使某行过分亢盛，它会过分克其所胜和反克其所不胜，导致相应其他行的不生。克是为了正常的生，正常的生也必须依靠克来维持。

《素问·六微旨大论》讲"克"的意义，强调稳态的重要性时说："亢乃害，承乃制，制则生化，外列盛衰，害则败乱，生化大病。"明朝张景岳注解说："亢者，盛之极也。制者，因其极而抑之也。盖阴阳五行之道，亢极则乖，而强弱相残矣。故凡有偏盛，则必有偏衰，使强无所制，则强者愈强，弱者愈弱，而乖乱日甚。所以亢而过甚，则害乎所胜，而承其下者，必从而制之。此天地自然之妙，真有莫之使然而不得不然者。……夫盛极有制则无亢害，无亢害则生化出乎自然，当盛者盛，当衰者衰，循序当位，是为外列盛衰。……亢而无制，则为害矣。害则败乱失常，不生化正气而变为邪气，故为大病也。"意思是说，亢是指过分盛极，制是指因为过分亢盛而克制它。五行各行运行规律中，凡是有过分亢盛的就必然有过分衰弱的，过分强盛亢极而没有克制，就会使强的更强，弱的更弱，就会使阴阳二气循环运动次序混乱，丧失其整体性。亢盛过分就会伤害其所胜，而所不胜必然来制约它，这是自然界物质运动的奥妙。自然界没有常亢盛的道理，也没有常衰弱的道理，亢盛到了一定程度就有相应的制约，这样就没有损害，会产生规律的正常变化。应当旺盛时就旺盛，应当衰弱时就衰弱，遵循一定的次序位置。过分旺盛没有抑制就会产生损害，造成生化的混乱败坏，不能正常生化，正气变成邪气，人体就产生病变。

过分亢盛有了克制，则阴阳二气当盛则盛，应衰时则衰，按照一定次序，保持正常的循环运动。否则亢盛过分没有克制就会产生危害，导致生命运动失常而产生疾病。

中医在临床上可根据五行相克的关系来控制调节人体，达到防病愈病的目的。例如心火过分亢盛，则过分克制肺金，或反克制肾水等，可通过攻泻法克制心火等。攻泻法就是"克"。

四、五行胜复与中医动态观

系统论认为，在现实系统特别是开放系统中，要素间的相互联系和相互作用处于不断的运动和变化之中，其有序度也是波动的。系统有一种自组织能力，即能在特定条件下通过要素间的协同动作，自发地形成整体性。整体性一经形成，就对诸要素的性能和行为发挥控制作用。有序稳态是系统的最佳状态，是系统的自组织能力追求的"目的点"。在给定的环境中，系统在"目的点"上才稳定，离开了就不稳定，除非系统被瓦解，不然系统本身非把自己拖回到"目的点"上才罢休，普里高津的耗散结构理论与哈肯的协同学揭示了这种自组织性的机制。

根据系统论所确定的基本观点，系统方法在考察和控制对象时，要遵循动态性原则。即从系统在运动中自我组织的观点出发，考察系统的有序稳态在绝对的不平衡中维持相对平衡的机制，依靠系统的自组织能力，通过调节系统内部和外部的涨落，推动系统自己克服干扰，恢复和保持有序稳态，等等[1]。

中医认为五行系统的动态性，首先是五行系统是个开放系统。五行各行（要素）间的相互联系和相互作用处于不断的运动和变化中，五行系统有序性是波动的。五行系统有一定的自组织能力，即在特定的条件下，通过五行各要素之间的生克协同动作，自发地形成整体性。五行系统整体性一经形成，就对五行各要素的行为自发地发挥控制作用，而五行系统的有序稳态在绝对不平衡中维持相对的平衡。五行系统就是依靠自己

---

〔1〕 祝世讷．中医学方法论研究［M］．济南：山东科学技术出版社，1985.

的"胜复"自组织能力克服干扰，恢复和维持有序稳态的。例如《类经图翼·五行统论》说："自其胜复者言，则凡有所胜，必有所败，有所败，必有所复，母之败也，子必救之。如水之太过，火受伤矣，火之子土，出而制焉；火之太过，金受伤矣，金之子水，出而制焉；金之太过，木受伤矣，木之子火，出而制焉；木之太过，土受伤矣，土之子金，出而制焉；土之太过，水受伤矣，水之子木，出而制焉。"意思是说，胜与复就是五行系统各要素中，凡是克制所胜一方的，就必定被所不胜的一方克制，被克制的一方必定有来修复它的。母被克而衰败，子必来救护和修复它。例如水的行为太过，就过分克制火，火的行为就会受伤害，火的子土就会出来克制水的行为，使水不能过分克制火，而使火的正常行为得以保证。依此类推。

　　五行系统的自组织能力，也就是阴阳二气在五行整体运动中的自我调节、自我修复能力。在绝对"生"的动态不平衡中，保持相对"克"的稳态平衡，相对的克是为了绝对的生。而人体之所以患病，就是由于人体五行（五藏）系统的"胜复"自组织能力，即自我调节、自我修复能力减弱。人体之所以愈病，就是由于人体五行（五藏）系统的"胜复"自组织能力，即自我调节、自我修复能力还没有完全丧失，帮助一下还可以恢复。

　　如果五行相生失常，则五行（系统）中某行（要素）没有资生而引起过分衰弱，则其所不胜的对方就会过分克制它，所胜的对方也反过来克制它，所生的对方也不能正常生，从而造成正常次序的混乱。《素问·五运行大论》说："其不及，则己所不胜侮而乘之，己所胜轻而侮之"。《素问·六节藏象论》说："至而不至，此谓不及，则所胜妄行，而所生受病，所不胜薄之也，命曰气迫。"例如火没有木的资生过分衰弱，则正常夏季或中午的大阳热火，或变成相对异常的冬季或夜晚的大阴寒（邪寒），被水相乘过分抑制；或变成相对异常秋季或傍晚的小阴凉（邪金），反被金欺侮克制；或不能产生正常的长夏季或下午的大阳热（正土），火不生土，由阳盛阴衰变成阴盛阳衰，最后导致整个五行要素间生克关系的失常。

人体五藏系统也是如此。例如心藏的行为过分减弱，则肺藏的行为就会过分增强，或肾藏的行为就会过分增强，或脾藏的行为就会减弱等，最后引起整个五藏系统的混乱。没有生就会导致过分克制。过分的克就会导致生的损害，克制不能过分，必须有生，生也是为了维持正常的克，这就是五行系统的动态观。

中医在临床上根据五行相生的关系来控制调节人体，达到防病愈病的目的。例如脾土过分虚弱不生，则同时不能生化肺金，或被肝木乘虚过分克制，可通过"补"脾土使肺金能生，肝木不能过分克等，补益法就是"生"。

第四节　中医五行与控制论

西方现代控制论正是由于生产力的发展，旧的科学不能满足新的要求，从而产生的一门新兴的科学。控制论内容涉及范围很广泛，它的方法也很特殊，在实际应用中被证明很有意义。用现代的眼光看，古老的中医学内就包含了许多近似控制论的内容与方法，其中五行就可看成是中医的控制论。[1]

一、控制论的产生

第二次世界大战前，有一个问题使科技工作者感到十分束手：我们可以做到无限准确吗？例如，如何打飞机的问题，以往的老办法是不断地提高发射炮弹的准确度，但飞机的飞行轨道几乎是不能预先求出的，受经典力学思想方法束缚的科技工作者不能找到有效的解决办法。于是，人们开始了新的研究，这个研究是从"反馈"问题开始的。

其实，这一类被工程师视为极困难的问题我们可以从自然界不少动物身上找到答案。鹰不但能准确地扑到固定目标，连飞速运动中的兔子、老鼠也不能逃脱其捕捉。显然，鹰没有也不可能事先计算自己和目标的运动方程，那么它是怎样捕捉到地面奔跑的兔子呢？原来，鹰不是按照事先计算好的路线飞行的。鹰发现目标后，马上用眼估计一下它和兔子的大致距离和相对位置，然后选择一个大致的方向向目标飞去。重要的是，在这个过程中它的眼睛一直盯住兔子，不断向大脑传递自己跟兔子距离的信息，大脑马上控制翅膀随时改变飞行方向和速度，使这个距离逐渐减少，直到它的爪够得着兔子。

鹰的这个调节过程就叫反馈，它可以用图 2 - 1 来表示。图中 C 是一个比较装置，不断地把行动的结果和目标进行比较，将信号送到大脑中去，而大脑则指挥翅膀向减少与目标距离的方向运动，图中箭头表示信息的传递方向。这个过程中每一步都是反馈调节所必需的，如果把鹰的眼睛在第一次看到兔

〔1〕 华国凡，金观涛. 中医与控制论［M］. 贵阳：贵州省科技情报研究所，1970.

子之后就蒙起来，它也只能像炮弹一样飞出去，除非兔子待着不动，否则是不可能抓到兔子的。同样，如果鹰的翅膀不能调节，它也只能眼巴巴地看着兔子溜走。鹰的这种调节原理现在被人们用来控制导弹飞行，人们给导弹安上眼——雷达或红外线装置，配上大脑——电子计算机，同时给它一副可以调节的翅膀——姿态控制装置，这样导弹就可以向着不断减少目标差的方向运动，直到把目标击落。[1]

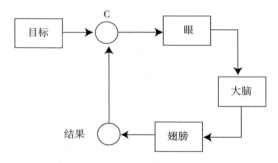

图 2 - 1　鹰的反馈机制示意图

反馈过程被揭示出来以后，人们看到这一现象在自然界里真是成千成万，许多重要的过程都是靠反馈调节的。人的活动也处处依靠反馈，反馈调节除了使系统稳定，达到一个既定的目标外，也存在着反面，即所谓振荡或者叫恶性循环。当一个反馈调节系统跟不上目标值的变化（不够灵敏）或者做出过分的反应（不够精确）时，就会发生这种情况。鹰抓兔子时，如果它的翅膀受了伤，转弯不灵，那它不是够不到兔子，就是冲过了头，只是围着兔子转而抓不着兔子。哪些反馈是稳定

〔1〕华国凡，金观涛．中医与控制论〔M〕．贵阳：贵州省科技情报研究所，1970.

的，哪些反馈会发生振荡，在什么样条件下可以稳定，哪些反馈的振荡是不能稳定的，这些都是控制论研究的对象。

从反馈出发，控制论由比较信号中产生了信息的概念，并对信息的加工、传输过程进行研究。反馈要牵涉到几个机构，这就产生了组织和机构的问题等。控制论的基本原理首先是人们在实践中从一些客观过程中总结出来的，经过实践检验和日益广泛的应用，不断发展，成为重要的科学理论。[1]

二、五行生克是各行之间互为因果的作用与反作用

列宁指出："原因和结果只是各种事件的世界性的相互依存、（普遍）联系和相互联结的环节，只是物质发展这一链条上的环节。"[2] 控制论即研究互为因果的事物之间的作用与反作用。它没有去追求终极原因，而是从一些局部的因果关系中跳出来，着重研究整个系统运动的发展趋势和规律。"现实的各个环节的全部总和的展开（注意）＝辩证认识的本质"[3] 比如说，对任一反馈过程，我们知道有两种结果，一种是随着时间推迟稳定下来，达到某一相对平衡状态，另一种是反馈体系陷于无穷的振荡之中。[4]

对于一个客观体系，它是趋向稳定还是振荡，这是由体系本身的相互作用方式决定的，这方面的研究特别需要一些控制

〔1〕 华国凡，金观涛. 中医与控制论［M］. 贵阳：贵州省科技情报研究所，1970.

〔2〕 列宁. 黑格尔《逻辑学》一书摘要［M］//列宁全集：第 55 卷. 北京：人民出版社，1990.

〔3〕 列宁. 黑格尔《逻辑学》一书摘要［M］//列宁全集：第 55 卷. 北京：人民出版社，1990.

〔4〕 华国凡，金观涛. 中医与控制论［M］. 贵阳：贵州省科技情报研究所，1970.

论的专门知识。一个系统趋于稳定还是振荡并不是一成不变的，是可以互相转变的，可以适当改变系统的相互作用来促成这种转化，因为有时稳定性对人们是有利的，有时是不利的。控制论有没有关于这种转化条件的比较一般的原则呢？一般说来，如果在一个互为因果的相互作用体系中，或者说一个反馈回路中，加一个放大器，在一定条件下就可将趋向稳定的相互作用变成不稳定的。而加上一个滤过器，则可以达到相反的效果。增大作用称为放大，减弱作用称为滤波。

中医五行系统中的生与克就是把自然界的各种事物发展联系看成多向的互为因果的关系，研究互为因果过程中事物之间的作用与反作用。用相互生克来表述阴阳二气在整体（五行系统）的循环运动过程中，五要素或五种最基本过程之间多向的互为因果的相互作用。相生有相互资生、相互促进的递增关系，可以看成放大。相克有相互制约、相互限制的递减关系，可以看成滤波。相生相克不是绝对的，它们在一定条件下是可以转化的，它们生中有克，克中有生，相反相成，互为因果，运行不息。在中医五行系统中，生克在各行（要素）之间多向的互为因果过程中的作用与反作用，可概括为四种过程，它们是互相联系、互相影响的。

（一）五行顺生克反馈过程

五行系统中各要素之间互相顺生顺克。木资生火，火资生土，土资生金，金资生水，水资生木。所谓生中有生，即顺次序相生。木克制土，土克制水，水克制火，火克制金，金克制木。所谓克中有克，即顺次序相克。例如《类经图翼·五行统论》说："故自其相生者言，则水以生木，木以生火，火以生土，土以生金，金以生水。自其相克者言，则水能克火，火能克金，金能克木，木能克土，土能克水。"在五行系统各要素的正常运行中，既不能没有克制而过分资生，也不能没有资生而过分克制，它们保持顺次序的互相生克，如图 2 - 2。

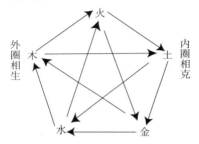

图 2 - 2　五行顺生克反馈过程示意图

中医认为五行系统中，某要素过分亢盛就会过分制约它所克制的要素，某要素衰弱不足就会被克制它的要素过分制约。并且可进一步导致其他更多要素行为失常，从而引起连锁反应，恶性循环，使五行系统混乱。例如木过分强盛就要过分制约土，导致土衰弱不足；土衰弱不足不能资生金，导致金衰弱不足；金衰弱不足不能制约木，使木更加强盛等。以此类推，这就是各要素间作用与反作用互为因果关系的一种情况。例如《素问·五运行大论》说："气有余，则制己所胜……其不及，则己所不胜侮而乘之。"

中医在临床治法中，对人体五行（五藏）系统的调节，根据顺生克反馈机制，对于某要素衰弱不足，首先可采用正补法、直接补法，即补生土、补生金、补生水、补生木、补生火法，所谓虚则补之。其次可采用相生补法、间接补法，即培土生金、养金生水、滋水生木、壮木生火、益火生土法，所谓虚则补其母、母能令子实、子虚则母救。《医学心悟》说："《难经》曰：损其肺者，益其气；损其心者，和其营卫；损其脾者，调其饮食，适其寒温；损其肝者，缓其中；损其肾者，益其精。此正补也。又如肺虚者补脾，土生金也。脾虚者补命门，火生土也。心虚者补肝，木生火也。肝虚者补肾，水生木也。肾虚者补肺，金生水也。此相生而补之也。"对于某要素亢盛有余，首先可采用正攻法、直接攻法，即攻克土、攻克金、攻克水、攻克木、攻克火法，所谓实者泻之、攻之、克之。其次可采用隔攻法、间接攻法，即泻火克木、泻木克水、泻水克金、泻金克土、泻土克火法，所谓实者泻其子。《读医随笔·虚实补泻论》说："有正补、正泻法，如四君补气，四物补血是也。有隔补、隔泻法，如虚则补母，实则泻子是也。"《灵枢·经脉第十》说："盛则泻之，虚则补之。"以上各种治法用来维持五行的正常生克。

（二）五行逆生克反馈过程

五行系统中各要素之间互相逆生逆克，生中有克，克中有生。在一定条件下，相生变相克，所谓生中有克，相生实为相残。木资生促进火，火如果过分亢盛则逆克制木；火资生促进土，土如果过分亢盛则逆克制火；土资生促进金，金过分亢盛则逆克制土；金资生促进水，水过分亢盛则逆克制金；水资生促进木，木过分亢盛则逆克制水。在一定条件下，相克变相生，所谓克中有生，相克实为相成。在火过分亢盛的情况下，有水的制约，火的资生才能保持正常范围；在水过分亢盛的情况下，有土的制约，水的资生才能保持正常范围；在土过分亢盛的情况下，有木的制约，土的资生才能保持正常范围；在木的过分亢盛情况下，有金的制约，木的资生才能保持正常范围；在金过分亢盛的情况下，有火的制约，金的资生才能保持正常范围（图2-3）。例如《类经图翼·五行统论》说："第人知夫生之为生，而不知生中有克；知克之为克，而不知克中有用；知五之为五，而不知五者之中，五五二十五，而复有互藏之妙焉。所谓生中有克者，如木以生火，火胜则木乃灰烬；火以生土，土胜则火为扑灭；土以生金，金胜则土无发生；金以生水，水胜则金为沉溺；水以生木，木胜则水为壅滞。此其所以相生者，实亦有所相残也。所谓克中有用者，如火之炎炽，得水克而成既济之功；金之顽钝，得火克而成煅炼之器；木之曲直，得金克而成芟削之材；土之旷墁，得木克而见发生之化；水之泛滥，得土克而成堤障之用。此其所以相克者，实又所以相成也。"

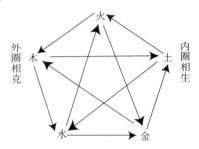

图 2-3　五行逆生克反馈过程示意图

中医认为五行系统中，某要素过分亢盛就会克制资生它的要素，使资生它的要素衰弱，所谓子能令母虚。某要素过分亢盛则克制它的要素就会加重约制，可帮助它恢复正常资生，所谓亢乃害，承乃制。例如金过分亢盛就会逆行克制土，使土衰弱不足等。又如金过分亢盛则火就会加重约制它，可帮助金恢复正常资生等。以次类推。这也是各要素间作用与反作用互为因果关系的一种情况。

中医在临床治法中，对人体五行（五藏）系统的调节，根据逆生克反馈机制，对于某要素过分亢盛制约资生自己的要素，导致资生自己的要素衰弱时，可采用攻克兼补生法。即攻木兼补水、攻水兼补金、攻金兼补土、攻土兼补火、攻火兼补木法。对于某要素过分亢盛而克制它的要素不能加重约制它，帮助它恢复正常资生时，也可采用攻克兼补生法。即攻木兼补金、攻土兼补木、攻水兼补土、攻火兼补水、攻金兼补火法。以上各种治法用来维持五行的正常生克。

（三）五行反生克反馈过程

五行系统中各要素之间反生反克。在一定条件下，生被反生。火生土，反被土生；土生金，反被金生；金生水，反被水生；水生木，反被木生；木生火，反被火生。在一定条件下，克被反克。木克土，反被土克；土克水，反被水克；水克火，反被火克；火克金，反被金克；金克木，反被木克（图2-4）。例如《素问·五运行大论》说："气有余……而侮所不胜；其不及，……己所胜轻而侮之。"《素问·藏气法时》说："病在肝愈在夏；……病在心愈在长夏；……病在脾愈在秋；……病在肺愈在冬；……病在肾愈在春。"

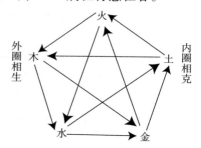

图2-4　五行反生克反馈过程示意图

中医认为五行系统中，某要素虚弱不足就会使它所克制的要素反过来约制它，它所资生的要素反过来资生它。某要素过分亢盛就会反过来克制约制它的要素，使约制它的要素衰弱不足。例如正常情况下水克火、水生木，如果水衰弱不足，就会反过来火克水、木生水；又如正常情况下木克土，如果土亢盛有余就会反过来约制木，以此类推，这也是各要素间作用与反作用互为因果关系的一种情况。

中医在临床治法中，对人体五行（五藏）系统的调节，根据反生克反馈机制，对于某要素虚弱不足，它所克制的要素反过来制约它，它所资生的要素反过来资生它时，可采用补身兼攻克兼补生法，即补土兼攻水兼补金、补金兼攻木兼补水、补水兼攻火兼补木、补木兼攻土兼补火、补火兼攻水兼补土法。对于某要素过分亢盛，就会反过来克制约制它的要素，使制约它的要素衰弱不足时，可采用攻克兼补生法，即攻土兼补木、攻木兼补金、攻金兼补火、攻火兼补水、攻水兼补土法。以上各种治法用来维持五行的正常生克。

（四）五行胜复反馈过程

五行系统中各要素之间互相过胜与复克。水过分强胜克火，火就会受到损伤，火的子土就会出来报复加重制约水；土过分强胜克水，水就会受到损伤，水的子木就会出来报复加重制约土；木过分强胜克土，土就会受到损伤，土的子金就会出来报复加重制约木；金过分强胜克木，木就会受到损伤，木的子火就会出来报复加重制约金；火过分强胜克金，金就会受到损伤，金的子水就会出来报复加重制约火（图 2 - 5）。《类经图翼·五行统论》说："自其胜复者言，则凡有所胜，必有所败，有所败，必有所复，母之败也，子必救之。如水之太过，火受伤矣，火之子土，出而制焉；火之太过，金受伤矣，金之子水，出而制焉；金之太过，木受伤矣，木之子火，出而制焉；木之太过，土受伤矣，土之子金，出而制焉；土之太过，水受伤矣，水之子木，出而制焉。"

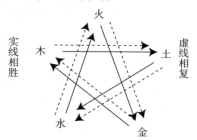

图2－5　五行胜复反馈过程示意图

　　中医认为五行系统中，某要素过分亢盛就会过分制约它所克制的要素，使它所克制的要素受到损伤，它所克制的要素资生的要素就会自动出来加重制约它。例如火过分亢盛，过分克制金，金就会衰弱，金资生的水就会自动出来加重制约火。以此类推，这也是各要素间作用与反作用互为因果关系的一种情况。

　　中医在临床治法中，对人体五行（五藏）系统的调节，根据胜复反馈机制，对某要素过分亢盛就会过分制约它所克制的要素，使它所克制的要素受到损伤，它所克制的要素资生的要素并没有出来加重制约它时，可采用攻克兼补身兼补生法，即攻土兼补水兼补木、攻金兼补木兼补火、攻水兼补火兼补土、攻木兼补土兼补金、攻火兼补金兼补水法，以上各种治法用来维持五行的正常生克。

　　总之，中医把人体系统内部关系和自然界系统的联系，看作是五行生克的相互作用与反作用，相互作用与反作用则产生了可调节和控制的效果。这就是一种反馈机制，可以使五行系统得以保持相对的动态平衡。五行系统的顺生克、逆生克、反生克和胜复反馈过程之间也是互相联系、互相影响、互相交叉的，以保持系统的整体性。

三、五行生克体现人体的统一性

现代控制论是研究一切控制系统（包括生物、非生物）的结构共性，以及控制过程的一般共同规律的科学。值得注意的是，与以往一些单纯采用分析方法的科学不同，控制论更多地采用了综合的方法。它比较重视客观世界各种物质运动形态的共同规律，比较重视从对象系统整体联系的角度来认识对象、改造对象。[1]

控制论注意到事物之间的有机联系，辩证唯物主义早就指出，客观世界各事物之间存在着有机的联系，这在生物界、有机体中特别明显。简单的和复合的这些范畴已经在有机自然界中失去了意义，无论血、骨、软骨、肌肉、纤维质等等的机械组合，或是各种元素的化学组合，都不能造成一个动物。它的组成部分，如中心神经系统、感觉器官、运动器官等等之间存在着活的有机的联系（图2-6）。如果这些联系被切断了，那每个组成部分都会马上死亡、分解，而不能单独存在。这种联系的形式不同，相互作用的关系不同，构成具有不同特点的有机体，如果将它们的各部分隔裂开来研究，是不可能认识其本质的，它们的本质就在这相互作用之中。控制论正是从相互作用的角度来研究事物的统一性的。[2]

〔1〕 华国凡，金观涛．中医与控制论［M］．贵阳：贵州省科技情报研究所，1970.

〔2〕 同上．

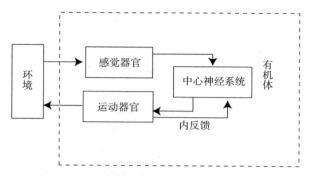

图2-6　有机体本身各部分的联系以及与环境的相互作用示意图

（一）五行生克体现人体内部各要素间的有机联系

中医五行生克正是从互相作用的角度，来研究人体的统一性即整体性的，人体的系统质，也就是人体的自我调节、自我修复、抗病能力。五行的顺生克反馈过程中，顺次序正常生克；五行的逆生克反馈过程中，相克实为相生相成；五行的反生克反馈过程中，生被反生、病在肝愈在夏等；五行的胜复反馈过程中，有所败必有所复、母之败也子必救之，这些实际讲的就是中医人体五行系统的自我调节、自我修复能力。维持人体五行系统内各要素之间顺次序正常生克，就可使人体不患病，这里自然也包含着抗病能力。

人体五行系统内部各要素之间，如果不能顺次序正常生克，在相互作用与反作用下，某些要素亢盛太过，某些要素衰弱不足，导致人体五行系统整体性的自我调节、自我修复、抗病能力下降或减弱，人体就会产生疾病。就要根据五行系统各要素之间相互生克的联系，来进行调节与控制，以恢复人体的健康。

中医认为人体五行系统各要素之间，并不是单纯的因果关系，而是复杂的互为因果的作用与反作用。五行中的顺生克、逆生克、反生克、胜复反馈过程是互相影响、密切联系的，是有机的整体，五行生克体现了人体的统一性、整体性。

（二）综合调节控制治法

在临床上，中医是根据五行顺生克、逆生克、反生克、胜复反馈机制，采用综合治法来治疗疾病的。例如《医学心悟·医门八法》中说："一法之中，八法备焉，八法之中，百法备焉。"这也是人体五行生克整体性、统一性的另一种含义。

某要素亢盛太过时要考虑的综合治法以克法为主，包括（1）攻克过分亢盛的要素，所谓实则攻之；（2）攻克过分亢盛的要素所资生的要素，所谓实则泻其子；生法为辅，包括（1）补生被其克制的要素，防止被其过分制约；（2）补生克制其的要素，加强对其的制约，并防止被其反克制。所谓有所胜就有所复。逆生、相克实为相生；（3）补生资生其的要素，防止被其克制。所谓子能令母虚，逆克、相生实为相残。

某要素衰弱不足时要考虑的综合治法以生法为主，包括（1）补生其要素，防止其所不胜过分克制；（2）补生资生其的要素，可加速其的资生，所谓虚则补其母；（3）补生其资生的要素，可被其所资生的要素反资生。所谓反生；克法为辅，包括（1）攻克制约其的要素，防止被所不胜过分克制；（2）攻克其制约的要素，防止被所胜反克制。所谓反克。

四、五行是人体动态自稳模型

五行在人体又称五藏。中医的人体五行（五藏）系统可以看成是人体的动态自稳模型，这个模型反映了人体内各部分的相互联系、相互作用，各行（藏）变量之间，有的表现为相互资生、相互促进的递增关系，有的表现为相互制约、相互限制的递减关系，五行（藏）系统由各种正反馈回路和负反馈回路交织成复杂的调节关系。生中有克，克中有生，相反相成，运动不息，使人体的各种生命运动、各种功能维持在相对平衡的状态。在一般情况下，这种相对平衡的维持是强有力的。当机体接连不断地受到种种外界因素干扰时，即时平衡也处于经常的变化波动之中。但由于每一行（藏）都有它自己的抗病功能，行（藏）系统间有相互协调的机制，因此这种变化和波动不会轻易地越出某个一定的限度，而使各行（藏）维持在一个相对的稳定域内，这就是人体保持健康的能力。

当各种内外致病因素的作用很强，使某些行（藏）的状态越出了相对平衡的限度时，一般就说，人得病了，即使是在这种病理状态下，仍应看到人体各行（藏）本身具有的抵抗、排除致病因素干扰的功能，以及行（藏）间通过相互作用来达到增强、协调对致病因素的抵抗功能。人体模型提供了各种致病因素干扰的传递方式，也提供了人体各种正气的协调方式，可以对许多疾病的调节和控制提供有效的指导[1]。

五、五行生克是形气运动过程的调节与控制

以往的科学常常只研究一些单纯的因果关系，研究自然界存在的极其复杂的相互作用过程中的某一小环节，技术往往是单纯的生产和制造。但是随着生产的发展，人类对自然界了解越来越全面深刻，这种单纯因果关系的研究就不够了，必须把很多小的因果关系有机地联系起来，成为一个巨大的体系，大

〔1〕 华国凡，金观涛．中医与控制论［M］．贵阳：贵州省科技情报研究所，1970．

规模工业生产、资源的综合利用、人和环境、生态平衡、生命机制、大脑的探讨，已经不能用单纯的因果关系来研究了，控制论就是适应这种需要研究调节和控制的科学。[1]

　　五行生克就是对世界各事物之间存在着的有机联系的认识，认识到这种有机联系就是互为因果中相互作用的反馈过程。就是从生克互相作用，即作用与反作用中，研究事物的统一性、普遍性，并利用事物的这一规律进行调节控制，五行学就是研究事物之间关系并加以调节控制的学问。

（一）船的启发

　　控制论认为，一只船在大海中航行时，必须保持一定的航向才能到达预定目的地。在这个过程中，它会受到种种来自外部和内部的因素影响而偏离航向，因此必须随时调整舵轮以抵抗这些因素的干扰，这就是调节。调节的方法多种多样，例如可以先测出风的速度和方向，根据船的形态大小等通过复杂的计算求出风对船的实际影响，再求出为了抵抗这种影响应当怎样调整舵轮，对水流的干扰也可以用这种办法消除；还要随时注意船内人和货物的移动情况，注意船上各种机械电气设备失灵造成的影响，注意发动机燃料的质量，等等；此外仍然会有许多因素是无法事先预见到的。而且测定和计算速度必须相当快，因为所有这些因素都是随时在变化着的，对舵轮的调整必须跟得上它们的变化。事情的复杂性会使任何一个企图采用这套程序解决调节问题的船长感到头昏脑涨。实际上船长们都采用了另一个很巧妙的办法，即引进一个比所有这些因素都更重

　　〔1〕　华国凡，金观涛．中医与控制论［M］．贵阳：贵州省科技情报研究所，1970.

第二章　五行学与中医基础医学

要的变量，而使事情大大的简化了，这就是"实际航行"。掌握了这个变量，可以根据正确航向求出船此刻的偏航程度，也就是目标差，据此来调节舵轮，这样可以不必那么费劲地一一考虑、测定和计算各种各样的干扰因素了。根据这一原理，所有现代化的船只中都应用了陀螺操舵机。它的主要部分是一个标定船只航向的回转罗盘，当船只偏离规定航向时，回转罗盘会对执行机构施加作用，执行机构就相应地转动舵轮，这就是对船只航行的自动控制。[1]

（二）阴阳五行与负反馈调节控制

中医五行对人体生命运动也采取了类似船只航向自动控制的调节方法。《素问·至真要大论》说："谨察阴阳所在而调之，以平为期。"这一调节原理，就是控制论中的负反馈调节。让我们看看什么是负反馈。设有两个反馈耦合系统 A 和 B，A 是需调节的黑箱，如病人（控制论的黑箱理论把研究和控制的对象看作一个"黑箱"，它的内部结构和性能是未知的，有待于去研究、探索。研究过程中应特别注意以下三个方面：第一，不要干扰、破坏黑箱的结构。第二，要建立输入和输出的联系。第三，建立模型）。B 是用来调节 A 的，如具有各种施治手段的医生。B 根据 A 的输出对 A 进行输入，把 A 的状态调到一个理想状态。为达到这个目的，首先把 A 的输出和理想状态（目标值）的输出进行比较（见图 2－7），其中 C 是一个比较装置。如果 A 的输出跟目标值有差别，那么 B 对 A 施加使 A 向目标差减少方向运动的输入，这就是负反馈

---

〔1〕 华国凡，金观涛. 中医与控制论［M］. 贵阳：贵州省科技情报研究所，1970.

调节。在这里，调节者 B 是根据 A 的输出与目标值之差（目标差）来选择调节方法（输入）的，因此，往往要知道 A 的输出与目标值之差的方向性，是不到目标值呢还是超过了目标值，即目标差的正负性，只有区分出这两种信号，才能做出合理的输入。这种负反馈调节法有一个很大的优点：尽管有时候不太清楚使系统 A 偏离正常状态的真正的、实质性的原因是什么，也不清楚 B 之所以能使 A 趋向正常的真正的、实质性的原因是什么，但仍能采取有效的措施利用 B 使 A 恢复到正常状态。[1]

中医认为：所谓目标值，就是阴阳二气的定量、定性、定位、定向、定时的五过程或五阶段整体循环运动的正常状态，以及人体五行（五藏）系统模型的正常行为；所谓目标差，就是阴阳二气运动的失常状态，以及人体五行（五藏）系统模型失常行为。所谓目标差的正负性，就是阴阳二气运动的对立统一的失常状态，以及人体五行（五藏）系统模型的对立统一的失常行为。例如在病理上，冬季见"寒证"是阴气的运动速度过慢或阳气偏衰，夏季见"热证"是阳气的运动速度过快或阴气偏衰，在冬季见"热证"是阴气偏衰或阳气运动速度过快，在夏季见"寒证"是阳气偏衰或阴气运动速度过慢等，这就是阴阳二气运动对立统一的失常状态（目标差的正负性），即阴阳失衡。所谓变量（输出），就是通过四诊从人体得到的信息证据。所谓检测装置，有两个内容，其一，是医生根据信息证据通过大脑对环境模型与人体模型分析归纳综合演绎后，对目标值进行比较，得出是否有目标差的正负性

〔1〕 华国凡，金观涛. 中医与控制论［M］. 贵阳：贵州省科技情报研究所，1970.

的判断和诊断，即"证"。其二，通过对证的各种治疗（输入）调节控制后，根据输出了解判断目标差的正负性纠正情况的反馈过程，即诊疗效果。

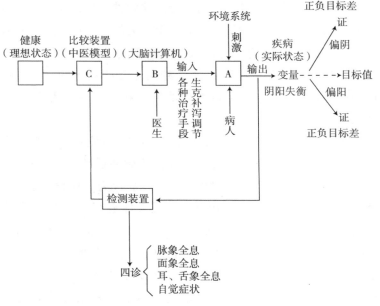

图2-7　人体系统健康与疾病负反馈调节控制示意图

（三）临床指导与应用

　　中医在临床上，就是根据阴阳二气运动各过程或各阶段的失常状态，以及人体五行（五藏）系统模型的失常行为，利用治疗手段中生克作用进行调节控制，例如中医治法中的补法与攻法。一般讲，补法治虚证，相当于"生"，攻法治实证，相当于"克"。补生法可以看成是用来纠正负目标差的，用"生"去增强人体阴阳二气活动程度的一种治疗方法；攻克法可以看成是用来纠正正目标差的，用"克"去减弱人体阴阳二气活动程度的一种治疗方法。

第五节　五行思想在中医切诊中的体现

中医诊断学中，诊断疾病是通过望、闻、问、切等方法来搜集信息，做出判断决策的过程。信息论指出：信息就是事物的现象和状态，并且是物质的。

一、切诊在四诊中的重要性

西医诊断疾病的依据或证据是：第一，特异性自觉症状；第二，特异性体征；第三，特异性辅助检查（主要是仪器的化学物理检查）。一般讲，如果只有前二项依据，就只能做出某疾病待除外的诊断，如果加上第三项或者只有第三项依据，就能做出某疾病不除外或考虑某疾病诊断成立的临床诊断。

从方法论的角度上讲，中医和西医的诊断方法是一致的。中医诊断疾病（包括证）的依据或证据是：第一，特异性自觉症状（问诊）；第二，特异性体征（望、闻、切诊。切诊中除了触摸脉搏外，还有身体各部分的触摸，例如病变部位疼痛按之加重可考虑为实证，病变部位疼痛按之减轻可考虑为虚证）。一般讲，如果只有第一项依据，可做出中医某疾病或证不除外，加上第二项依据，能做出中医某疾病或证诊断成立或明确。这里特别要说的是，中医虽然没有仪器的辅助检查，但是在特异性体征中的切脉诊断完全不等同于西医里面的脉搏检查。中医的脉象诊断可以确定疾病或证的位置、性质、轻重，即定位、定性、定量，它在中医诊断学和治疗学中的意义，相当于西医的特异性辅助检查和临床与病理诊断。

《灵枢·邪气藏府病形》说："见其色，知其病，命曰明。按其脉，知其病，命曰神。问其病，知其处，命曰工。……故知一则为工，知二则为神，知三则神且明矣。"意思是讲，观察病人面部和舌体形态颜色，即通过望诊为主而诊断疾病的称作高明的医生。触摸病人脉象，通过切诊为主而诊断疾病的称作神奇的医生。询问病人症状，通过问诊为主而诊断疾病的称作一般的医生。又说，根据问诊一项了解和确定病情的仅为一般医生，叫做工。根据切诊加问诊或望诊二项知道和确定病情的是高明医生，叫做神。根据问诊、望诊、切诊三项知道和确定病情的是最高明医生，叫做神明。

《灵枢·邪气藏府病形》还说："能参合而行之者，可以为上工，上工十全九；行二者，为中工，中工十全七；行一者，为下工，下工十全六。"意思是讲，能将望、问、切诊三项综合考虑，就可使诊断更正确，可成为上等的医生，叫做上工，这样十个病人治疗有效果的大约可达到九个；如果能运用切诊加问诊或望诊二项诊断疾病的，可成为中等医生，叫做中工，十个病人治疗有效果的大约可达到七个；若只用问诊一项诊断疾病的，可成为下等医生，叫做下工，十个病人治疗有效果的大约可达到六个。

二、五行思想在中医切诊中的体现

中医认为五行系统是指人体生命力的整体功能的体现。人体生命力整体功能就是人体的自我调节、自我修复和抗病能力，它是人类在自然界生存的保证，所谓适者生存。五行系统在人体内又分为五个子系统，即火代表心藏子系统，土代表脾藏子系统，金代表肺藏子系统，水代表肾藏子系统，木代表肝藏子系统，它们又各自有其局部功能。母系统整体功能的正常与否，会影响到子系统局部功能的正常与否。反之，子系统局部功能的正常与否，也会影响到母系统整体功能的正常与否。

在上一节讲到船只航行自动控制的启示，中医认为，人体健康的理想状态首先就是人体母系统的整体功能正常，即自我调节、自我修复和抗病能力正常，表现为人体阴阳二气的循环运动与自然界中阴阳二气运动是保持一致的、相适应的，其次就是人体子系统的局部功能正常。那么怎么控制人体健康的航向呢？中医认为主要从切诊中的脉象来掌握和控制，脉象就像是大海中船只航行的航道和航向。

（一）脉象的正常速度

中医认为正常的脉象是一呼一吸脉搏跳动四至五次。《素问·平人气象论》说："人一呼脉再动，一吸脉亦再动，呼吸定息脉五动，闰以太息，命曰平人。平人者，不病也。常以不病调病人，医不病，故为病人平息以调之为法。"明代李时珍在《濒湖脉学》中说："一呼一吸，四至为则。"以上意思是说：健康人的脉搏，一呼脉跳动二次，一吸脉也跳动二次，一呼一吸称作一息，一息是脉跳动四次，有时一息脉跳动五次，是因为呼吸较长的缘故，这是指平人而说的。所谓平人，就是无病的人。诊脉的法则，应以平人的呼吸来调候病人的脉息，医生是无病的人，所以调匀呼吸以候病人的脉搏至数[1]

《濒湖脉学》说："脉不自行，随气而至。"意思是说，脉

〔1〕 北京中医学院中医系中医基础理论教研室. 濒湖脉学白话解［M］. 北京：人民卫生出版社，1961.

搏本身不能单独跳动，一定要随着气的运动才能运动。中医认为脉象不单反映血的运动变化，更反映了气的运动变化，气的运动决定血的运动，气的速度决定血的速度。总之，这里主要讲脉象的动态之一，跳动的快慢次数，也就是速度。脉象一息跳动四到五次，是正常脉搏的一般准则。

（二）脉象中的胃气

《素问·平人气象论》说："平人之常气禀于胃，胃者平人之常气也；人无胃气曰逆，逆者死。春胃微弦曰平，弦多胃少曰肝病，但弦无胃曰死；胃而有毛曰秋病，毛甚曰今病。藏真散于肝，肝藏筋膜之气也。夏胃微钩曰平，钩多胃少曰心病，但钩无胃曰死；胃而有石曰冬病，石甚曰今病。藏真通于心，心藏血脉之气也。长夏胃微软弱曰平，弱多胃少曰脾病，但代无胃曰死；软弱有石曰冬病，弱甚曰今病。藏真濡于脾，脾藏肌肉之气也。秋胃微毛曰平，毛多胃少曰肺病，但毛无胃曰死；毛而有弦曰春病，弦甚曰今病。藏真高于肺，以行荣卫阴阳也。冬胃微石曰平，石多胃少曰肾病，但石无胃曰死；石而有钩曰夏病，钩甚曰今病。藏真下于肾，肾藏骨髓之气也。"意思是说，健康人脉象中正常之气，是来源于胃，所以胃气就是健康人脉象中正常之气；一个人的脉象中没有胃气，称作逆乱现象，见到逆象就是病危重或要死亡的征象。春季的脉象，弦中带有柔和的胃气，叫做平脉，即春季正常脉象；如果弦多胃少，是木肝藏有病，纯见弦脉而没有柔和胃气之象，就要病危或死亡；如虽有胃气而见毛脉，是春季见到秋季脉，预测到了秋季就要生病，假若毛脉太甚，立即就会发病；五藏的精气升散在下焦肝，肝还主持储藏运行筋膜的气。夏季的脉象，钩中带有柔和的胃气，叫做平脉，即夏季正常脉象；如果钩多胃少，是火心藏有病，纯见钩脉而没有柔和胃气之象，就要病危或死亡；如虽有胃气而见石脉，是夏季见到冬季脉，预测到了冬季就要生病，假若石脉太甚，立即就会发病；五藏的精气疏通在上焦心，心还主持储藏运行血脉的气。长夏季的脉象，弱中带有柔软和缓的胃气，叫做平脉，即长夏季正常脉象；如果弱多胃少，是土脾藏有病，纯见代脉而没有柔和胃气之象，就要病危或死亡；如虽有胃气而见石脉，是长夏季见到冬季脉，预测到了冬季就要生病，假若弱、代脉太甚，立即就会发病；五藏的精气滋养在中焦脾，脾还主持储藏运行肌肉的气。秋季的脉象，毛中带有柔和的胃气，叫做平脉，即秋季正常脉象；如果毛多胃少，是金肺藏有病，纯见毛脉而没有柔和胃气之象，就要病危或死亡；如果毛脉中兼见弦脉，预测到了春季就要生病，假若弦脉太甚，立即就会发病；五藏的精气收降在上焦肺，肺还主持储藏运行营卫皮肤的气。冬季的脉象，石中带有柔和的胃气，叫做平脉，即冬季正常脉象；如果石多胃少，是水肾藏有病，纯见石脉而没有柔和胃气之象，就要病危或死亡；如果石脉中兼见钩脉，预测到了夏季就要生病，假若钩脉太甚，立即就会发病；五藏的精气备存在下焦肾，肾还主持储藏运行骨髓的气。

《素问·平人气象论》说："人以水谷为本，故人绝水谷死，脉无胃气亦死。所谓无胃气者，但得真藏脉，不得胃气也。"《素问·玉机真藏论》说："诸真藏脉见者，皆死不治。"又说："见真藏曰死，何也？五藏者，皆禀气于胃，胃者五藏之本也；藏气者，不能自致于手太阴，必因于胃气，乃至于手太阴也。故五藏各以其时，自为而至于手太阴也。故邪气胜者，精气衰也；故病甚者，胃气不能与之俱至于手太阴，故真藏之气独见，独见者，病胜藏也，故曰死。"意思是说，人的营养来源，是以水谷为根本，所以人断绝水谷营养来源，就要死亡，脉象没有胃气，也要死亡的。凡是见到五藏真藏脉，即单见肝弦、心钩、脾弱、肺毛、肾石脉而不见胃气的，都是难治的危象。见到真藏脉象就要死亡，是什么道理？五藏的精气，都依赖胃水谷的精微营养来维持，因此胃是五藏的根本。五藏的精气不能自行到达手太阴寸口处，必须赖借胃气的敷布才能到达。所以五藏各自的气能够在其所主季节时，出现在手太阴寸口处，就是因为有了胃气。如果邪气强盛，必定使精气衰弱；所以疾病严重时，胃气就不能和五藏的精气一同到达手太阴寸口，而为某一藏真藏脉象单独出现。真藏脉独见，是邪气盛而损伤了藏精气的缘故，所以说是要死亡的。

中医认为脉象里的柔软与和缓是胃气存在的表现，脉象没有胃气的叫做逆象。五藏的脉象在各自所主持的季节中出现而没有胃气的，叫做真藏脉独见，这些都是病危重或要死亡的脉象。凡是病危重或要死亡，皆是邪气太盛而精气太弱的缘故。五藏在各自所主的季节中，单见到克它的脉象或兼见到它克的脉象带胃气出现，就会在克它或它克的脉象季节生病。如果克它或它克的脉象太盛少胃气，当即就会发病。总之，缺少胃气则病，没有胃气则死，有胃气则生。所以胃气就是人体整体功能中抗病和自我修复能力之一，这里主要讲脉象的软硬、力度。

（三）脉象的正常位置

《素问·脉要精微论》说："是故持脉有道，虚静为保。春日浮，如鱼之游在波；夏日在肤，泛泛乎万物有余；秋日下肤，蛰虫将去；冬日在骨，蛰虫周密，君子居室。"《濒湖脉学》说："浮为心肺，沉为肝肾。脾胃中州，浮沉之间。"又说："又有九候，举按轻重，三部浮沉，各候五动。"意思是说，诊脉是有一定规律和方法的。首先，应该安静无杂念，才能保证诊察的正确。其次，脉象的一般情况：春季上浮，就像鱼浮游在水波中；夏季充满在皮肤，就像各种生物广泛茂盛那样；秋季微下皮肤，就像虫子将要蛰伏了；冬季沉在骨，就像虫子的伏藏已很周到秘密，人们深居内室一样。人体五藏的脉象，都可以通过浮、中、沉三候取来观察，浮部取可观察心和肺藏，沉部取可观察肝和肾，浮与沉之间，也就是中部取可观察脾藏。这是从大体上说的。诊脉法中还有所谓"九候"的，候有仔细观察的意思，即一只手腕的"寸口"，分作寸、关、尺三部分，每诊一部时，都必须经过手指轻轻按脉浮取、稍重按脉中取、重重按脉沉取这三种手法，每用一种手法时，都必须候到脉象五次以上的跳动。

中医认为脉象在四季中人体内的正常位置，是人体整体功能的体现之一。例如《素问·玉机真要大论》说："脉逆四时，为不可治。……未有藏形，于春夏而脉沉涩，秋冬而脉浮大，名曰逆四时也。"意思是说，人体的脉象不随着季节的变化而变动，却向相反变动，例如春夏季节反见沉涩脉象，秋冬季节反见浮大脉象，这叫做逆四时，患病时遇到这种情况，就相对难治或愈后欠佳。这里主要讲脉象的深浅、力度。

（四）脉象的正常形态

1. 春季（木）肝藏的弦脉象

《素问·玉机真藏论》说："春脉如弦……春脉者肝也，东方木也，万物之所以始生也，故其气来，软弱轻虚而滑，端直以长，故曰弦，反此者病。……其气来实而强，此为太过，病在外；其气来不实而微，此为不及，病在中。"又说："真肝脉至，中外急，如循刀刃责责然，如按琴瑟弦。"《素问·平人气象论》说："平肝脉来，软弱招招，如揭长竿末梢，曰肝平，春以胃气为本；病肝脉来，盈实而滑，如循长竿，曰肝病；死肝脉来，急益劲，如新张弓弦，曰肝死。"《濒湖脉学》说："春弦和缓，是谓平脉。"又说："弦脉，端直以长。如张弓弦。按之不移，绰绰如按琴瑟弦，状若筝弦。从中直过，挺然指下。"以上意思是说，春季的脉象是弦脉，春脉主应肝藏，属东方之木，在这个季节里，一切生物开始生长，因此脉象来时软弱轻虚以滑利，端直而长，从中直过，挺然指下，按之不移，边缘清楚，就像按在弓、琴、筝、瑟弦上，所以叫做弦脉。假如违反了这种现象，就是病脉。正常的肝脉来时，柔软和缓，好像长竿的末梢柔软摆动有弹性，此为肝的平脉。如果弦脉来时，触指滑盈实，好像抚摩着长竿那样坚硬，叫做肝的病脉。如果弦脉来时，急而有劲，坚硬锐利，好像按在新张弓、琴、瑟弦上，好像按在刀口上，叫做肝的真藏脉和病重或要死的脉。

　　一般来讲，弦脉来，坚硬有力，锐利急劲，这叫做"太过"，是肝藏的邪气太盛，主病在外，主要是外界刺激导致的病变。弦脉来，弱细而无力，这叫做"不及"，是肝藏的精气亏损，主病在内，主要是人体内正气衰弱导致的病变。春季里人的正常脉象是平肝脉，在别的季节里见到平肝脉也算有病。

2. 夏季（火）心藏的洪脉象

　　《素问·玉机真藏论》说："夏脉如钩……夏脉者心也，南方火也，万物之所以盛长也，故其气来盛去衰，故曰钩，反此者病。……其气来盛去亦盛，此谓太过，病在外；其气来不盛，去反盛，此谓不及，病在中。"又说："真心脉至，坚而搏，如循薏苡仁子累累然。"《素问·平人气象论》说："夫平心脉来，累累如连珠，如循琅玕，曰心平，夏以胃气为本；病心脉来，喘喘连属，其中微曲，曰心病；死心脉来，前曲后居，如操带钩，曰心死。"《濒湖脉学》说："夏洪和缓，是谓平脉。"又说："洪脉，指下极大，来盛去衰，来大去长。来时拍拍然，似波涛。"以上意思是说，夏季的脉象是钩脉，夏脉主应心藏，属南方之火，在这个季节里，一切生物生长茂盛，因此脉象来时充盛去时轻微，来大去长，犹如带钩的形象，好像按在波涛上，所以叫做钩脉或洪脉，假如违反了这种现象，就是病脉。正常心脉来时，柔软和缓，好像按在一颗颗珠子连续不断地流过，好像抚摩琅玕美玉一般滑润，此为心的平脉。如果洪脉来时，触指喘喘促促，连串急数中带有微曲之象，叫做心的病脉。如果洪脉来时，前曲即轻按则坚强不柔，后居即重按则实牢不动，短圆坚硬而搏手，好像摸到带钩一般，好像按在薏苡仁子一样，叫做心的真藏脉和病重或要死的脉。

一般来讲，洪脉来，来时盛去时也盛，或短圆坚硬，这叫做"太过"，是心藏的邪气太盛，主病在外，主要是外界刺激导致的病变。洪脉来，来时不盛去时反充盛，这叫做"不及"，是心藏的精气亏损，主病在内，主要是人体内正气衰弱导致的病变。夏季里人的正常脉象是平心脉，在别的季节见到平心脉也算有病。例如《濒湖脉学》中指洪脉说："满指滔滔应夏时，若在春秋冬月里，升阳散火莫狐疑。"

3. 秋季（金）肺藏的浮脉象

《素问·玉机真藏论》说："秋脉如浮……秋脉者肺也，

西方金也，万物之所以收成也，故其气来，轻虚以浮，来急去散，故曰浮，反此者病。……其气来毛而中央坚，两旁虚，此为太过，病在外；其气来毛而微，此为不及，病在中。"又说："真肺脉至，大而虚，如以毛羽中人肤。"《素问·平人气象论》说："平肺脉来，厌厌聂聂，如落榆荚，曰肺平，秋以胃气为本；病肺脉来，不上不下，如循鸡羽，曰肺病；死肺脉来，如物之浮，如风吹毛，曰肺死。"《濒湖脉学》说："秋毛和缓，是谓平脉。"又说："浮脉，举之有余，按之不足，如微风吹鸟背上毛，厌厌聂聂；如循榆荚，如水漂木，如捻葱叶。"以上意思是说，秋季的脉象是浮脉，秋脉主应肺藏，属西方之金，在这个季节里，一切生物开始收成，因此脉象来时轻虚而浮，来时相对急促去时相对散漫，轻按有余，重按不足，犹如微风吹鸟背上的羽毛一般舒缓，好像按捻葱叶，好像木条漂在水面上，所以叫做毛脉或浮脉。假如违反了这种现象，就是病脉。正常肺脉来时，柔软和缓，流利而浮，好像飘落榆树荚一般轻柔，此为肺的平脉。如果肺脉来，不上不下，涩而艰难，好像抚摩鸡毛一样，叫做肺的病脉。如果肺脉来，飘忽不定，散动无根，大而空虚，好像物浮在水上，好像大风吹动羽毛一般，好像羽毛着落人皮肤一样，叫做肺的真藏脉和病重或要死的脉。

　　一般来讲，浮脉来，浮而中央坚硬两旁虚弱，或不上不下，涩而艰难，这叫做"太过"，是肺藏的邪气太盛，主病在外，主要是外界刺激导致的疾病。浮脉来，浮而微细无力，这叫做"不及"，是因为肺藏的精气亏损，主病在内，主要是人体内正气衰弱导致的病变。秋季里人的正常脉象是平肺脉，在别的季节见到正常平肺脉也算有病。例如《濒湖脉学》中指浮脉说："三秋得令知无恙，久病逢之却可惊。"

4. 冬季（水）肾藏的石脉象

《素问·玉机真藏论》说："冬脉如营……冬脉者肾也，北方水也，万物之所以合藏也，故其气来，沉以搏，故曰营，反此者病。……其气来如弹石者，此为太过，病在外；其去如数者，此为不及，病在中。"又说："真肾脉至，搏而绝，如指弹石辟辟然。"吴昆注释说："营，营垒之营，兵之守者也。冬至闭藏，脉来沉石，如营兵之守也。"《素问·平人气象论》说："平肾脉来，喘喘累累如钩，按之而坚，曰肾平，冬以胃气为本；病肾脉来，如引葛按之益坚，曰肾病；死肾脉来，发如夺索，辟辟如弹石，曰肾死。"马莳注释说："冬时肾脉必主于石，如石之沉于水也。"高士宗注释说："辟辟，来去不伦也。如弹石，圆硬不软也。"吴昆注释说："两人争夺其索，引长而坚劲也。"《濒湖脉学》说："冬石和缓，是谓平脉。"以上意思是说，冬季的脉象是营脉，冬脉主应肾藏，属北方之水，在这个季节里，一切生物都在闭藏，因此脉象来时沉而搏手，好像士兵守卫的营房堡垒一般，好像石头沉水一样，所以叫做营脉或石脉。假如违反了这种现象，就是病脉。正常肾脉来时，柔软和缓，喘喘累累，圆滑坚搏，好像平心脉，此为肾的平脉。如果肾脉来，坚搏牵连，愈按愈坚，好像牵引葛藤，叫做肾的病脉。如果肾脉来，长而坚硬劲急，好像两人争拔的绳索欲断一般，或圆硬坚实，好像用手指弹碰石头一样，叫做真藏脉和病重或要死的脉。

一般来讲，肾脉来，坚实圆硬，或长硬劲急，这叫做"太过"，是肾藏的邪气太盛，主病在外，主要是外界刺激导致的病变。肾脉来，虚弱而快，这叫做"不及"，是肾藏的精气亏损，主病在内，主要是人体内正气衰弱导致的病变。冬季里人的正常脉象是肺平脉，在别的季节里见到肾平脉也算有病。

5. 四季之中（土）脾藏的柔和脉象

《素问·玉机真藏论》说："四时之序，逆从变异也，然脾脉独何主？脾脉者，土也，孤藏以灌四旁者也。……善者不可得见，恶者可见。……其来如水之流者，此为太过，病在外；如鸟之喙者，此为不及，病在中。"又说："真脾脉至，弱而乍数乍疏。"《素问·平人气象论》说："平脾脉来，和柔相离，如鸡践地，曰脾平，长夏以胃气为本；病脾脉来，实而盈数，如鸡举足，曰脾病；死脾脉来，锐坚如乌之喙，如鸟之距，如屋之漏，如水之流，曰脾死。"汪机注释说："践地，是鸡不惊而徐行也。举足，被惊时疾行也。"《濒湖脉学》说："脾胃脉来，总宜和缓。"以上意思是说，春夏秋冬四季的脉象，有反常有正常，其变化各异，也各有所主，但独没有讨论脾脉主持什么季节。脾脉属土，位居中央，为孤独之藏，化运营养，以灌溉上下左右四旁的肝、心、肺、肾藏，所以正常的脾脉不单独表现出来，而是包含在肝、心、肺、肾各脉中，即所指的"胃气"。有病的脾脉是可以单独见到的。还有一种情况，长夏季节的脉象是脾藏主应，但这个季节也只能见到病脾脉，不能出现平脾脉。正常的脾脉来时，和缓柔软相济，从容而均匀，好像鸡不惊时足缓缓落地徐行一般，此为脾的平脉。如果脾脉来，充实而数，强急不和，好像鸡受惊举足疾行一般，叫做脾的病脉。如果脾脉来，微弱无力，快慢不匀，好像屋漏水一样点滴无伦，或像水流去而不返，或坚锐钩曲，就像乌的嘴、鸟的爪距一样，叫做脾的真藏脉和病重或要死的脉。

一般来讲，脾脉来，微弱无力，快慢不匀，水行流散，去而不返，这叫做"太过"，是脾藏的邪气太盛，主病在外，主要是外界刺激导致的病变。脾脉来，坚锐钩曲，强急实数，这叫做"不及"，是脾藏的精气亏损，主病在内，主要是人体内正气衰弱导致的病变。

（五）脉象适应四季变化是人体整体生命力的表现

中医认为人体的脉象是随四季变化而变化，是人体自我调节、自我修复和抗病能力的表现，也是人体整体生命力的表现。《素问·玉机真藏论》说："脉从四时，谓之可治；……脉逆四时，为不可治。……所谓逆四时者，春得肺脉，夏得肾脉，秋得心脉，冬得脾脉，其至皆悬绝沉涩者，命曰逆四时。"意思是说，人体脉象与自然界四季变化相适应，例如春季见到肝病脉，夏季见到心病脉，秋季见到肺病脉，冬季见到肾病脉，这也叫做脉从四时，遇到这种情况，疾病就容易治愈或愈后较好。如果人体脉象与自然界四季变化相违反，例如春季见到肺脉，夏季见到肾脉，秋季见到心脉，冬季见到脾脉，这些脉都悬浮无根或沉涩不起，这也叫做脉逆四时，这是五藏的脉气不能随着相应季节表现于外，反见到相克的脉象，遇到这种情况，疾病就比较难治或愈后较差。

总之，中医认为人体正常的脉象是：春季出现平弦、平肝脉，夏季出现平钩、平洪、平心脉，秋季出现平毛、平浮、平肺脉，冬季出现平营、平石、平肾脉。脉象反映或表现人体的自我调节、自我修复和抗病能力，它们是紧密联系、不可分割的，是人体整体生命力的重要标志，是生命之船航行的正确航道与目标值。

第三章

气血藏象与中医正常人体学

　　祖国医学在反复实践的基础上，对人体生命运动规律的认识，形成了一套以气血经络藏象为核心的理论体系。气血经络藏象学是一门研究人体内部各功能结构及关系和整体运动规律的科学，它说明了人体是一个有机整体。中医认为，人体生命运动与内部结构是由气血经络藏象所组成。

第一节　气血与中医生命物质理论

　　中医"气血"学说是在形气学说的基础上发展而来的。古人认为宇宙间万物万形都是由气组成的，因而人的形体也是由气组成的。天地之气产生了人体之气，由人体之气产生了人体之形。所以《素问·宝命全形论》说："夫人生于地，悬命于天，天地合气，命之曰人。"

一、气血是人体的生命物质及运动

　　中医认为，人体是气血组成的，气血是形成人体的微观和宏观生命物质，是维持人体生命运动的物质基础。《灵枢·本藏》说："人之血气精神者，所以奉生而周于性命者也。"意思是说，人的精血与神气是滋养生命以维持正常生理机能的物质。人体之气聚合组成了人体之血，血聚合组成了人体之形，气血组成了人体的各个结构并使其产生功能。例如《灵枢·决气》说："熏肤充身泽毛，若雾露之溉，是谓气。"《读医随笔·气血精神论》说："凡人身筋骨、肌肉、皮肤、毛发有形者，皆血类也。"血与气的关系和形与气的关系一样，互相依存，互相转化。气生血，血化气；气行血，血藏气。

气血运动就是人体的生命运动，是人体微观和宏观生命物质的运动。人的血气与自然界的形气一样，是永远不停运动的，运动消失了物质也就消失了。形气运动是物质存在的形式，而血气运动是人体生命物质存在的形式。例如《灵枢·脉度》说："气之不得无行也，如水之流，如日月之行不休，故阴脉荣其藏，阳脉荣其府，如环之无端，莫知其纪，终而复始。其流溢之气，内溉藏府，外濡腠理。"意思是讲，气是不能没有运行的，就像水的流行、日月的运转，永不停止休息，阴脉里的气流行充实营养五藏，阳脉里的气流行充实营养六府，好像圆环一样循环，没有断点，也无从知道它的起点，反复转流。运动和充盈的血气，在内流行灌溉藏府，在外流行滋养肌肉皮肤。

人体内的血气运动和自然界形气运动一样，也有动与静、升与降、出与入六个方面。血气运动决定了人体的生命运动，而气的运动决定了血的运动，血的运动决定了形的运动，所以气的运动是根本。《医门法律·卷一》说："喻昌曰：天积气耳，地积形耳，人气以成形耳。惟气以成形，气聚则形成，气散则形亡，气之关于形也，岂不巨哉？"气聚则血聚，气散则血散，气行则血行，气滞则血瘀。血的运行靠气的推动，气的

第三章　气血藏象与中医正常人体学

运行又靠血的运载。

二、人体内气的分类

中医认为，气是人体内相对微观无形的生命物质，肉眼看不见，是所谓无形之气。广义的气可分为卫气、营气、宗气、元气四类，例如《医门法律·卷一》说："然而身形之中，有营气，有卫气，有宗气，有藏府之气，有经络之气，各为区分。"

（一）卫气

卫气是组成人体"血"的一部分，主要分布在体表，散布在四肢及胸腹部肌肉、肓膜、腠理、皮肤中和血管外，来源于中焦脾胃中的水谷精微，是水谷精微所化生的一种气。《素问·痹论》说："卫者，水谷之悍气也，其气慓疾滑利，不能入于脉也，故循皮肤之中，分肉之间，熏于肓膜，散于胸腹。"《灵枢·邪客》说："卫气者……而先行于四末、分肉、皮肤之间。"

卫气的作用主要是聚合、营养、温暖、维持四肢及胸腹部肌肉、肓膜、腠理、皮肤"血"的正常结构和生理功能。掌管皮肤汗孔开闭。《灵枢·本藏》说："卫气者，所以温分肉，充皮肤，肥腠理，司关合者也。……卫气和则分肉解利，皮肤调柔，腠理致密矣。"

（二）营气

营气又称荣气主要分布在体内，散布在五藏六府和血脉内，来源于中焦脾胃中的水谷精微，是水谷精微所化生的一种气。《素问·痹论》说："荣者，水谷之精气也，和调于五藏，洒陈于六府，乃能入于脉也，故循脉上下，贯五藏，络六府也。"

营气的作用主要是聚合、营养、维持五藏六府、血管和血管中"血"的正常结构和生理功能。《灵枢·邪客》说："营气者，泌其津液，注之于脉，化以为血，以荣四末，内注五藏六府，以应刻数焉。"

（三）宗气

宗气又称动气，主要分布胸部内，散布在上焦心肺，来源于中焦脾胃中的水谷精微和肺吸入的清气相结合，所化生的一种气。《灵枢·邪客》说："五谷入于胃也，其糟粕、津液、宗气分为三隧，故宗气积于胸中。"《素问·平人气象论》说："贯鬲络肺，出于左乳下，其动应衣，脉宗气也。"

宗气的作用主要是聚合、营养、维持胸部心肺"血"的正常结构和生理功能，掌管呼吸。《灵枢·邪客》说："故宗气积于胸中，出于喉咙，以贯心肺，而行呼吸焉。"

（四）真气

真气又称元气，主要分布腹部内，散布在下焦肾，是来源于先天，禀受于父母，被后天中焦脾胃中的水谷精微补充，所化生的一种气。元有原始的含义。《灵枢·刺节真邪》说："真气者，所受于天，与谷气并而充身者也。"《类经·摄生类》说："先天者，真一之气，气化于虚，因气化形，此气自虚无中来；后天者，血气之气，气化于谷，因形化气，此气自调摄中来。"

真气的作用主要是聚合、营养、维持腹部肾"血"的正常结构和生理功能，并能补充全身之气，是全身之气的根本。《素问·上古天真论》说："真气从之……能年皆度百岁，而动作不衰。……以耗散其真……故半百而衰也。"

（五）各类气的关系

气的产生，一是从先天父母而来，一是从后天水谷精微和外界清气中补充，例如《灵枢·五味》说："故谷不入，半日则气衰，一日则气少矣。"

气运行在体表，即皮肤、腠理、经络、肓膜、肌肉中和血脉外的称卫气，又为阳气。气运行在体内，即五藏六府中和血脉外的称营气，又为阴气。阴气阳气互相依随，内外互相贯通，就像圆环没有断点，好像水之源远流长，运行不息。例如《灵枢·卫气》说："其气内于五藏，而外络肢节。其浮气之不循经者，为卫气；其精气之行于经者，为营气。阴阳相随，外内相贯，如环之无端，亭亭淳淳乎，孰能穷之？"

气运行在胸部，即心肺的，称宗气，又为动气，也可以看成是营气与卫气结合在心肺部位的气，属阳气。例如《读医随笔·气血精神论》说："宗气者，营卫之所合也，出于肺，积于气海，行于气脉之中，动而以息往来者也。……宗气者，动气也。"《医门法律·卷一》说："其所以统摄营卫、藏府、经络而令充固无间，环流不息，通体节节皆灵者，全赖胸中大气为之主持。"《医学衷中参西录·医方》说："始知胸中所积之气，当名为大气。……且知《内经》之所谓宗气，亦即胸中之大气。""盖胸中大气，即上焦阳气"，"大气者，充满胸中，以司肺呼吸之气也。"

气运行在腹部，即肝肾的，称真气，可看成为静气，也可看成是卫气与营气结合在肝肾部位的气，属阴气，所以又有肝肾同源、卫出下焦的说法。

卫、营、宗、真各气，不能绝对分开，只是相对区别，它们是互相配合、互相转化的。卫到内为营，营到外为卫，营在上为宗，营在下为真。由于气的聚合，才组成了人体各部位，气与人身形各部位相结合，才产生了各部位气的名称。营气流行聚合在藏府经脉称心气、肺气、肝气、脾气、肾气、大肠气、小肠气、胃气、胆气、膀胱气、经脉气等，卫气流行聚合在体表称皮肤气、腠理气、肓膜气、肌肉气等，所以《灵枢·顺气一日分四时》说："气合而有形，得藏而有名。"

三、人体内血的分类

中医认为血是人体内相对宏观有形的生命物质。肉眼看得见，是所谓有形之血。血聚合组成人身躯体四肢各部分，如皮毛、肌肉、血脉、筋膜、骨髓、藏府等，这是广义的血。狭义的血可分为血、精、津、液四类，血、精、津、液也可统称为精，例如《读医随笔·气血精神论》说："精有四：曰精也，血也，津也，液也。"

（一）血

血是组成人体身形的一部分，是红色的液态物质，分布在全身血脉，主要在肝藏储存，来源于营气。《灵枢·决气》说："何谓血？……中焦受气取汁，变化而赤，是谓血。"《读医随笔·气能生血血能藏气》说："夫生血之气，荣气也。荣盛即血盛，荣衰即血衰，相依为命，不可离者也。"

血的作用主要是充实、营养、维持血脉和全身各部位的正常生理功能。《灵枢·本藏》说："是故血和则经脉流行，营复阴阳，筋骨劲强，关节清利矣。"《素问·五藏生成》说："肝受血而能视，足受血而能步，掌受血而能握，指受血而能摄。"

（二）精

精是组成人体身形的一部分，是白色或半透明重浊黏稠的液态物质，分布在全身，主要在肾藏储存。精来源于真气，是下焦肾的真气中的精华组成的。《类经·藏象类》说："盖精之为物，重浊有质，形体因之而成也。……精生于气，故气聚则精盈。"《管子·内业》说："精也者，气之精者也。"精又分父母之精、先天之精、肾藏之精，是禀受父母，与生俱来，并可转化为后天之精。《灵枢·本神》说："故生之来，谓之精。"精又分本身之精、后天之精、五藏之精。是来源水谷，脾胃化生，并可补充先天之精。《素问·上古天真论》说："肾者主水，受五藏六府之精而藏之，故五藏盛，乃能泻。"

精的作用主要是：第一，生育繁殖后代，又称生殖之精。《素问·上古天真论》说："精气溢泻，阴阳和，故能有子。"第二，促进生长发育，营养维持身体各部的正常生理功能，又称生命之精。《素问·金匮真言论》："夫精者，身之本。"第三，精可以转化为血，血可以化生精。《张氏医通·诸见血证》说："气不耗，归精于肾而为精；精不泄，归精于肝化清血。"第四，精是构成人体血、津、液的原始物质。《灵枢·经脉》说："人始生，先成精。"《灵枢·决气》说："合而成形，常先身生，是谓精。"

（三）津

津也是组成人体身形的一部分，是无色透明清稀的液态物质，分布在全身体内，主要在血管外和肌肉、皮肤储存，来源于营气。《灵枢·邪客》说："营气者，泌其津液，注之于脉，化以为血。"《灵枢·决气》说："腠理发泄，汗出溱溱是谓津。"

津的作用主要是充实、营养、维持身体各部，特别是皮肤、肌肉的正常生理功能。《灵枢·五癃津液别》说："以温肌肉，充皮肤，为其津。"津可转化为血，血可转化为津。《灵枢·痈疽》说："津液和调，变化而赤为血。"

（四）液

液也是组成人体身形的一部分，是无色透明较黏稠的液态物质，分布在全身体内，主要在血脉外和骨髓、骨关节、脑髓、皮肤储存，来源于营气。《灵枢·五癃津液别》说："水谷入于口，输于肠胃，其液别为五。天寒衣薄则为溺与气，天热衣厚则为汗；悲哀气并则为泣；中热胃缓则为唾。"溺，同尿。又说："水谷皆入于口，其味有五，各注其海，津液各走其道。……其流而不行者为液。天暑衣厚则腠理开，故汗出；寒留于分肉之间，聚沫则为痛。天寒则腠理闭，气湿不行，水下留于膀胱，则为溺与气。"

液的作用主要是充实、营养、维持身体各部，特别是皮肤、骨关节、骨髓、脑髓的正常生理功能。《灵枢·决气》说："谷入气满，淖泽注于骨，骨属屈伸，泄泽补益脑髓，皮肤润泽，是谓液。"《素问·宣明五气》说："五藏化液：心为汗，肺为涕，肝为泪，脾为涎，肾为唾，是为五液。"

（五）各类血的关系

血、精、津、液不能绝对分开，只能相对区分。它们既各尽其职、各显其能，又互相配合、补充、转化。津液在血脉中变为血，血在血脉外变为津液，津充化液，液化充津，液配合精称精液等等。例如《灵枢·五癃津液别》说："五谷之津液，和合而为膏者，内渗入于骨空，补益脑髓，而下流于阴股。阴阳不和，则使液溢而下流于阴，髓液皆减而下，下过度则虚，虚故腰背痛而胫痠。"意思是讲，五谷所化的津液，也有聚合一起充成膏状的精，渗灌于人体的骨内空腔，并补充脑髓。如果阴阳不和，在阳气不能固摄的时候，精液即下流阴窍，而使髓液减少，精液流泄和髓液减少过度，就会造成阴虚，出现腰背脊骨疼痛和足胫酸楚。

四、气血实质的探索

（一）气实质的探索

中医广义的"气"用现代生物化学物理学的角度看：其一，是指物质形态"场"，相当于人体内的"生物场"，即引力场、电磁场、原子核内核力场等的总称；其二，是指物质形态微观"实物"，相当于人体内的元素以及元素内的基本粒子存在与运动的总称。

（二）血实质的探索

中医广义的"血"从西方医学的角度看包括三种功能：

其一，相当于人体化学中体液的功能。人体含大量水分，约占体重的60%。体内及排出体外的水分和溶解在其中的各种物质，总称为体液。体液总量的大约66%在细胞内，称为细胞内液；其余34%在细胞外，称为细胞外液，细胞外液包括细胞间液、血浆、淋巴液及脑脊液等。细胞外液是组织细胞直接生活的环境，也是组织细胞与外界环境进行物质交换的媒介。组织细胞代谢需要的各种营养物质，如氧气，就是由细胞外液供应的；而组织细胞活动所产生的代谢产物，又是先排泄到细胞外液去。因此，常把细胞外液称为人体的内环境，以区别于整个人体所生存的外环境。[1] 中医的"血"中所包含的津、液、尿、汗、泪、唾、骨腔液等，可以看成是体液的生理功能，即人体内细胞内液和细胞外液。

其二，相当于人体化学中人体内化合物的功能。人体内所含的主要化合物：水，约占体重的60%；蛋白质，约占体重的18%；脂肪，约占体重的15%；糖，约占体重的1%；无机物，约占体重6%。这些化合物构成人体的各种组织细胞（包括血液内红细胞、白细胞）与细胞间质，并且供给细胞活动所需的能量。中医的"血"中所包含的血、精，有"受血能视""受血能步""身之本"等功能，可以看成是人体内化合物的生理功能。

其三，相当于组织胚胎学中细胞组织的功能。细胞是人体的基本形态和机能的主要构成单位，它由原生质构成，具有感应、生长、繁殖、衰老和新陈代谢的特征。许多形态相似和机能相近的细胞和细胞间质按一定的方式，有机地结合在一起，完成一种或多种机能，形成一定的结构，称为组织。根据形态和机能的特点，可将人体内的组织分为四大类：上皮组织、结缔组织、肌肉组织和神经组织。这四种组织是人体各个器官系统的基本组成部分，所以一般称为基本组织。[2] 中医的"血"聚合运动构造成人身皮肤、肓膜、肌肉、血脉、骨骼、心藏、肺藏、肾藏、肝藏、脾藏等，可以看成是人体内细胞组织的生理功能。

---

〔1〕 山东医学院《人体机能学》编写组．人体机能学［M］．北京：人民卫生出版社，1975.

〔2〕 北京中医学院《正常人体学》（试用教材），1973年4月，第287页。

第二节　藏象与人体结构功能

藏府是中医学中人体器官及其相关功能的总称。"藏"包括心、肺、脾、肝、肾，"府"包括小肠、大肠、胃、胆、膀胱、三焦。藏字的含义是隐藏，是指人体内部隐藏的东西。府字的含义是居处，是指人体内部居住的东西。藏府就是指人体内部深藏居住的东西，藏府可简称藏。人体内部深藏居住的东西，就是人体内部的结构功能与活动规律，所以研究藏府主要是研究人体内部包括结构与功能活动规律。

藏府是从五行学基础上发展而来的，包括"藏器和藏象"两部分，而藏象是中医学的精华。

一、藏器与藏象的含义

（一）藏器

器的含义是指有形状的物体。《黄帝素问直解·六微旨大论》说："凡有形者，谓之器。人与万物生于天地之中，皆属有形，均谓之器。"《类经·运气类》说："器即形也。……易曰：形乃谓之器。"

藏器的含义是指隐藏在有形人体内的有形物体。《灵枢·胀论》说："藏府之在胸胁腹里之内也，若匣匮之藏禁器也，各有次舍，异名而同处，一域之中，其气各异。"意思是讲，藏府是在人体的胸腔腹腔内的，好像盒子、柜子内深藏的有形物体。这些物体各有各的位置，各有各的名称，同在人体内部，并且即便在同一区域里，它们的结构与功能是不同的，可以区别的。

藏器即藏府器，是指藏在人体内部的有形器物，是具象的，是有具体形象的物质实体，与西方医学里解剖学中肉眼观察的组织器官概念相同。例如《素问·六节藏象论》说："脾、胃、大肠、小肠、三焦、膀胱者，仓廪之本，营之居也，名曰器。"又如，五藏中肾器，《医贯·形景图说》说："肾有二，精所舍也，生于脊骨十四椎下，两旁各一寸五分，形如豇豆，相并而曲，附于脊外，有黄脂包裹。"六府中小肠器，《灵枢·肠胃》说："小肠后附脊，左环回周迭积，其注于回肠者，外附于脐上，回运环十六曲，大二寸半，径八分分之少半，三丈二尺。"另外，"五合"中的皮、脉、肉、筋、骨，"五窍"中的鼻、口、舌、耳、目，即相当于西方医学中的皮肤毛发、血管淋巴管、肌肉、韧带肌腱、骨骼，鼻、口腔、舌、耳、眼睛等，它们与西方医学组织器官的外形和功能方面是一致的。

藏器学是中医研究人体内部宏观物质形态结构的一门知识，可以看成是中医解剖学。藏器学在三国时代发展到了最高水平，当时名医华佗在这方面的成绩最为突出。《三国志·魏书·方技传》中的华佗传中记载说："若病结积在内，针药所不能及，当须刳割者，便饮其麻沸散，须臾便如醉死，无所知，因破取，病若在肠中，便断肠湔洗，缝腹膏摩，四五日差，不痛，人亦不自寤，一月之间，即平复矣。"意思是讲，如果疾病发生停留在身体内部，针药所不能达到的地方，需要剖开割除，华佗便叫病人服饮麻沸散，像醉死一样失去知觉，于是进行外科手术，病如果在肠中，便割断肠子清洗去掉坏死部分，然后缝合腹部，敷上生长肌肉的膏药，四五天伤口就愈合了，病人自己也不觉疼，一月之间即完全康复。可惜华佗的外科手术知识失传了，《三国志·魏书·方技传》说："佗临死，出一卷书与狱吏，曰：'此可以活人。'吏畏法不受，佗亦不强，索火烧之。"总之，藏器学知识一直没有很好地发展起来，即使在三国时代，华佗治病也是以藏象学知识为主导，藏器学知识为辅助，并在疾病治疗方面，也是针药在先，手术在后。

（二）藏象

象的含义是指象征、形象、现象，《素问·六节藏象论》中"藏象何如"句下，唐朝人王冰做的注解说："象，谓所见于外，可阅者也。"意思是讲，象是外露于表面，看得见或能感觉到的东西。

藏象的含义是指人体内部东西在人体外部的象征、形象、现象。《类经·藏象类》说："象，形象也。藏居于内，形见于外，故曰藏象。"意思是讲，象是指形象。深藏在人体内部的东西，它们的象征、形象、现象，可在人体的外部找到。另外，象还有一个含义是指人大脑的思维想象。《辞海》释：象，有现象、象征，还有想象含义。引据于《韩非子·解老》："故诸人之所以意想者，皆谓之象也。"

藏象就是中医通过观察研究人体外部形象、征象、现象，而想象假设人体内部结构功能与生命运动规律的概念。

藏象理论把人体看成一个大整体"藏"（母系统），又把这个大整体看成由五个相对小的整体"五藏"（子系统）组成的。这里五藏的概念，与西方医学的解剖学、组织胚胎学中的细胞、组织、器官、系统等概念有所不同，其用西医观点可以相对看成某些组织器官系统在生理功能方面的横纵向联系和综合反映。五藏用系统论观点看，还含有系统的概念。

二、五藏维持人体整体性能

藏象学说认为，五藏是人体血气循环运动的调节和控制者，即主持、掌管、推动、领导、管理气血运动。五藏就是人体内的五行，维持人体的整体性能。五藏通过生克来调节控制气血运动的整体性、动态性、有序性等。肝藏有木行的行为，心藏有火行的行为，脾藏有土行的行为，肺藏有金行的行为，肾藏有水行的行为。

（一）肝藏木行为

木肝藏主持使人体内阳气运动开始逐渐增强，但还相对微弱，产生温、小热性能，并在东方地区较持久，在春季，早晨、上午为主，主持使血气上升、发散、小快动，就像鱼从水底快游向水面的过程。

肝木主持的阳气小盛运动，能促进产生心火脾土的血气和阳气大盛运动。肝木主持的血气上升、发散、小快动的运动，可配合与约制肺金主持的血气下降、收敛、小慢动运动，等等。

（二）心藏火行为

火心藏主持使人体内阳气运动已经到了极强、显盛，产生热、大热性能，并在南方地区较持久（定位），在夏季，中午为主，主持使血气浮露、宣通、大快动，就像鱼在水面疾划遨游的过程。

心火主持的阳气大盛运动，能促进产生肺金所主持的阴气小盛运动。心火主持的血气浮露、宣通、大快动的运动，可配合与约制肾水所主持的血气沉伏、潜藏、大慢动的运动，等等。

（三）脾藏土行为

土脾藏主持使人体内阳气运动已经到了极强、显盛，产生蒸、大湿热性能，并在南方地区较持久，靠近中午或靠近下午为主，主持使血气浮露、疏通、大快动，并使血气流动柔软和缓在其他藏中。

脾土主持的阳气大盛运动，能促进产生肺金所主的阴气小盛运动。脾土化生气血。

（四）肺藏金行为

金肺藏主持使人体内阴气运动开始逐渐增强，但还相对微弱，产生凉、小寒性能，并在西方地区较持久，在秋季，在下午、傍晚为主，主持使血气下降、收敛、小慢动，就像鱼从水面慢游向水底的过程。

肺金主持的阴气小盛运动，能促进产生肾水所主持的阴气大盛运动。肺金主持的血气下降、收敛、小慢动的运动，可配合与约制肝木所主持的血气上升、发散、小快动的运动，等等。

（五）肾藏水行为

水肾藏主持使人体内阴气运动已经到了极强、显盛，产生寒、大寒性能，并在北方地区较持久，在冬季，夜晚为主，主持使血气沉伏、潜藏、大慢动，就象鱼在水底石缝中歇息的过程。

肾水主持的阴气大盛运动，能促使产生肝木所主持的阳气小盛运动。肾水主持的血气沉伏、潜藏、大慢动的运动，可配合与约制心火所主持的血气浮露、宣通、大快动的运动，等等。

总之，五藏所主持的阴阳二气在人体内正常的循环运动，血气在人体内发散、上升、浮露、宣通、快疾和收敛、下降、沉伏、潜藏、慢迟的对立统一运动。五藏根据自然界阴阳二气运动变化的规律，通过生克反馈机制来调节控制人体阴阳二气和血气运动的整体机能。五藏维持人体机能的能力，是中医师治病防病中施用各种手段的内在根据之一，也是患者疾病轻重愈后好坏的内在根据之一。

三、五藏主持人体各结构功能

中医学认为，五藏是人体各种功能和气血运动的制造者。五藏所产生的各种功能，相对为人体各局部性能，即可看成要素质。

五藏分心、肺、脾、肝、肾，六府分小肠、大肠、胃、胆、膀胱、三焦。藏为阴，府为阳。《素问·金匮真言论》说："则藏者为阴，府者为阳，肝、心、脾、肺、肾五藏皆为阴，胆、胃、大肠、小肠、膀胱、三焦六府皆为阳。"它们互相配合和制约，共同维持生理功能，在生理上病理上很难截然把它们分开，只能相对区别。

在生理上，五藏是藏而不泻，从总体来讲，是吸收储藏水谷精微的，主要主持气血的入与升，阴化阳。六府是泻而不藏，从总体来讲，是受纳排泻水谷糟粕的，主要主持气血的降与出，阳化阴。藏府合作，阴中有阳，阳中有阴，吐故纳新，这样才能保持动态平衡。例如《素问·五藏别论》说："所谓五藏者，藏精气而不写也，故满而不能实。六府者，传化物而不藏，故实而不能满也。"在病理上，一般情况下，初病在表在府，久病在里在藏；实则在府，虚则在藏；热易在府，寒易在藏等。

（一）肝藏功能

广义肝藏包括肝藏与胆府，肝为阴，胆为阳。肝藏的位置：在身腔膈膜下，居腹腔内两胁下和下腹两侧，又称下焦。例如《素问·藏器法时论》说："肝病者，两胁下痛引少腹。"《灵枢·五邪》说："邪在肝，则两胁中痛。"《医贯·形景图》说："膈膜之下为肝。"《中医临证备要》说："胁肋为肝之分野。"肝藏的主要生理功能如下。

1. 主调藏血

主调藏血，是指肝藏有主持储藏狭义血和调节管理狭义血量的作用。当人在休息和睡眠时，机体的血需要量就减少，多余的血则储藏在肝。当劳动工作时，机体的血需要量就增加，肝就排出储藏的血以供应机体活动的需要。例如《素问·五藏生成》说："故人卧血归于肝。"《类经·经络类》说："人寤则动，动则血随气行阳分而运于诸经，人卧则静，静则血随气行阴分而归于肝，以肝为藏血之藏也。"《黄帝素问直解·五藏生成篇》说："人之朝夕，即天之昼夜，天昼明夜晦，人朝精夕暝，朝则血外行，夕则血内藏，故人卧则血归于肝，盖冲任之血，外行则淡渗皮肤，内入则归肝藏也。"

2. 主疏泄，主罢极

疏泄有疏展、流通、畅泄、条达的含义，肝藏有主持疏展畅泄升通气血的作用。脾的运化功能也要靠肝的疏泄作用的帮助，所谓肝木疏土，例如《素问·宝命全形论》说："土得木而达。"《血证论》说："木之性主于疏泄，食气入胃，全赖肝木之气以疏泄之，而水谷乃化；设肝之清阳不升，则不能疏泄水谷，渗泄中满之症，在所难免。"

罢通疲，有疲劳的含义。极通亟，有着急的含义。所谓罢就是安静、倦怠、抑制，所谓极就是紧张、急迫、兴奋。肝藏有主持气血运动特别是情志活动，即不过分安静压抑又不过分紧张急躁的作用。罢极又是神的一种表现，而魂又是神的一部分功用，例如《素问·六节藏象论》说："肝者罢极之本，魂之居也。"

3. 肝藏功能的外在表现

其华在爪甲，其体在筋，开窍于目，在声为呼，在变动为握，在味为酸，在色为青，在脉为弦，在液为泪，在志为怒，在部位为两胁、下腹部两侧等。

4. 肝与胆功能的相对区分

在生理上，肝主疏泄，肝将输入储藏的气血升发疏泄到心肺全身。肝主入升，降中有升。胆主藏泄，胆主持储存胆汁和将其排泄到小肠中，助脾肠运化。胆主出降，入中有出。胆又称奇恒之府，奇恒就是异于寻常，既有府的特点又有藏的特点。例如《灵枢·本输》说："肝合胆，胆者，中精之府。"

在病理上，肝体润，喜燥恶湿，肝属阴，易生寒伤阳，易生痰饮，相对阴易盛阳易衰；肝阳气充足，则肝血胆汁易于疏泄，而不化为痰饮积聚等。胆体燥，喜润恶燥，胆属阳，易化热伤阴，易伤津液，相对阳易盛阴易衰；胆津液充足，则疏泄胆汁功能正常，脾胃运化功能也健旺，而不致胆汁外溢上逆出现黄疸，脾失健运出现纳差腹胀等。

（二）心藏功能

广义心藏包括心藏与小肠府，心藏为阴，小肠府为阳。心藏的位置：在身腔膈膜上，胸腔内正中偏左，与肺在一起并称上焦。例如《灵枢·胀论》说："膻中者，心主之宫城也。"膻中，即膻中穴，在胸骨上两乳头连线中间。《素问·平人气象论》说："出于左乳下，其动应衣，脉宗气也。"心藏的主要生理功能如下。

1. 主宣出神明，为生命之本

神又称神明，广义神明是指生命运动，即气血运动。主宣神明，是指心藏有主持升发宣散气血到全身内外的作用，即肺的宣发功能实际上主要是心的功能，肺起辅助作用。心为阳，肺为阴。狭义神明是指精神运动，即思维意识活动。主出神明，是指心藏有主持产生思维意识活动（主要是心理活动中的认知过程）的作用，例如《素问·灵兰秘典论》说："心者，君主之官也，神明出焉。"张景岳注释说："心为一身之君主，禀虚灵而含造化，具一理以应万几，藏府百骸，惟所是命，聪明知慧，莫不由之，故曰神明出焉。"其中，"藏府百骸，惟所是命"是讲生命活动，"聪明知慧，莫不由之"是讲意识思维活动。

心藏是维持推动人体内气血运动变化，其中也包含思维意识活动变化的主要动力，所以是生命运动的根本，例如《素问·六节藏象大论》说："心者，生之本，神之变也。"《灵枢·邪客》说："心者，五藏六府之大主也，精神之所舍也……心伤则神去，神去则死矣。"

2. 主藏神明，主充血脉

主藏神明，是指心藏有主持将气血从全身各处肃收回到血脉中，并将气血下降储存在肾和归肾主持的作用。心阳下藏于肾，肾阴上济于心，所谓心肾相交。心的藏神功能，也可以看成是肺的肃降功能，心起辅助作用。例如《素问·宣明五气篇》说："心藏神。"《清代名医医案精华·陈良夫医案》说："心主一身之火，肾主一身之水，心与肾为对待之藏，心火欲其下降，肾水欲其上升，斯瘰疬如常矣。"

主充血脉，是指心藏有主持充实狭义血在血管流动的作用，即主持血的功能和脉管的功能。例如《素问·五藏生成》说："诸血者，皆属于心。"《素问·痿论》说："心主身之血脉。"《素问·六节藏象论》说："心者，其充在血脉。"《灵枢·决气》说："壅遏营气，令无所避，是谓脉。"

3. 心藏功能的外在表现

其华在面，其体在血脉，开窍于舌，在声为笑，在味为苦，在色为赤，在脉为洪，在液为汗，在志为喜，在部位为胸正中偏左等。

4. 心与小肠功能的相对区分

在生理上，心主宣出藏神，心将输入胸部的气血宣发上升送出到全身各处，并肃收回到血脉中，还使精气下行到肾储存。心主升入，升中有降。小肠主受盛化物，小肠接受盛纳胃传降下来的水谷精微，将其部分变化为气血上送到脾，将其部分变化为水谷糟粕下降到大肠膀胱排出体外。小肠主降出，降中有升。例如《素问·灵兰秘典论》说："小肠者，受盛之官，化物出焉。"《类经·藏象类》说："小肠居胃之下，受盛胃中水谷而分清浊，水液由此而渗于前，糟粕由此而归于后，脾气化而上升，小肠化而下降，故曰化物出焉。"

在病理上，心体润，喜燥恶湿，心藏属阴，易生寒伤阳，易生痰瘀，相对阴易胜，阳易衰；心阳气充足，宣出功能就正常，气血就会宣发布出全身，而不致变化凝聚成痰瘀，发生胸痹和惊悸、怔忡（即心悸）等。小肠体燥，喜润恶燥，小肠属阳，易伤津液，相对阳易胜，阴易衰；小肠阴津充足，受盛化物功能就正常，水谷糟粕顺利下降大肠、膀胱中，而不致变化凝聚为热毒，发生热淋和口舌生疮等。

（三）脾藏功能

　　广义脾藏是指脾藏与胃府，脾藏为阴，胃府为阳。脾藏的位置：在身腔膈膜下，腹腔之中，居腹上中部，又称中焦。脾与胃以膜相连在一起，例如《医贯·形景图》说："膈膜之下有胃，盛受饮食，而腐熟之。其左有脾，与胃同膜而附其上。"脾藏的主要功能如下。

1. 主受纳运化，为后天之本

　　受纳就是盛纳和接受，运化就是消化和运输。脾藏有主持受纳运化食物和水饮两方面的功能。脾藏盛纳吃进的食饮，将其初步腐熟变成水谷精微，再将水谷精微进一步消化吸收变成气血，并将气血上升运输到肺，由肺贯注心脉，布散全身，以营养五藏六府、头躯体四肢等。例如《素问·经脉别论》说："饮入于胃，游溢精气，上输于脾；脾气散精，上归于肺。"《黄帝素问直解·灵兰秘典论》说："胃主纳，脾主运，皆受水谷之精，犹之仓廪之官，主入主出，五味各走其道，故五味由之出焉。脾与胃，以膜相连，故合言之。"《类经·藏象类》说："脾主运化，胃司受纳，通主水谷，故皆为仓廪之官。五味入胃，由脾布散，故曰五味出焉。"

　　廪，米仓之义。脾胃好像管理仓库的官员，五味即食物水饮到此储存消化吸收，变成气血后输送到肺心，再由肺心宣散到全身。脾胃是气血的主要来源，是生命运动的后天根本和重要保证。例如《医学心悟·医门八法》说："一事未知，先求乳食，是脾者，后天之根本也。"

2. 益一身气，主决生死

　　益一身气，是指脾藏有主持补益全身各部之气的作用。由于脾主受纳运化产生气血，所以五藏六府和全身各部的气血靠脾来补充。虽然肺也主一身之气，但实际上是在脾运化的基础上或者必须靠脾的帮助，也可以说，肺主一身之气的作用，也是脾主一身之气的作用。例如《素问·五藏别论》说："胃者，水谷之海，六府之大源也。五味入口，藏于胃，以养五藏气；气口亦太阴也，是以五藏六府之气味，皆出于胃，变见于气口。"《类经·藏象类》说："人有四海而胃居一，是为水谷之海。藏府之属，阳为府，阴为藏，胃属阳而为六府之本，故云六府之大源。然五味入口，藏于胃以养五藏气，故又曰胃为五藏六府之海。……盖气口属肺，手太阴也；布行胃气，则在于脾，足太阴也。……然则胃气必归于脾，脾气必归于肺，而后行于藏府营卫，所以气口虽为手太阴，而实即足太阴之所归。"

主决生死，是指脾藏有主持决定人体生命运动好坏的作用。由于人体气血的充实靠脾胃化生，脾胃之气血的强弱可体现人体内气血的强弱。脾受纳运化，产生补充五藏六府和全身的气，脾气的有无是五藏六府和全身之气有无的重要标志之一。脾气的有无、多少、强弱，对人体的生命运动和抗病防御能力有重要影响，所以有脾气则生，脾气少则病，脾气无则死。例如《素问·平人气象论》说："平人之常气禀于胃，胃者平人之常气也；人无胃气曰逆，逆则死。"

3. 主统摄血

主统摄血，是指脾藏有主持统辖摄护血液在血脉中正常活动而不妄行管外的作用。脾统摄血跟脾益一身气有密切关系，气为血帅，气能统血。例如《难经·四十二难》说："脾主裹血，温五藏。"《张氏医通·崩漏》说："又云：脾统血，肝藏血，崩之为患，或脾胃虚损，不能摄血。"

4. 脾藏功能的外在表现

其华在唇，其体在肌肉，开窍于口，在志为思为意，在液为涎，在声为歌，在味为甘，在色为黄，在脉为濡，在变动为呕吐噫呃，在部位为上中腹部等。

5. 脾与胃功能的相对区分

在生理上，胃主受纳，胃主要容纳腐熟水谷，将水谷精微上送到脾，将糟粕下降到肠排出体外；胃主降出，所谓饮入于胃，游溢精气，胃府泻而不藏。脾主运化，脾主要消化吸收精微变成气血，将气血升运到肺输送全身；脾主入升，所谓上输于脾，脾气散精，上归于肺，脾藏藏而不泻。

在病理上，胃体燥，喜润恶燥，胃府属阳，易化热伤阴，易伤津液，相对阳易胜，阴易衰；胃的津液充足，受纳腐熟功能就正常，糟粕就会润降肠中，否则大肠不通等。脾体润，喜燥恶湿，脾藏属阴，易生寒伤阳，易生水湿，相对阴易胜，阳易衰；脾的阳气充足，运化吸收功能正常，津液就会上升肺中，否则水湿停聚等。

（四）肺藏功能

广义肺藏是指肺藏与大肠府，肺藏为阴，大肠府为阳。肺藏的位置：在身腔膈膜上，居胸腔内左右，又称上焦。例如《类经·藏象类》说："肺与心皆居膈上。"《灵枢·九针论》说："肺者，五藏六府之盖也。"肺藏的主要生理功能如下。

1. 主宣发肃降

宣发就是宣升发散，肺藏有主持将脾输送来的气血与肺吸入的清气相结合，宣升发散到头、躯体、四肢、五藏六府的作用。这个宣发功能还必须依靠心的帮助，上焦是指心肺，宣发是心肺的共同功能，而心的宣发作用是主要的，肺的宣发作用是辅助的。肺好像心君主位下的宰相官员，辅助治理调节属于它的职能范围。例如《灵枢·决气》说："上焦开发，宣五谷味，熏肤充身泽毛，若雾露之溉，是谓气。"《素问·灵兰秘典论》说："肺者，相傅之官，治节出焉。"《类经·藏象类》说："肺与心皆居膈上，位高近君，犹之宰辅，故称相傅之官，肺主气，气调则营卫藏府无所不治，故曰治节出焉。节，制也。"

肃降就是肃收下降，肺藏有主持将气血从全身各部肃收回到血脉中，将部分津液下降到肾和前阴尿道排出体外，将浊气、糟粕由肺、鼻口和后阴肛门排出体外的作用。

肺的宣发与肃降功能，肃降是主要的，例如《素问·经脉别论》说："肺朝百脉，输精于皮毛；毛脉合精，行气于府；府精神明，留于四藏，气归于权衡；……脾气散精，上归于肺；通调水道，下输膀胱。"权衡，有调节平衡之意。

2. 主司呼吸，补一身气

主司呼吸，是指肺藏有主持经营将"浊气"从鼻口中呼出体外，并通过鼻口将"清气"吸入体内的作用。肺也是清气和浊气交换的场所，吸入清气布散全身为宣发，呼出浊气排出体外为肃降，呼吸是肺宣发肃降功能的表现之一。例如《灵枢·五味》说："其大气之抟而不行者，积于胸中，命曰气海，出于肺，循喉咽，故呼则出，吸则入。"抟同团，有会合之意。《素问·阴阳应象大论》说："天气通于肺，地气通于嗌。"嗌，即咽喉。

补一身气，是指肺藏有主持将脾所吸收的水谷精微之气和肺所吸入的清气相结合产生宗气，布散补充全身各部之气的作用，即补充变成上焦宗气、下焦元气，体表卫气、体内营气，五藏六府之气、躯体四肢之气。例如《素问·五藏生成》说："诸气者，皆属于肺。"

3. 肺藏功能的外在表现

其华在毛，其体在皮肤，开窍于鼻，其志在悲，在味为辛，在色为白，在脉为浮，在声为哭，在液为涕，在变动为咳喘，在部位为胸部等。

4. 肺与大肠功能的相对区分

在生理上，肺主宣发肃降，肺主要接受脾运送的气血，宣发上升到心和全身各处，并使气血肃降回血脉，将津液下降到肾排出体外；肺主升入，升中有降。大肠主传道变化，主要接受胃传送到小肠，再由小肠传送大肠的水谷糟粕，大肠把水谷糟粕小部分变化为气血上送到脾，大部分变化为粪便下降排出肛门；大肠主降出，降中有升。例如《素问·灵兰秘典论》说："大肠者，传道之官，变化出焉。"《类经·藏象类》说："大肠居小肠之下，主出糟粕，故为脾胃变化之传道。"《黄帝素问直解·灵兰秘典论》说："食化而变粪，故变化由之出焉。"

在病理上，肺体润，喜燥恶湿，肺藏属阴，易生寒伤阳，易生痰饮，相对阴易胜，阳易衰；肺阳气充足，宣肃功能就正常，气血就会布散全身，而不致凝聚变化成寒痰，发生肺胀而喘肿等。大肠体燥，喜润恶燥，大肠府属阳，易化热伤阴，易伤津液，相对阳易胜，阴易衰；大肠阴津充足，粪便就会顺利排出肛门外，而不致变化为痰热邪毒，发生肺痈而喘咳等。

（五）肾藏功能

广义肾藏包括肾藏与膀胱府，肾藏为阴，膀胱府为阳。肾藏的位置：在身腔膈膜下，居腹腔中腰部和下腹中部，与肝在一起并称下焦，例如《素问·脉要精微论》说："腰者，肾之府，转摇不能，肾将惫矣。"肾藏主要生理功能如下。

1. 主藏精纳气，为先天之本

主藏精，是指肾藏有主持管理储存精和调节精量的作用。肾储藏先天之精与后天之精，当人体五藏之精充沛时，使其下降储存于肾藏，当人体五藏之精不足时，则肾排出精以补充五藏，所谓五藏虚极，穷必及肾。例如《素问·六节藏象论》说："肾者主蛰，封藏之本，精之处也。"

主纳气，是指肾藏有主持固摄受纳肺所吸入清气的作用。肺吸入之清气，必须下达于肾，肺的呼吸要保持一定的深度，有赖于肾的纳气作用。例如《难经·四难》说："呼出心与肺，吸入肾与肝。"《类证治裁·喘症》说："肺为气之主，肾为气之根，肺主出气，肾主纳气，阴阳相交，呼吸乃和。"

先天之本，是指肾藏所储藏的先天之精，是禀受于父母的生殖之精，它与生俱来，是构成胚胎发育的原始物质。例如《医学心悟·医门八法》说："胚胎始兆，形骸未成，先生两肾，肾者，先天之根本也。"

2. 主调水液

主调水液，是指肾藏有主持调节人体内津液的储存输布和排泄，维持津液代谢平衡的作用。五藏的津液由肺的肃降下流到肾，通过肾的作用分为清浊，使津液清者上升到心肺而布散全身，津液浊者下输到膀胱排出体外，反复循环。膀胱储尿排尿的功能，实际就是肾的功能。例如《素问·逆调论》说："肾者水藏，主津液。"《黄帝素问直解·灵兰秘典论》说："济泌别汁，循下焦而渗入，故津液藏焉；得阳热之气，而津液始达于皮肤，故气化则能出矣。"《素问·水热穴论》说："肾者，胃之关也，关门不利，故聚水而从其类也。上下溢于皮肤，故为胕肿。胕肿者，聚水而生病也。"吴昆："肌肤浮肿曰胕肿。"

3. 主髓通脑

是指肾藏有主持产生充实骨髓、脊髓、脑髓的作用。肾藏精，精生髓，髓居骨、脊和脑中，滋养骨、脊和脑。例如《素问·阴阳应象大论》说："肾生骨髓。"《灵枢·经脉》说："精成而脑髓生。"《灵枢·海论》说："脑为髓之海。""髓海有余，则轻劲有力，自过其度；髓海不足，则脑转耳鸣，胫痠眩冒，目无所见，懈怠安卧。"

4. 肾藏功能的外在表现

其华在发齿，其体在骨，其志在惊恐，开窍于耳及二阴，在声为呻，在味为咸，在色为黑，在脉为沉石，在变动为栗，在部位为腰及下腹部等。

5. 肾与膀胱功能的相对区分

在生理上，肾藏精主水，肾主要接受五藏的精和水并储藏，并将其宣升到心肺，所谓肾水上济于心，并将津液一部分下降膀胱。肾主入升，入中有出，升中有降。膀胱主藏化，膀胱接受储存肾输入的津液，并将大部分通过尿道排出体外，小部分上升回肾。膀胱主降出，降中有升，出中有入，例如《素问·灵兰秘典论》说："膀胱者，州都之官，津液藏焉，气化则能出矣。"《类经·藏象类》说："膀胱位居最下，三焦水液所归，是同都会之地，故曰州都之官，津液藏焉。"

在病理上，肾体润，喜燥恶湿，肾藏属阴，易生寒伤阳，易生水饮，相对阴易胜阳易衰；肾阳气充足，津液易于气化升降，而不产生水饮浮肿尿少等。膀胱体燥，喜润恶燥，易化热伤阴，易生热淋，相对阳易胜阴易衰；膀胱津液充足，津液易于气化降出，而不产生热淋尿急、尿频、尿痛等。

总之，上焦心肺主要主持气血的宣发升散为主，降收排出为辅，其中心主宣发升散为主，肺主收降排出为主。下焦肝肾主要主持气血的降收储存排出为主，宣发升散为辅，其中肝宣发散升为主，肾收降排出为主。中焦脾胃主要化生气血。气血的排出，一是肺呼气、汗和粪便的排出，二是肾精液和尿液的排出。气血的输入，一是先天肾精的化生，二是肺吸气和脾摄入水谷精微的结合补充。五藏共同调节人体内气血的升降出入循环运动，从而维持全身的整体生命活动（系统质），又维持了各藏的生理功能（要素质），它们的关系是共性和个性的关系，没有共性就没有个性，没有个性也就没有共性。

四、五藏实质的探索

用现代科学观点看中医"藏"或"脏"，是抽象的"大"藏或脏，相当于系统论里系统的概念，也相当于西方医学内人体解剖学、组织胚胎学、生理学中系统的概念，而与西方医学里具象的"小"器官的概念是不同的。

（一）五藏是动态自稳系统模型

从西方医学观点看，人体气血的出入升降运动，包含了新陈代谢规律。新陈代谢是普遍的规律，这一规律在生物界表现得极为明显，新陈代谢一旦停止，生命也就随之停止。在生物学上，物质代谢可以看作是新旧物质在生物体内的交换过程。生物不断地由外界中摄取营养物质，进入体内并在体内进行同化作用（主要是合成）的物质可示为"新"的方面，体内原

有的并在体内进行异化作用（主要是分解）的物质可示为
"旧"的方面。进入体内的"新"物质的一部分变成机体的组
成成分，体内原有的"旧"物质的一部分被代替而脱离机体，
这就是新旧物质在体内的代谢过程，生物学常称之为新陈代谢
或称物质代谢。[1]

人体内物质的合成和分解包含着一系列化学变化，并伴有
能量的转换，以供给人体所需要的能量。无论是组织细胞维持
基本的生命活动，或是器官执行生理机能，都伴随着物质分
解、氧化和产生能量。在这些能量中，约三分之二最终以热能
的形式放出以维持体温，约三分之一以化学能的形式供给物质
的合成。进入体内的物质种类很多，各有其代谢特点，其中
糖、脂类、蛋白质这三类物质，是进入人体内最基本、最重要
的物质。[2]

从中医学的观点看，生物学中的物质代谢，是由五藏共同
维持调节的。五藏推动气血的出入升降运动，其中就包含了以
糖、脂类、蛋白质代谢为主的循环运动，由此也形成了五藏各
自的机能活动。由外环境进入人体的物质，在体内经过加工合
成组织新成分，可以看成"入升"；体内旧成分分解成废物排
出体外，可以看成"出降"。"入升"可以看成合成，"出降"
可以看成分解。这种合成与分解的对立统一过程，维持生命运
动，推动机体正常生理机能，保证机体的生长、发育、繁殖、
遗传及修补损伤组织（特别是蛋白质代谢）。人体气血的出入
升降运动，实际上就暗含了生物的新陈代谢规律。气血的出入

---

〔1〕 北京中医学院. 正常人体学(试用教材)〔M〕. 北京：北京中医学院，1973.

〔2〕 山东医学院《人体机能学》编写组. 人体机能学〔M〕. 北京：人民卫
生出版社，1975.

升降即物质代谢是由五藏调节控制，使它们出入升降保持动态平衡。另外，人体气血的动静运动，可以看成是组织器官系统各功能的兴奋与抑制、快与慢、强与弱等存在和表现。"动"可以看成兴奋、快、强，"静"可以看成抑制、慢、弱。气血的动静运动也是由五藏调节控制的。

从信息论、控制论的角度看，人体气血的出入升降运动，也包含着信息对人体输入与输出的活动过程。自然环境的温度、湿度、气候、颜色、声音、事情和社会等，对人体的刺激为"入升"；通过人体调节后，对刺激的反应为"出降"。信息的输入与输出，即气血的出入升降运动，是由五藏调节控制的。综上所述，所以人体五藏可以看成是一个动态自稳系统模型。

（二）五藏是功能结构系统模型

西方医学指出，几种组织有机地结合在一起，形成具有一定机能的形态结构，即器官。全身器官按其结构，基本上可分两大类，管性器官和实质性器官。许多器官联合起来，它们在构造上具有一般相似的特性，在机能上可以完成一个连续性的生理功能，则称之为系统，人体可分为运动系统、循环系统、呼吸系统、消化系统、泌尿系统、生殖系统、内分泌系统、神经系统和感觉器官。[1]

从西方医学角度看，五藏的功能：

肝藏：主要是部分消化系统的肝脏、胆囊、胆道、胰腺功能；部分神经系统的脊神经功能，部分运动系统的骨连接、肌腱和韧带功能，血液的部分抗凝固和凝固功能，感觉器官眼的

---

〔1〕 北京中医学院. 正常人体学(试用教材)〔M〕. 北京：北京中医学院，1973.

功能，脾脏功能等。

心藏：主要是循环系统的心脏功能、血管功能、心脏血管活动调节功能；部分神经系统的大脑、丘脑、脑干的主要功能；血液的抗凝固功能等。

脾藏：主要是消化系统的消化吸收与排便功能，部分运动系统的肌肉（骨骼肌、平滑肌、心肌）功能，血液中部分凝固功能等。

肺藏：主要是呼吸系统的通气、气体的交换和运输、呼吸运动的调节功能，皮肤的保护、调节体温（汗液蒸发为主）、分泌和排泄（汗、皮脂、尿等）、渗透和吸收、感觉功能，大肠功能等。

肾藏：主要是泌尿系统的肾小球的滤过、肾小管的重吸收和分泌、尿生成和排出的作用等，生殖系统的男性的精液产生和排出、女性的卵泡生长和排卵、受精和卵裂、胚泡形成和植入、人体外形的建立、发育成长功能，部分神经系统的小脑、下丘脑（主要是脑垂体、乳头体）、脊髓功能，内分泌系统的甲状腺、甲状旁腺、肾上腺、性腺（睾丸、前列腺、卵巢）、其他内分泌腺（松果体、胸腺、消化道分泌的激素）等功能，部分运动系统的骨功能，感觉器官耳的功能等。

中医五藏中的肝、心、脾、肺、肾、藏，可以看成是五个符号，它们分别代表各系统综合组成的不同生理功能，它们之间互相影响，密切配合，形成有机的整体。中医重视强调各系统功能之间的关系和它们的统一性，在生理功能上，它们不能截然分开，只能相对区分。五藏之间的关系就是五行之间的关系，所以五藏可以看成是一个功能结构整体模型。

第三节 "神·五合"与中医形体运动学

现代科学认为，生命运动是较为高级较为特殊的物质运动。中医用"神"作为生命运动的高度概括，认为人的生命运动从宏观方面看，主要包括两大类，形体运动与精神运动（又称心理活动）。形体运动与精神运动是不能分开的，它们是互为作用，密切联系的。为了便于论述，这里专讲形体运动。

人的形体运动是指人形体的各种动作，具体宏观表现就是走、停、跳、跑、坐、站、爬、滚、卧、蹲、眨眼、咀嚼、呼吸、小便、大便等各种动作姿式，以及为生存而做的各种劳动和搏斗。中医认为形体运动是生命运动强弱盛衰的重要外在表现之一，是人类行为的一个重要方面。

一、精神与形体运动

中医术语中的"精神"一词，与现代汉语中"精神"一词概念有所不同。现代汉语中"精神"一词，是指人的意识思维和一般心理状态；中医术语中"精神"一词，内涵是指人的机体和功能，用"精形"与"神"来表述人的机体和功能的关系。

（一）精是形体结构

在这里所讲的精是指广义精而言，即指形体结构。精聚合形成皮、脉、肉、筋、骨五合，由它们组合成形体。例如《灵枢·经脉》说："人始生，先成精，精成而脑髓生，骨为干，脉为营，筋为刚，肉为墙，皮肤坚而毛发长，谷入于胃，脉道以通，血气乃行。"意思是讲，人在孕育初起，是先由男女之精构合而成的，然后由精聚合发育成脑髓，此后逐渐形成身形各部分，人的身形以骨为支架，以脉为通道灌溉营养全身，以坚劲的筋约束骨骼，以肌肉为墙壁护卫内在藏府、筋骨和血脉，到皮肤坚韧后毛发生长，人身即形成。出生以后，还要凭借水谷精微的营养，脉道内外的贯通，气血在脉道中循环不止，这就是成形始于精，养形在于谷。精组合成形体，身形一但形成，神也就在其中了。

（二）神是形体运动

在这里所讲的神是指广义神而言，即指形体动作，其中也包括狭义的神——心理活动，例如《灵枢·天年》说："何者为神？血气已和，荣卫已通，五藏已成，神气舍心，魂魄毕具，乃成为人。"意思是讲，什么是神？当人体的气血运行和调，营卫气运行通畅，五藏形成之后，就产生正常生命运动的神，神藏于心后，表现为组织器官功能活动和思维意识的魂魄也都具备了，这才能成为一个健全的身体。神就是人体的正常生命运动，就是人的形体动作和心理活动。

（三）精与神的关系

健全的形体是机能旺盛的物质保证，机能旺盛又是形体强健的根本条件。形体损伤必定影响机能的正常活动，机能障碍也会损害形体健康。一方面，形的存亡决定神的存亡，神只能居形而存，不能离形而生，例如《素问·汤液醪醴论》说："精气驰坏，荣泣卫除，故神去之。"另一方面，神的安危也直接影响形的安危，例如《素问·移精变气论》说："得神者昌，失神者亡。"

二、气血与形体运动

中医认为，人生命活动的主要表现就是形体的机能活动，而人体机能活动的重要表现之一就是形体运动。生命活动、机能活动、形体运动或动作，都可用"神"来表达。

（一）气血决定形体运动

形体即身形、身体。身形是由精血聚合而成，精血则由气聚合而成。身形为宏观生命物质，气血为微观生命物质，身形运动为宏观生命运动，气血运动为微观生命运动。形体运动实际上是由气血运动产生的，气血运动决定人的形体运动，气血在血脉经络里的正常运动是形体正常运动的基础，例如《灵枢·本藏》说："是故血和则经脉流行，营复阴阳，筋骨劲强，关节清利矣。"《素问·五藏生成》说："肝受血而能视，足受血而能步，掌受血而能握，指受血而能摄。"

如果人体内气血的产生和运动失常，就会导致形体运动的失常。例如《素问·太阴阳明论》说："脾病而四支不用，何也？四支皆禀气于胃，而不得至经，必因于脾，乃得禀也。今脾病不能为胃行其津液，四支不得禀水谷气，气日以衰，脉道不利，筋骨肌肉皆无气以生，故不用焉。"意思是讲，脾藏有病会使四肢失掉它的正常功用，因为四肢具有正常功用是由于受到了胃气的营养，但胃气不能直接到达四肢经脉，必须经过脾的运化。脾藏有病，就不能把胃府的气血输送出去，四肢就无从得到水谷之气，气血日渐衰减，在经脉中运行也不利，筋骨肌肉都得不到营养，所以四肢也就失去了它的正常功用。

（二）形体运动影响气血

形体运动对气血运动有很大的影响。如果形体运动不足，就会导致气血运动障碍。例如《吕氏春秋·尽数》说："形不动则精不流，精不流则气郁。"意思是讲，形体不运动，身体内精血流动就不会畅通，精血里的气也容易停滞。反之，形体运动，身体内精血流动畅通，精血里的气也容易运行。

如果形体运动过度，也会导致气血运动的混乱。例如《素问·生气通天论》说："阳气者，烦劳则张，精绝；辟积于夏，使人煎厥。目盲不可以视，耳闭不可以听，溃溃乎若坏都，汩汩乎不可止。"意思是讲，人身体的阳气在过度烦劳的情况下紧张亢盛，因而导致精血耗竭；如这种情况重复地发展下去，到了夏天，再加上暑热的熏蒸，就会使人发生"煎厥"病。它的主要症状是两眼昏糊不清，两耳闭塞不能闻声，形势危急，就像河堤决口，水流横溢不止。双眼的视物运动、双耳的闻声运动，都是形体运动的一部分。

三、五藏与形体运动

中医认为身形是由头、躯体、四肢所组成，而头、躯体、四肢的形状结构是由筋、脉、肉、皮、骨这五合所构成。合有组合、结合、配合、合作等含义。形体运动就是由筋、脉、肉、皮、骨五合的互相组合配合而产生的各种综合动作，也就是形体各部分的正常生理功能。

微观的气血运动主持决定宏观的五合运动，而五合运动又主持决定形体运动。五合代表宏观的形体结构和生理功能，气血的运动是由五藏来调节管理的，五合的运动也由五藏支配和控制。

（一）肝藏与形体

首先，肝合、主、充筋膜和爪甲。《素问·五藏生成》说：

"肝之合筋也。"《素问·痿论》说："肝主身之筋膜。"张景岳注释："凡肉里藏府之间，其成片联络薄筋，皆谓之膜。"《素问·六节藏象论》说："其华在爪，其充在筋。"以上意思是讲，肝有组合、主持、充实筋膜和爪甲正常生理功能，并配合脉、肉、皮、骨共同合作完成形体运动的作用。筋膜除五藏外，主要靠肝的气血来滋养。筋膜主要是约束骨骼，联结肌肉，接利关节。例如《素问·痿论》说："宗筋主束骨而利关节也。"《素问·脉要精微论》说："膝者，筋之府，屈伸不能，行则偻附，筋将惫矣。"

其次，肝主罢极。《素问·六节藏象论》说："肝者，罢极之本。""罢"含有疲倦、抑制、安静之义，《辞海》说"罢""通""疲"。"极"含有急迫、兴奋、紧张之义，《辞海》说"极""通""亟""急"。"罢极之本"就是说，肝有主持调节形体运动兴奋或抑制的作用。

（二）心藏与形体

心合、主、充血脉。《素问·五藏生成》说："心之合脉也。"《素问·痿论》说："心主身之血脉。"《素问·六节藏象论》说："其华在面，其充在血脉。"以上意思是讲，心有组合、主持、充实血脉正常生理功能，并配合皮、肉、筋、骨共同合作完成形体运动的作用。血脉除五藏外，主要靠心的气血来滋养。

（三）脾藏与形体

脾合、主、充肌肉、口唇和口腔。《素问·五藏生成》说："脾之合肉也。"《素问·痿论》说："脾主身之肌肉。"《素问·六节藏象论》说："其华在唇四白，其充在肌。"以上意思是讲，脾有组合、主持、充实肌肉、口唇和口腔的正常生理功能，并配合、脉、皮、骨共同合作完成形体运动的作用。肌肉除五藏外，主要靠脾的气血来滋养。

（四）肺藏与形体

首先，肺合、主、充皮肤和毛发。《素问·五藏生成》说："肺之合皮也。"《素问·痿论》说："肺主身之皮毛。"《素问·六节藏象论》说："其华在毛，其充在皮。"以上意思是讲，肺有组合、主持、充实皮肤和毛发的正常生理功能，并配合筋、脉、肉、骨共同合作完成形体运动的作用。皮肤除五藏外，主要靠肺的气血来滋养。

其次，肺主处魄。《素问·六节藏象论》说："肺者，气之本，魄之处也。"《类经·藏象类》说："魄之为用，能动能作，痛痒由之而觉也。精生于气，故气聚则精盈；魄并于精，故形强则魄壮。此则精魄之状，亦可默会而知也。"以上意思是讲，肺有主持产生本能动作和皮肤感觉功能的作用。魄就是指人体固有的本能动作，它与皮肤感觉功能是密切相关的，也与形体的强壮密切相关。

再其次，皮肤为身形的最外层，是抵御外邪侵袭与保护头、躯体、四肢的第一道方线，护卫筋、脉、肉、骨，并参于形体运动。《素问·汤液醪醴论》说："夫病之始生也，极微极精，必先入结于皮肤。"《素问·阴阳应象大论》说："故善治者治皮毛，其次治肌肤，其次治筋脉，其次治六府，其次治五藏。治五藏者，半死半生也。"

（五）肾藏与形体

首先，肾合、主、充骨骼和头发。《素问·五藏生成》说："肾之合骨也。"《素问·痿论》说："肾主身之骨髓。"《素问·六节藏象论》说："其华在发，其充在骨。"以上意思是讲，肾有组合、主持、充实骨骼和头发正常生理功能，并配合筋、脉、肉、皮共同合作完成形体运动的作用。骨骼除五藏外，主要靠肾的气血来滋养。

其次，肾主作强技巧。《素问·灵兰秘典论》说："肾者，作强之官，伎巧出焉。"《黄帝素问直解》说："肾藏精，男女媾精，鼓气鼓力，故肾者，犹之作强之官，造化生人，伎巧由之出焉。"《类经·藏象类》说："伎，技同。肾属水而藏精，精为有形之体，精盛形成则作用强，故为作强之官。水能生万物，精妙莫测，故曰技巧出焉。"《辞海》释：伎同"技"。技巧；技艺。技巧：熟练的技能。技艺：本领。以上意思是讲，肾有主持产生作强技巧的作用。作强技巧包含两方面内容：第一，古代作战攻守搏斗时，有操作器械、攀高、跑跃、骑射、斗剑等各种技能灵活、熟练、矫健的功能，相当于现代各项体育运动。《汉书·艺文志》说："技巧者，习手足，便器械，积机关，以立攻守之胜者也。"第二，男女交配媾精时和妇女分娩时，有用力鼓力作用强盛技能精巧的功能。人类的性交活动和分娩活动过程也是一种劳动，中医称房劳。

五藏管理调节五合和形体运动，如果五藏管理调节失常，就会导致五合和形体运动失常。例如《素问·上古天真论》说："肝气衰，筋不能动……肾气衰，形体皆极。"意思是讲，肝气虚弱就会使筋的功能丧失，肾气虚弱就会使整个形体都疲倦等等。

形体运动过度与不适当，也会损害五合和五藏。例如《素问·宣明五气》说："久视伤血，久卧伤气，久坐伤肉，久立伤肾，久行伤筋。"意思是讲，疲劳过度就会有所伤害，过度目视容易先伤害心，心合血脉和思维记忆；过度躺卧容易先伤害肺，

137

肺合皮肤和呼吸；过度坐着容易先伤害脾，脾合肌肉；过度站立容易先伤害肾，肾合骨骼；过度行走容易先伤害肝，肝合筋膜，所以形体运动要均衡。

四、性交活动中五藏五合的配合

中医认为性交活动也是形体运动的一个重要组成部分，性交活动过程实际是由肾藏为主五藏为辅助进行的。从五藏在性交活动的配合中，可以看出五藏在形体运动中的协作。

中医认为性交活动的一般过程是：首先，望而生情，面红身热，是心气血的作用，因为心主神（思维），合血脉。其次，呼吸急促，咽鼻干燥，语言急迫或不语，是肺气血的作用，因为肺主呼吸，合皮肤与鼻。其次，男子阴茎勃起快而有力，女子眼光涎沥或斜视送情，是肝气血的作用，因为肝主罢极，合筋膜与目。再其次，男子阴茎坚硬有劲而持久，女子阴道阴液分泌旺盛，是肾气血的作用，因为肾主作强技巧。再其次，全身肌肉紧张抽动，是脾气血的作用，因为脾主身之气，合肌肉。

总之，五藏的气血都强盛而起作用，五藏五合配合良好，性交过程就完美，男女之心则高兴愉快。反之则相反。例如，明朝的《广嗣纪要·协期》说："男有三至者，谓阳道奋昂而振者，肝气至也；状大而热者，心气至也；坚劲而久者，肾气至也。三者俱足，女心之所悦也。……女有五至者，面上赤起，眉厴乍生，心气至也；眼光涎沥，斜视送情，肝气至也；低头不语，鼻中涕出，肺气至也；交颈相偎，其身自动，脾气至也；玉户开张，琼液浸润，肾气至也。五气俱至，男子方与之合，而行九一之法，则情洽意美。其候亦有五也，娇吟低语，心也；合目不开，肝也；咽干气喘，肺也；两足或曲或伸，仰卧如尸，脾也；口鼻气冷，阴户沥出黏滞，肾也。有此五候，美快之极。男子识其情而采之，不惟有子，且有补益之助。"

五、年龄对形体运动的影响

中医认为，形体运动的寿夭在各年龄阶段有一定的规律。寿指强盛、存在、长寿，夭指衰弱、消亡、短命。

《灵枢·天年》说："人生十岁，五藏始定，血气已通，其气在下，故好走。二十岁，血气始盛，肌肉方长，故好趋。三十岁，五藏大定，肌肉坚固，血脉盛满，故好步。四十岁，五藏六府十二经脉，皆大盛以平定，膝理始疏，荣华颓落，发颇斑白，平盛不摇，故好坐。五十岁，肝气始衰，肝叶始薄，胆汁始灭，目始不明。六十岁，心气始衰，苦忧悲，血气懈惰，故好卧。七十岁，脾气虚，皮肤枯。八十岁，肺气衰，魄离，故言善误。九十岁，肾气焦，四藏经脉空虚。百岁，五藏皆虚，神气皆去，形骸独居而终矣。"意思是讲，人生长到十岁左右的时候，五藏开始发育健全，气血运行畅通无阻，而人生长先本于肾，肾气自下而上，人体下半身气血较旺盛，所以喜动比较好跑步。人到二十岁左右时，气血开始旺盛，肌肉开始发达，所以行动更为敏捷，喜欢快走。人到三十岁左右时，五藏已经发育强健，全身肌肉坚固，气血已经完全充足旺盛，所以步伐稳重，爱好从容不迫地行走。人到四十岁左右时，五藏六府十二经脉都发育得很健全，不能再继续盛长，从此膝理皮肤开始疏松，颜面的容华逐渐衰退，须发开始华白，气血平定盛满不再有突出的发展，而是向衰老方面变化，精力也已不十分充沛，所以好坐而不好动。人到五十岁左右时，肝气开始衰弱，肝叶薄弱，胆汁也减少，目为肝窍，所以两眼开始昏花。人到六十岁左右时，心气开始衰弱，经常出现忧愁悲伤的情绪，气血运行不劲畅，形体松懈懒惰，所以好卧。人到七十岁左右时，脾气衰弱，皮肤肌肉得不到荣养而干燥萎缩。人到八十岁左右时，肺气衰弱，不能藏魄，感觉反应迟钝，语言也常有耽误错误。人到九十岁左右时，肾气要枯竭了，其他四藏的经脉气也都十分空虚了。人到百岁左右时，五藏的气俱已空虚，气神也都消失，只有形骸存在，因而寿命终结，天年结束。这就是年龄对五合形体运动的影响。

第四节　"神·五志"与中医心理学

现代心理学认为，心理学是研究人的心理活动的规律的科学。人的心理，按其实质来说，就是客观世界在人脑中的主观映象。心理学研究的内容是：人在实践中的认识活动、通过认识活动所形成的意识的倾向性，以及它们在人身上所具有的个性特点[1]。

心理学的研究范畴，通常分为心理过程和心理特征。由于中医认为身心是不可分割而常常是在一起论述的，心理特征将放在中医人格形态体质学说中论述，本节主要论述心理过程。对于心理过程，心理学家们常划分为认知过程、情感过程和意志过程三部分，有人称之为知、情、志三大块[2]。

中医用"神"作为精神运动的高度概括。这里的"精神"一词，是哲学名词。辩证唯物主义认为，精神就是人的意识，

〔1〕　伍棠棣，李伯黍，吴福元．心理学［M］．北京：人民教育出版社，1982.

〔2〕　王米渠．中医心理学［M］．天津：天津科学技术出版社，1985.

是高度发展的物质——人脑的产物，它能动地反映物质并能动地反作用于物质。这里的"神"为狭义之神，心神，专指心理活动。中医心理学又可称中医精神运动学，是从气血藏象的角度研究心理活动或精神运动规律的科学。中医认为心理活动是人体生命运动的重要表现之一，是人体行为的另一重要方面。

一、中医对认知过程的认识

认知过程亦称认识过程，它包括感觉、知觉、注意、记忆、思维和想象等心理过程。中医用"神"来说明认知过程。

(一) 神与感觉

感觉就是当前作用于人感觉器官的客观事物的个别属性和特性在头脑中的反映，[1] 它包括视觉、听觉、味觉、嗅觉、肤觉、机体觉、运动觉、平衡觉。中医认为，感觉是外界事物刺激于人的七窍和身体、皮毛等时，"将审察于物而心生"(《灵枢·逆顺肥瘦》)，产生的各种反映。"将审察于物"即指客观事物个别属性，"而心生"即指在心神中的反映。

1. 七窍、皮毛、身体与八觉

由外部感觉器官产生的感觉有：

目窍的视觉，是人用眼睛分辨外界物体明暗、颜色、形状等。例如《素问·脉要精微论》说："夫精明者，所以视万物，别白黑，审短长。"中医把颜色、形状统称为五色、五形。

耳窍的听觉，是人用耳分辨外界物体声音特性的感觉。中医把声音统称为五音、五声。例如音分为宫、商、角、徵、羽

〔1〕伍棠棣，李伯黍，吴福元．心理学［M］．北京：人民教育出版社，1982.

五音，以表示音阶的高低，声音的清浊。

鼻窍的嗅觉，是人用鼻分辨外界物体气味特性的感觉，中医把气味主要分为香、臭、辛窜、腥。

口窍、舌窍的味觉，是人用口舌分辨物体味道特性的感觉。中医把味道统称为五味，例如《素问·阴阳应象大论》说："化生五味……在味为酸……在味为苦……在味为甘……在味为辛……在味为咸。"这里辛味有两层含义，一代表味道辛辣，一代表气味辛窜、腥。

皮毛和二阴窍的肤觉，是皮肤受到刺激而产生的多种感觉，皮肤感觉按其性质可分为触觉、压觉和振动觉、温觉和冷觉、痛觉和痒觉。[1] 中医从临床实践需要出发分两个方面去看，一是病人肤觉的异常，二是医生诊断肤觉的体会。例如触觉，切按脉就是一种触觉，广义的触觉还包括增加压力使皮肤部分变形所引起的肤觉，此即按脉中取、沉取。温度觉，中医切皮肤以辨寒热。痛觉，中医以喜按、按后痛缓为虚证；拒按、按后痛增为实证。同时中医也十分注意病人的自我感觉，如冷热、疼痛、麻木等。[2]

由内部感觉器官产生的感觉有：

身体的机体觉，是辨别身体内部状态的种种感觉，如饿觉、渴觉、痛觉、乏觉等。中医十分重视这种自我感觉，是辨证辨病的依据之一。痛觉的感受器遍及全身，痛觉能反应全身各部分受到的损害或产生病变的情况。

由本体感觉器官产生的感觉有：

---

〔1〕 伍棠棣，李伯黍，吴福元．心理学［M］．北京：人民教育出版社，1982.

〔2〕 王米渠．中医心理学［M］．天津：天津科学技术出版社，1985.

身体的运动觉，是最基本的感觉之一，它提供有关身体运动的情报，产生动觉的物质刺激是作用于身体肌肉、筋腱和关节中感受器的机械力。

身体的平衡觉，是由人体位置和运动速度的变化所引起的，速度的加快或减慢会引起前庭器官中的感受器的兴奋而产生平衡觉。[1]

2. 气血与感觉

中医认为七窍、皮毛、身体感觉的产生和好坏是由人体内气血的运行决定的。《灵枢·邪气藏府病形》说："十二经脉，三百六十五络，其血气皆上于面而走空窍，其精阳气上走于目而为睛，其别气走于耳而为听，其宗气上出于鼻而为臭，其浊气出于胃，走唇舌而为味。"意思是讲，五藏六府的气血通过血脉和十二经、三百六十五络全都要经过面部到达空窍，即目、耳、鼻、口舌。气血上行到眼睛产生视觉，上行到耳产生听觉，上行到鼻产生嗅觉，上行到口舌产生味觉。由此可见，气血运行到皮毛身体就会产生肤觉、机体觉、运动觉、平衡觉。

感觉的产生是依赖于七窍、皮毛、身体感觉器官局部气血和全身整体气血的正常运动。反之，气血运动失常，就会感觉异常。例如《灵枢·口问》说："故上气不足，脑为之不满，耳为之苦鸣。"《灵枢·决气》说："精脱者，耳聋；气脱者，目不明。"《素问·脉要精微论》说："以长为短，以白为黑，如是则精衰矣。"这些都属于感觉功能障碍。

3. 五藏与感觉

七窍、皮毛、身体的各种感觉功能又是五藏各自的生理功

---

〔1〕 伍棠棣，李伯黍，吴福元. 心理学 ［M］. 北京：人民教育出版社，1982.

能之一。

肝开窍于目，是指肝的气血通过经脉上达到目，使目产生视觉功能，目的视觉功能主要依赖肝的气血滋养和调节。肾开窍于耳，是指肾的气血通过经脉上达到耳，使耳产生听觉功能，听觉功能主要依赖肾的气血滋养和调节。肺开窍于鼻，是指肺的气血通过经脉上达到鼻，使鼻产生嗅觉功能，鼻的嗅觉功能主要依赖肺的气血滋养和调节。心脾开窍于舌和口，是指心脾的气血通过经脉上达到口舌，使口舌产生味觉功能，味觉功能主要依赖心脾的气血滋养和调节。实际上，味觉可以看成主要是脾的功能。《灵枢·脉度》说："故肺气通于鼻，肺和则鼻能知臭香矣；心气通于舌，心和则舌能知五味矣；肝气通于目，肝和则目能辨五色矣；脾气通于口，脾和则口能知五谷矣；肾气通于耳，肾和则耳能闻五音矣。"

肺主皮毛、藏魄，是指肺的气血通过经脉宣达全身皮肤，使皮肤产生肤觉功能，肤觉功能主要依赖肺的气血滋养和调节。《素问·宣明五气》说："肺藏魄。"《类经·藏象类》说："魄之为用……痛痒由之而觉也。"

肝主罢极，是指肝的气血通过经脉疏布全身，使身体内产生机体觉，机体觉功能主要依赖肝的气血滋养和调节。

肾主作强技巧、二阴，是指肾的气血通过经脉散布全身，使身体产生运动觉、平衡觉，运动觉、平衡觉功能主要依赖肾的气血滋养和调节。

心主神明，是指心有主持产生意识思维统领四藏感觉功能的作用。心为君主之官即最高指挥官，君主不明，十二官即各部门负责人指挥皆混乱。

气血的运行需要五藏共同来调节控制，所以感觉还与五藏调节全身的气血运动密切相关。《灵枢·脉度》说："五藏不和，则七窍不通。"

（二）神与知觉

知觉就是当前作用于人感觉器官的事物在头脑中的整体反映。感觉和知觉都是当前事物作用于感觉器官所产生的反映，它们的差别在于：感觉是对事物的个别属性（如颜色、气味、温度）的反映，知觉则是对事物各种属性所构成的整体的反映。人在知觉的时候，头脑中产生的不是事物的个别属性或部分孤立的映象，而是由各种感觉综合而成的对事物整体关系的映象[1] 如中医看病，通过望、闻、问、切四诊得来的资料，联系起来产生一种综合的整体反映，为辨证分析提供依据，这种反映即为知觉。望诊只是看到舌质、舌苔的颜色等，闻诊是闻痰、涕等味道，问诊可了解病人的痛苦，切诊可得到皮肤的冷热、脉象等具体的个别属性的反映，这些感觉与知觉不同[2]

知觉是神运动的一部分内容和功能，知觉的生理活动主要是由心藏来主持管理的。《灵枢·本神》说："所以任物者为之心。"《类经·藏象类》说："心为君主之官，统神灵而参天地，故万物皆其所任。"《辞海》说：任，担当；承担。统，主管；综理；统御，控制；驾驭。参，参观；对各种情况加以比较观察。任物，就是接受客观事物在头脑中产生反映。统神灵，就是控制管理神运动。参天地，就是观察外界事物在头脑中产生综合整体反映。总之，心藏有主管担当心理活动（神运动）中感觉和知觉（参天地、任物）的功能。

〔1〕 伍棠棣，李伯黍，吴福元. 心理学［M］. 北京：人民教育出版社，1982.

〔2〕 王米渠. 中医心理学［M］. 天津：天津科学技术出版社，1985.

1. 五藏与空间、时间、运动知觉

知觉是由多种感觉器官联合活动产生的。根据知觉所反映出来的事物的特征，心理学常分出三种比较复杂的知觉，即空间知觉、时间知觉和运动知觉。[1] 中医心理学的突出特点也是整体观念或综合性，它在看待问题、接触病人时，注意时间、空间和运动的客观反映及对人的整体影响。例如《素问·天元纪大论》说："天有五行御五位，以生寒暑燥湿风，人有五藏化五气，以生喜怒思忧恐。"这里讲，五位是东、南、中、西、北五个方位，即空间，可产生风（春）、暑（夏）、湿（长夏）、燥（秋）、寒（冬）五种季节气候变化，即时间。人体五藏又产生怒、喜、思、忧、恐的认知情感过程，即心理活动。空间知觉包括了对对象的大小、形状、立体和远近的知觉。时间知觉是对客观事物运动和变化（如季节的变化、太阳的升降、月亮的盈亏、昼夜的交替等）的延续性和顺序性的反映。[2]

2. 五藏气血与迷惑

中医认为，知觉障碍表现多为错觉和幻觉，即迷惑。《辞海》释迷：分辨不清。惑：困惑；迷乱。以下论述迷惑产生的部分原因。

环境因素可造成迷惑，例如《灵枢·大惑论》说："余尝上于清冷之台，中阶而顾，匍匐而前，则惑。……卒然自止。"意思是讲，当人攀登危险的很高很高的清冷的台阶，就会产生恐惧的心理，虽然是匍匐向前爬行，若向下俯望四周就会眼昏花头迷乱，容易产生迷惑，当离开这种环境又一切正常。

---

〔1〕 王米渠. 中医心理学［M］. 天津：天津科学技术出版社，1985.

〔2〕 伍棠棣，李伯黍，吴福元. 心理学［M］. 北京：人民教育出版社，1982.

人体内气血衰弱可造成迷惑，例如《灵枢·大惑论》说："故邪入于项，因逢其身之虚，其入深，则随眼系以入于脑，入于脑则脑转，脑转则引目系急，目系急则目眩以转矣。邪其精，其精所中不相比也则精散，精散则视歧，视歧见两物。目者，五脏六腑之精也，营卫魂魄之所常营也，神气之所生也。故神劳则魂魄散，志意乱……。目者，心之使也，心者，神之舍也，故神分精乱而不转，卒然见非常之处，精神魂魄，散不相得，故曰惑也。"意思是讲，若过度劳累，邪气侵入项部，乘人体虚弱，精血气耗散，它就能够深入脑部，使人头昏脑转，从而引起目系紧急、两目眩晕，出现"视歧"的错觉，即一物看成二物，影像模糊。人的眼睛需要五藏六府的气血来滋养，视物功能才能正常。眼睛的视觉功能，还要受心的支配，这是因心藏神的缘故。气血不足，心主神功能混乱，也会发生迷惑。

人体的情绪波动可造成迷惑。例如《灵枢·大惑论》说："心有所喜，神有所恶，卒然相感，则精气乱，视误，故惑，神移乃复，是故间者迷，甚者为惑。"意思是讲，遇到某些事物，突然喜恶交感、怒悲相加，就会使精神一时混乱，出现"视误"的迷惑。当情绪志趣转移后，病可自愈。较轻的仅是一时迷糊叫做"迷"，较重的稍长时间迷糊叫做"惑"。

除此之外，《证治汇补·颠狂似祟》还观察到："有视听言动俱妄，甚则能言平生未见闻事，及五色鬼神。此乃气血虚极，神光不足，或挟胆火，壅闭神明，非真有祟也，宜随症治之。"说明迷惑的病机是气血虚弱、痰火等。祟：古人想象中的鬼怪或鬼怪出而祸人。

（三）神与注意

注意就是心理活动对一定事物的指向和集中。注意不是一个独立的心理过程，它本身并没有自己特殊的内容，而是表现在感觉、知觉、记忆、思维、想象等心理过程当中，成为这些过程的一种共同的特性。无论在什么情况下，注意都不能离开心理过程而单独起作用。[1]

中医认为，注意是在心理过程中产生的，注意的心理活动是由心藏来主持的。心藏神，神的运动包括心理活动，注意的心理活动是神运动的一部分。中国俗话中"用心听""用心看""留神"等，讲的就是要注意力集中。中医对注意的认识主要有三个方面。

1. 对目标的注意

中医在诊断中主要靠医生的直觉，所以十分强调对医生患者的专注。中医"四诊"的诊断方法，不专心致志，没有高度的注意是不行的。例如《素问·徵四失论》中批评医生的四种过失首先指出："所以不全者，精神不专，志意不理，外内相失，故时疑殆。"意思是讲，治病所以不能得到十全的疗效，原因是思想不集中，分析辨证没条理，不明白外在症状和内在病变之间的关系，因此时常产生疑问和困难，诊断不明确。这里讲的"精神不专"就是指注意力不集中。

在针灸治疗中也十分强调医生对患者的专注，例如《灵枢·终始》说："深居静处，占神往来，闭户塞牖，魂魄不散，专意一神，精气不分，毋闻人声，以收其精，必一其神，令志在针。"意思是讲，针灸治疗应在深居幽静处所的环境中，注意力要高度集中，关闭门窗，集中目标，专心操作，不闻人的声音，一心一意在针刺上。这里讲的"占神往来，专意一神，必一其

---

〔1〕 伍棠棣，李伯黍，吴福元．心理学［M］．北京：人民教育出版社，1982.

神，令志在针"就是指注意这一心理活动。

2. 使患者的注意转移

在针刺治疗中为了防止病人产生恐惧心理，还可以转移他的注意力，例如《灵枢·终始》说："浅而留之，微而浮之，以移其神，气至乃休。"意思是讲，针刺治疗时，可以暂时先浅刺留针，或浅刺轻微捻针，这样可"移其神"，即分散注意力，再深刺直到得气为止。

3. 五藏气血与神疲和多寐

中医认为，注意障碍表现多为神疲和多寐。神疲即指思想不能高度集中，注意力涣散。多寐即指没有精神，时时欲睡，喊之即醒，醒后复睡。例如《灵枢·寒热病》说："阳气盛则瞋目，阴气盛则瞑目。"瞋即睁大眼睛，瞑即闭眼。说明神疲多寐是阴气盛阳气虚所致，阴主静阳主动，阴气盛阳气衰故神疲多寐。又如《脾胃论·肺之脾胃虚论》说："脾胃之虚，怠惰嗜卧。"怠惰即松懈、懒惰。嗜卧即爱睡。说明脾胃衰弱，运化失职，心气不足；或脾虚生湿，聚痰蒙心，则心神不振，导致心身的萎靡松懈、懒惰爱睡。

（四）忆、意与记忆

记忆就是过去生活实践中认识过的事物或做过的事情在头脑里留下印迹，并且在一定的条件影响下再现。[1]

中医对记忆的认识是：《灵枢·本神》说"心有所忆谓之意"；《类经·藏象类》说"忆，思忆也。谓一念之生，心有所向而未定者，曰意"。以上意思是讲，心藏对先前经历过的事物

〔1〕 伍棠棣，李伯黍，吴福元. 心理学［M］. 北京：人民教育出版社，1982.

反映的保存和重现叫做忆。对客观事物反映的记住，并初步思维而没有决定或目的性不强叫做意，这里说的"忆""意"就是心理学所说记忆的概念。《辞海》说：忆，回忆。《奉和永丰殿下言志》诗："还思建邺水，终忆武昌鱼。"忆，记住。《梁书·昭明太子统传》："读书数行并下，过目皆忆。"忆，思念。古乐府《饮马长城窟行》："上言加餐饭，下言长相忆。"记忆的心理活动主要是由心藏产生、主持的，也是由五藏和气血运动产生、调节的。记忆是神运动产生的部分功能和内容，中国俗话常说"用心记"。

1. 忆、意与思维

忆、意是神运动的一部分，与思维是不能分开的，所以中医又称之为思忆。记忆第一是事物的反映在简单思维基础上记住后，没有进一步变成复杂思维的一个过程，即一念之生，心有所向而未定，称为意（感觉记忆、短时记忆）；第二是事物的反映经过初步思维或有目的性的储存在心里，在一定条件下重现和释放，即心有所思忆，称为忆（长时记忆）。忆、意是在思维基础上产生的，并且是思维想象的重要条件。

2. 五藏气血与健忘

中医认为，记忆障碍多表现为健忘。健忘即指脑力衰弱，记忆减退，遇事善忘。例如《灵枢·大惑论》说："人之善忘者，何气使然？上气不足，下气有余，肠胃实而心肺虚，虚则营卫留于下，久之不以时上，故善忘也。"意思是讲，心肺虚弱，上焦阳气不足，肝胃亢盛，下焦阴气有余，不转化为阳气到上焦，最终导致心神不振，所以人善忘。又如《医学心悟》说："肾主智，肾虚则智不足，故喜忘前言。又心藏神，神明不充，则遇事遗忘也。"意思是讲，肾阴虚弱，不上济心，心神不宁，所以人喜忘。心血亏损，心神不振，所以人健忘。

（五）思、虑、智、德与思维和想象

思维是人脑对客观事物一般特性和规律性的一种概括的、间接的反映过程。人们在生活实践中常常遇到许多光靠感觉、知觉和记忆解决不了的问题，实践要求人们在已有的知识经验的基础上，通过迂回、间接的途径去寻找问题的答案；实践要求人们对丰富的感性材料进行"去粗取精、去伪存真、由此及彼、由表及里"的改造制作功夫，去达到问题的解决；这种"改造制作"的功夫，这种通过迂回、间接的途径去找到问题的答案的认识活动，就是思维活动[1]。

想象就是在头脑中创造新事物的形象，或者根据口头语言或文字的描述形成相应事物形象的过程。人们在生活实践中，能感知当时作用于自己感觉器官的事物，能回忆起当时不在眼前而过去经历过的事物，而且还能够在自己已有的知识经验基础上，在头脑中构成自己从未经历过的事物的新形象，或者根据别人口头语言或文字的描述形成相应事物的形象。由于想象这种认识活动往往带有极明显的间接性和概括性，一些心理学家认为想象又是一种具有特殊形式的思维活动[2]。

《灵枢·本神》说："因志而存变谓之思，因思而远慕谓之虑，因虑而处物谓之智。"《类经·藏象类》说"因志而存变，谓意志虽定，而复有反复计度者，曰思。深思远虑，必生忧疑，故曰虑。疑虑即生，而处得其善者，曰智。按此数者，各有所

〔1〕 伍棠棣，李伯黍，吴福元. 心理学［M］. 北京：人民教育出版社，1982.

〔2〕 伍棠棣，李伯黍，吴福元. 心理学［M］. 北京：人民教育出版社，1982.

主之藏，今皆生之于心，此正诸藏为之相使，而心则为之主宰耳。""盖神之为德，如光明爽朗，聪慧灵通之类皆是也。"以上意思是讲，对事物的记忆做出初步的概括判断后，再反复思索，或为了适应事物的变化而实现某种志向的反复思考，叫做思。在思的基础上，产生疑虑、问题和想法，或估计未来变化，叫做虑。在深谋远虑的基础上，巧妙正确处理事物变化，解决问题，叫做智。还有神运动中的"德"，即某种特殊规律或特殊性质，是指明白、贯通、聪明、智慧这一类功能。这里所讲的"思""虑""智""德"，就是指心理活动中的思维和想象。

中医认为思维和想象也是神运动的一部分，心主神明，思维和想象主要是由心藏来产生和主持的，也是五藏和气血运动产生调节的。中国俗话常说"用心想""用心思考"。

1. 思与虑、智、德

对已经离开了感知的事物，而是"存变"间接地反映事物，进行"反复计度"思考概括，中医称为思，思有思索、总结、分析归纳等含义。《辞海》释：思，考虑；思考。思索，思考探求。《荀子·劝学》："思索以通之。"唐朝人王冰说："思所以知远也。"这里讲的"思"就是指思维。

在反复"深思"的基础上甚至"远慕""远虑"，"必生忧疑"到未曾感知过的新形象、新概念，中医称为虑，虑有谋划、预测、综合演绎等含义。《辞海》释：虑，思考；谋划。《史记·淮阴侯列传》："臣闻智者千虑，必有一失；愚者千虑，必有一得。"这里讲的"虑"是指想象。

在"虑"的基础上"疑虑即生而处得其善"，能认识事物客观变化规律，并正确巧妙解决处理问题，中医称为智和德，智和德有聪明智慧、发明创造、决策正确、完美成功等含义。

《辞海》说：智，聪明。《韩非子·初见秦》："臣闻不知而言，不智。"智慧；智谋。《淮南子·主述训》："众智之所为，无不成也。"《史记·项羽本纪》："吾宁斗智，不能斗力。"这里讲的智和德就是指想象、创造性思维。一般情况一般处理，这个容易解决，靠思。特殊情况特殊处理，这个较难解决，靠智和德。

2. 虑、智、德与灵感

在人的创造性思维活动中，极个别时候新形象、新概念的产生带有突然性，常被称为"灵感"。它难以捉摸，不易表述清楚。例如《素问·八正神明论》说："请言神。神乎神，耳不闻，目明心开而志先，慧然独悟，口弗能言，俱视独见，适若昏，昭然独明，若风吹云，故曰神。"此时注意力高度集中于思考对象，似与外界隔绝一样而"目明""心开""志先"，意识处于极度的明晰和敏锐状态。或许有些问题平时苦思但仍"若昏"，而今天"昭然独明"，好像风吹云散，丽日当天，阳光下澈，意识达到"独明""独见""独悟"的水平，此时却又"口弗能言"[1] 这里的"慧然独悟""俱视独见""昭然独明"都是指"灵感"下产生的聪明智慧，也是神运动的一部分，但"神乎神"不是通常情况下的神。

3. 五藏气血与癫狂

中医认为，思维和想象障碍多表现为癫狂。癫病表现为沉默痴呆、语无论次、静而多喜等，狂病表现为喧扰不宁、躁妄打骂、动而多怒等。例如《证治准绳·癫狂痫总论》说："癫者，或狂或愚，或歌或笑，或悲或泣，如醉如痴，言语有头无

〔1〕 王米渠. 中医心理学［M］. 天津：天津科学技术出版社，1985.

尾，秽洁不知，积年累月不愈，俗呼心风，此志愿高大而不遂所欲者多有之。狂者，发病之时，猖狂刚暴，如伤寒阳明大实发狂，骂詈不避亲疏，甚则登高而歌，弃衣而走，逾垣上屋，非力所能，或与人语所未尝见之事。"思维障碍也不外太过和不及两方面。以上讲述的"愚""笑""悲""如醉如痴""秽洁不知"就是指思维力弱，不能思考，智力低下，甚则白痴。以上讲述的"狂""暴""骂""登高而歌""与人语未见事"就是指强迫性思考，观念不合逻辑，不能自我遏制，产生光怪陆离的妄想妄念，甚则疯狂。又如《临证指南医案》说："推其病因，狂由大惊大怒，病在肝胆胃经，三阳并而上升，故火炽则痰涌，心窍为之闭塞；癫由积忧积郁，病在心脾胞络，三阴蔽而不宣，故气郁而痰迷，神志为之混淆。"这里讲，癫狂主要是由于思虑太过，情志不舒，肝气郁结，脾气虚弱，化火生痰，火旺痰聚，闭塞或扰乱心神，心不主神明所致。

总之，中医认为认知过程是由于气血运动所产生的，气血运动的正常与否，决定认知过程正常与否。而气血运动又是受五藏主持和调节的，其中心主神明起主导作用而与其他四藏的功能关系密切。

二、中医对情感过程的认识

情感是人对客观事物的一种态度，反映着客观事物与人的需要之间的关系[1]

情感与情绪是两个既有区别又有联系的概念。情绪一般有较明显的外部表现，不大稳定，有较多的冲动性；情绪常与一

---

〔1〕 伍棠棣，李伯黍，吴福元．心理学［M］．北京：人民教育出版社，1982.

定的情景相伴随，当某种情景消失时，与之相应的情绪也随之减弱和消失。情感相对来说则比较稳定，冲动性少，易受认识的支配，因而情感的外部表现比较不明显或很不明显。但是，情绪的各种变化一般都受已形成的情感所制约，而人的情感又总是在各种变化着的情绪中得到表现。因此，从这个意义上说，情绪是情感的外部表现，情感是情绪的本质内容。[1]

中医把人的情感过程概括为喜、怒、忧、恐、思，称作"五志"，加上悲、惊，又称"七情"，悲、惊又属忧恐范围。五志中除了思是指认识过程外，其余的喜即喜爱、快乐，怒即愤怒、嫌恨，忧、悲即忧愁、悲哀，恐、惊即恐惧、惊慌，被作为四种常见的基本情感类别，以归纳人们多种多样难以胜数的情感表现。

（一）情志的两极性

中国两千多年前就有把情志归纳为最基本的好与恶两种，认为"喜生于好，怒生于恶……好物乐也，恶物衰也"（《左传》）。把情志分为对立的两端，这就是情志的两极性。

情志的两极性可表现为肯定的和否定的两种对立的性质，如满意和不满意、喜悦和悲伤、爱和憎等等。两极性也可表现为积极的（或增力的）和消极的（或减力的）两方面，前者可提高、增强人的活动能力，如喜悦可促使人积极行动；后者则会降低人的活动能力，如悲伤引起的郁闷会削弱人的活动能力。两极性也可表现为紧张和轻松，激动和安静。[2]

〔1〕 伍棠棣，李伯黍，吴福元．心理学［M］．北京：人民教育出版社，1982.

〔2〕 伍棠棣，李伯黍，吴福元．心理学［M］．北京：人民教育出版社，1982.

中医把情志分为好与恶、乐与苦、喜与怒忧恐对立的两端，分别表现为肯定和否定的对立性质、积极的和消极的两方面等。喜包括喜悦、喜欢、满意、轻松、安静、爱等，怒忧恐包括悲伤、厌恶、不满意、紧张、激动、憎等。

1. 情志两极性的强度

情志可表现强度上的不同。心理学家常常根据情绪的强度把怒分为愠怒、愤怒、大怒、盛怒、狂怒等，把喜分为欣喜、欢喜、狂喜等，[1] 中医也把喜分为小喜、大喜、暴喜等，把怒分为小怒、大怒、暴怒等。并认为小喜、小怒对人体一般是有利无害的，是正常心理活动的表现，而大、暴喜和大、暴怒对人体是有伤害的。例如《素问·疏五过论》说："暴乐暴苦，始乐后苦，皆伤精气，精气竭绝，形体毁沮。暴怒伤阴，暴喜伤阳。"意思是讲，极大的欢乐和悲苦，或先大乐后大苦，都能损伤精气，使精气衰弱，形体败坏。暴怒可以伤阴血，暴喜可以伤阳气。

2. 情志两极性与疾病

中医认为情志的两极性是引起疾病的重要原因之一，例如《灵枢·百病始生》说："夫百病之始生也，皆生于风雨寒暑，清湿喜怒。……喜怒不节，则伤藏，藏伤则病起于阴也。"意思是讲，各种疾病的发生，都是由于风、雨、寒、暑、凉、湿等外部环境的异常变化，即外邪侵袭刺激，以及喜怒的情感异常变化，即内邪伤害刺激。喜怒过度或时间过长，就会损伤五藏，人体表经络为阳，体内五藏为阴，所以说五藏的损伤是病发生在阴。

---

〔1〕 伍棠棣，李伯黍，吴福元. 心理学［M］. 北京：人民教育出版社，1982.

（二）情志与认知

思即思维，是认知过程的中心，也是情感过程的中心。没有思就没有喜、怒、忧、悲、惊、恐，没有思维的人也就无所谓欢乐和厌恶，所以五志中喜、怒、思、悲、恐，思也放在其中，是强调认知与情感关系十分密切，不能把它们截然分开。

1. 思产生情志

中医认为情感是在思的基础上产生的，例如《淮南子·原道》说："知与物接，而好憎生焉。"这里的"知"即指认知，"物"即指事物，人的思维一接触客观事物就会产生喜欢与厌恶等情感。

2. 思主导情志

思对喜、怒、忧、悲、惊、恐情志有主导决定的作用。中医非常重视思维对情感的调节和控制，以达到预防疾病延长寿命的目的。例如《灵枢·本神》认为"故智者之养生"，必须"和喜怒"。聪明智慧的人，通过思维理智来调节控制情感，使喜怒有节，才能保养身体、延长生命。又如《素问·上古天真论》说："皆谓之虚邪贼风，避之有时，恬憺虚无，真气从之，精神内守，病安从来。"意思是讲，外界环境气候的异常变化，要适时、及时回避；人的思想不要贪欲妄想、患得患失（虚无），情感上经常保持安闲平静（恬憺），这样人体内气血充盈不耗散、运行和顺，疾病也就无从来侵袭了。

（三）情志与形体

中医认为情志与形体关系密切，情志对形体的影响，以及形体对情感的影响，关键在于气血的运动与五藏的调节。

1. 气血五藏对情志的影响

中医认为情志的产生和变化是建立在一定形体基础上的，

所以《荀子·天论》说："形俱而神生，好恶喜怒哀乐藏焉。"形体实际上是由气血五藏来主宰的，也就是说情感的产生与变化是由气血的运动来决定的，气血的运动又与五藏的调节有密切关系。例如《素问·阴阳应象大论》说："人有五藏化五气，以生喜怒悲忧恐。"《素问·阴阳应象大论》说："在藏为肝，在志为怒。……在藏为心，在志为喜。……在藏为脾，在志为思。……在藏为肺，在志为忧。……在藏为肾，在志为恐。"《三因极一病证方论》说："七情人之常情，动之则先自藏府郁发，外形于肢体，为内所因也。"以上意思是讲，喜、怒、悲、忧、恐是人体最常见的情志，是五藏生理功能的表现，也可变化成人体内产生的病理现象。

　　肝藏主持人体气血温、生、升、流动快，会产生小怒的情志；如果气血过分温、生、升、流动快而失常，就会产生大怒的情志。大怒到了一定程度则不怒，在一定条件下可转化为其他情志。

　　心藏主持人体气血热、长、浮、流动疾，会产生小喜的情志；如果气血过分热、长、浮、流动疾，就会产生大喜的情志。大喜到了一定程度则不喜，在一定条件下可转化为其他情志。

　　脾藏主持人体气血化生、流动和缓，会产生小思的思维；如果气血过分化生、流动和缓，就会产生大思的思维。大思到了一定程度则不思，在一定条件下可转化为其他情志。

　　肺藏主持人体气血凉、收、降、流动慢，会产生小忧的情志；如果气血过分凉、收、降、流动慢，就会产生大忧的情志。大忧到了一定程度则不忧，在一定条件下可转化为其他情志。

　　肾藏主持人体气血寒、藏、沉、流动迟，会产生小恐的情志；如果气血过分寒、藏、沉、流动迟，就会产生大恐的情志。

大恐到了一定程度则不恐，在一定条件下可转化为其他情志。

例如《灵枢·本神》说："肝藏血，血合魂，肝气虚则恐，实则怒。……心藏脉，脉合神，心气虚则悲，实则笑不休。"意思是讲，肝气不足就会产生恐惧的情志，肝气过分充足就会产生大愤怒的情志。心气不足就会产生悲忧的情志，心气过分充足就会产生大欢喜的情志。以此类推。

2. 情志对气血五藏的影响

情志是人体产生疾病的重要原因之一，也是愈病的重要手段之一，例如《灵枢·本神》说："心怵惕思虑则伤神，神伤则恐惧自失，破䐃脱肉，毛悴色夭，死于冬。"意思是讲，心藏神明，忧、悲、惊、恐或思虑过度会损伤心神，心神受伤就会恐惧胆怯，失去主宰自身的能力；心主血脉，心血不足就会肌肉消瘦，皮毛憔悴，颜色枯槁；心属阳火，到了冬季阴水旺盛时，病必加重，甚至死亡。

小怒的情志能使气血温、生、升、流动快而疏通上升保养肝藏，大怒、暴怒则使气血过分温、生、升、流动快而逆行损伤肝藏，或者到一定程度反下降慢行郁滞。

小喜的情志能使气血热、长、浮、流动疾而宣发布散保养心藏，大喜、暴喜则使气血过分热、长、浮、流动疾而妄行损伤心藏，或者到一定程度反下沉迟行瘀凝。

小思的思维能使气血化生、流动和缓而保养脾藏，大思、暴思则使气血化生不足、流行郁瘀而枯结损伤脾藏。

小悲的情志能使气血凉、收、降、流动慢而收敛下降保养肺藏，大悲、暴悲则使气血过分凉、收、降、流动慢而郁滞损伤肺藏，或者到一定程度反上升快行逆行。

小恐的情志能使气血寒、藏、沉、流动迟而潜藏储存保养肾藏，大恐、暴恐则使气血过度寒、藏、沉、流动迟而瘀凝损伤肾藏，或者到一定程度反浮散疾行妄行。

例如《素问·阴阳应象大论》说："怒伤肝……喜伤心……思伤脾……忧伤肺……恐伤肾。"意思是讲，过度愤怒能损伤肝，过度欢喜能损伤心，过度思虑能损伤脾，过度忧悲能损伤肺，过度惊恐能损伤肾。

又如《素问·举痛论》说："怒则气上，喜则气缓，悲则气消，恐则气下……惊则气乱，劳则气耗，思则气结。"意思是讲，大愤怒则使气上窜逆行，大欢喜则使气涣散缓行，大悲忧则使气损消收敛，大惊恐则使气下陷乱行，大思虑则使气枯竭郁结，大劳累则使气伤耗。《灵枢·本神》说："喜乐者，神惮散而不藏，愁忧者，气闭塞而不行，盛怒者，迷惑而不治，恐惧者，神荡惮而不收。"《类经·藏象类》说："喜发于心，乐散在外，暴喜伤阳，故神气惮散而不藏。惮，惊惕也。愁忧则气不能舒，故脉道为之闭塞。怒则气逆，甚则必乱，故致昏迷皇惑而不治。不治，乱也。恐惧则神志惊散，故荡惮而不收。"意思是讲，喜乐过度会使气血外散而不得固藏，忧愁过度会使气血闭塞而不得舒通，愤怒过度会使气血逆乱而不能自治，恐惧过度反会使气血散荡而不能收敛。

又如《素问·阴阳应象大论》说："悲胜怒……恐胜喜……怒胜思……喜胜忧……思胜恐。"意思是讲，悲忧能调节抑制愤怒，惊恐能调节抑制欢喜，愤怒能调节抑制思虑，欢喜能调节抑制忧悲，思虑能调节抑制惊恐，谓肺克肝，肾克心，肝克脾，心克肺，脾克肾。或者愤怒调节抑制惊恐，欢喜调节抑制愤怒，思虑调节抑制欢喜，惊恐调节抑制忧悲，忧悲调结抑制思虑。谓肝虚则恐实则怒，肝克肾，怒胜恐；心虚则怒实则喜，心克肝，喜胜怒；脾虚则喜实则思，脾克心，思胜喜；肾虚则忧实则恐，肾克肺，恐胜忧；肺虚则思实则忧，肺克脾，忧胜思，等等。总之，中医认为各种情志之间互相影响、互相作用，在临床治病中还要具体情况具体分析和处理。

三、中医对意志过程的认识

意志是自觉地确定目的，并根据目的来支配、调节自己的行动，克服各种困难，从而实现目的的心理活动。意志行动可分两个阶段：采取决定的阶段和执行决定的阶段。[1]

中医用"意志"来表述意志活动和过程。《类经·藏象类》对意志的定义是："谓意已决而卓有所立者，曰志。"这个定义可分为两个阶段，即采取决定的阶段和执行决定的阶段。"意已决"就是通过一系列的认识思考做出了判断，确定了目的，选择了手段，计划了行动步骤，即是意志的采取决定阶段。"卓有所立"就是意志过程所必需的果断性，而不是摇摆不定，为既定的目标坚韧地努力奋斗，克服困难，争取胜利，以成就"所立"之事，即是意志的执行决定阶段。这两个阶段用"而"字连接，表示前后递进的关系。[2]"卓"是指高远卓见，"立"是指建立成就。下定决心，排除万难，去争取胜利，使高远卓见有所建立成就。

中医认为意志过程也是神运动的一部分。意志过程主要是由心藏来主持，心主神明。《灵枢·五色》说："积神与心，以知往今。"这里讲的"以知往今"就是指人的心藏有分析判断和

〔1〕 伍棠棣，李伯黍，吴福元．心理学［M］．北京：人民教育出版社，1982.

〔2〕 王米渠．中医心理学［M］．天津：天津科学技术出版社，1985.

确定目的的能力。意志活动除了心来主持外，还需要其他四藏的协助，特别是肝（胆）肾藏。例如《类经·藏象类》说："肝者，将军之官，谋虑出焉。胆者，中正之官，决断出焉。胆禀刚果之气，故为中正之官，而决断所出。……肝胆相济，勇敢而成。"《黄帝素问直解》注说："气勇善怒，犹之将军之官，运筹揆度，故谋虑由之出焉。无所偏倚，犹中正之官，识量惟胆，故决断由之出焉。"揆度即度量、估量。《素问·宣明五气》说："肾藏志。"决断，就是估量测划，果断决定，刚正不疑，勇敢执行，坚持不懈。

（一）意志与认知和情志

中医"意志"的定义是在《灵枢·本神》中论述认知过程中出现的，这就意味着离开了认知过程就不会有意志的产生。

1. 认知产生意志

《灵枢·本神》说："心有所忆谓之意，意之所存谓之志。"这里就是讲，意志的产生是在记忆和思维的基础上的。

2. 意志对认知和情志的影响

意志也会给予认知、思想行为及情志过程巨大的影响。唐朝人王冰在《素问·宣明五气论》注解说："专意而不移者也。……是以志能则命通。"强调意志在心理活动与生命运动中有重要的主导作用[1]。马元台说："盖肝之志为怒，心之志为喜，脾之志为思，肺之志为忧，肾之志为恐，孰非由胆以决断者乎。"总言之，在所有的心理活动中，意志的决断力是其枢纽和关键[2]。

---

〔1〕 王米渠. 中医心理学［M］. 天津：天津科学技术出版社，1985.
〔2〕 王米渠. 中医心理学［M］. 天津：天津科学技术出版社，1985.

（二）意志与形体

中医对意志总的看法是持"中庸"的态度，既不像行为主义心理学那样把人的行为归结于"刺激—反应"的简单公式，而否认意志的存在，也不像唯意志论那样极端片面地夸大"意志自由"，把意志看成独立于客观现实的纯粹"精神力量"。

1. 意志的相对独立性

中医认为意志也是以人的自觉地确定行动的目的，果断不疑，自制言行，克制情绪，坚持不懈，顽强奋斗，以达到目的的精神力量为标准，而不是以身体忍受痛苦的大小程度为标准，心理学家认为意志的果断性是以勇敢和深思熟虑为前提的。与果断性相反的品质是优柔寡断和草率决定，这是意志薄弱的表现。[1]

中医用意志的表现之一"勇敢"，来说明意志的相对独立性，例如《灵枢·论勇》说："夫人之忍痛与不忍痛者，非勇怯之分也。夫勇士之不忍痛者，见难则前，见痛则止；夫怯士之忍痛者，闻难则恐，遇痛不动。夫勇士之忍痛者，见难不恐，遇痛不动。夫怯士之不忍痛者，见难与痛，目转面盻，恐不能言，失气惊悸，颜色变化，乍死乍生。……夫忍痛与不忍痛者，皮肤之薄厚，肌肉之坚脆，缓急之分也，非勇怯之谓也。"意思是讲，人能够忍耐疼痛与否，不能以意志和性格的勇敢和怯懦来区分。勇敢而不能耐受疼痛的人，遇到困难或危险时可以勇往直前，而当遇到疼痛时则退缩不前。怯懦而能耐受疼痛的人，虽然遇到困难或危险就恐慌退缩，但是遇到疼痛却能忍受不动

---

〔1〕 伍棠棣，李伯黍，吴福元. 心理学 ［M］. 北京：人民教育出版社，1982.

摇。勇敢而又能耐受疼痛的人，遇到困难或危险不恐惧退缩，遇到疼痛也能忍受。怯懦而又不能耐受疼痛的人，遇到危难和疼痛就会惊慌恐惧，两眼不敢正视，话也不敢说，颜面变色，甚至心悸气乱，死去活来。忍痛与否，主要决定于皮肤的厚与薄、肌肉的坚实与脆弱、紧松的不同，不能用意志的勇敢与怯懦来说明。

2. 形体对意志的相对影响

中医认为心主神明，肝主谋虑，胆主决断，人体气血充足，特别是心藏和肝藏胆府的气血和神充沛旺盛，则容易意志坚强；反之，则容易意志薄弱。当然，社会实践和外界事物对意志也有相当重要的影响。

形体藏府气血对意志活动有一定的相对影响，例如《灵枢·论勇》说："勇士者，目深以固，长衡直扬，三焦理衡，其心端直，其肝大以坚，其胆满以旁，怒则气盛而胸张，肝举而胆横，眦裂而目扬，毛起而面苍，此勇士之由然者也。……怯士者，目大而不减，阴阳相失，其焦理纵，髑骬短而小，肝系缓，其胆不满而纵，肠胃挺，胁下空，虽方大怒，气不能满其胸，肝肺虽举，气衰复下，故不能久怒，此怯士之所由然者也。"意思是讲，勇敢的人，目光深沉而坚定，眉毛宽粗而横直，皮肤厚实，特别是心、肝、胆气血充沛。在发怒时，气血溢壮而胸廓张大，肝神旺盛，胆神强盛，眼瞪很大，目光逼射，毛发竖起，面色铁青，这就是勇士意志形成的基本原因。怯懦的人，目光浅浮而迷乱，胸骨剑突短而小，皮肤薄松，特别是心肝胆气血亏损，气血易乱，肝神减弱，胆神衰弱。虽值大怒，气血也不能溢壮胸廓，肝肺虽因怒而使气血上举，但坚持不久，气血衰即复下落，所以不能长时间发怒，这就是怯士意志形成的基本原因。

饮酒对意志活动有一定的相对影响。例如《灵枢·论勇》说："酒者，水谷之精，熟谷之液也，其气慓悍，其入于胃中，则胃胀，气上逆，满于胸中，肝浮胆横。当是之时，固比于勇士，气衰则悔。与勇士同类，不知避之，名曰酒悖也。"意思是讲，酒是水谷的精华物质，是谷果酿造而成的液汁，其气急迫猛利，当酒液进入胃中以后，促使胃部胀满，气血上逆，充满在胸中，或到头部，同时也影响到肝胆，使肝气上逆，胆气横行。所以（怯士）酒醉的时候，他的言谈举止也和勇士差不多，但当酒气一过，则怯态如旧，反而懊悔自己不该冲动。酒醉以后，言谈举止悖逆冲动，像勇士那样行为不知避忌的表现，称为酒悖。

（三）意志在防病治病中的重要性

意志对人体的影响，在养生防病上是有积极意义的，例如《灵枢·本藏》说："志意者，所以御精神，收魂魄，适寒温，和喜怒者也。……志意和则精神专直，魂魄不散，悔怒不起，五藏不受邪矣。"意思是讲，人的意志可以保护体内精气，控制欲望，收敛感觉，增强人体对外界气候变化的适应能力，调节喜怒情志。人的意志健全坚强，就会使气血运行不受干扰，感觉和欲望不会过度，大的烦恼懊悔和忧悲愤怒不会产生，从而使五藏安定不得病。

意志在治病愈病上也是有重要意义的，例如《素问·汤液醪醴论》说："精神不进，志意不治，故病不愈。"《明医杂著》说："必须病人爱命，坚心定志，绝房室，息妄想，戒恼怒，节饮食，以自培其根，否则虽服良药，亦无他用。"以上意思是讲，如果病人不能调补气血，并丧失了战胜疾病的意志，疾病就会加重不能痊愈。病人必须爱惜自己的生命，坚定信心意志，配合医生，节制房室，平息妄想，戒除烦恼，调节饮食等，自己调节气血这生命根本。否则，即使服用疗效良好的药物，也没有用处。

1. 用意志与意念培养气血

中国道家、佛家、武家、气功家等对"意念"是非常重视的。意，就是指意志。念，就是指思念，意念中包含着意志。意念就是决定思念某特定东西，并执行决定排除干扰达到某特定目的。

达摩《易筋经·膜论》说："夫一人之身，内而五藏六府，外而四肢百骸；内而精气与神，外而筋骨与肉；共成一体也。如脏腑之外筋骨主之，筋骨之外肌肉主之；肌肉之内血脉主之；周身上下动摇活泼者则又主之于气也，是故修练之功全在培养气血者为大要也。"《易筋经·内壮论》说："人身之中精神气血不能自主，悉听于意，意行则行，意止则止。"修练之功必定以练气为主，但要练气一定要练意，以意引气，意气合一，[1]这样才能达到培养气血的目的。

练丹田功，意守丹田。例如按照马家功的说法，以百会穴为中心的一个区域称为上丹田，以会阴穴、命门穴为中心的区域称为下丹田或后丹田，以气海穴、肚脐眼为中心的区域称为中丹田，中丹田是基本田。练气首先要练基本田，然后再练下丹田，最后将以上前由脐眼、后至命门、下至会阴这个区域融合成一个整体，进行练习。[2] 例如《难经·八难》说："诸十二经脉者，皆系于生气之原。所谓生气之原者，谓十二经之根

〔1〕 马春. 强身气功［M］. 北京：人民体育出版社，1981.
〔2〕 马春. 强身气功［M］. 北京：人民体育出版社，1981.

本也，谓肾间动气也。此五藏六府之本，十二经脉之根，呼吸之门，三焦之原，一名守邪之神，故气者，人之根本也，根绝则茎叶枯矣。"《难经正义》注说："肾间动气，为生气之原。……而三焦气化之原，十二经之气，皆系于此，故曰根本也。挟任脉上至咽喉，以通呼吸，故曰呼吸之门。……又为精神所舍，元气之所系也。一名守邪之神者，以命门之神固守，邪气不得妄入，入则死。若肾气先绝于内，其人不病，病即危矣。"中、下、后丹田即肾的真气所在地，意念补肾是培养气血的一个重要方面。

练周天功，意念周天。在练功时采取卧式或坐式，意守中丹田，自然或腹式呼吸，全身放松，当内气在丹田发动后，丹田部位会产生一股热气流的感觉，这时用意，默默地想着它，随着它，会从中丹田往下伸至会阴穴，沿循着督脉而上行百会穴，然后顺任脉而下行到中丹田，循环运行一周，叫做子午周天、小周天功法。在小周天的基础上，从中丹田产生的一股热气流的感觉，然后这股热气流沿着奇经八脉、十二经脉流往全身，循环运行，叫做卯酉周天、大周天功法[1]。用意念引导身体内热气感，沿循着大小周天运行一圈，顺利通过，叫做意念大小周天。意念使气在经络中循行也是培养气血的一个重要方面，"子午""卯酉"两个词是依黄帝内经《素问·六微旨大论》中"木运临卯，火运临午，土运临四季，金运临酉，水运临子"的论述而来的。子为北，午为南，好比人身体的前后，而前后的主要经脉是任督，任督相通为小周天。任督相通，心肾相交，水火既济，使精气充实。卯为东，酉为西，好比人体

〔1〕马礼堂. 养气功问答与实践［M］. 北京：人民体育出版社，1988.

左右四肢，而左右四肢为十二正经起始点，十二正经相通为大周天。十二正经脉通，大气充盈，通达全身。[1]

意守丹田，意守周天，古代诸家称为修练内丹术。修练内丹，就是用意念补益培养气血，达到强身防病、延年益寿的目的，这也是中医的一个特点和特长。在这里还要强调意念培养气血必须和锻炼身体相结合，例如《易筋经》说："精气神乃无形之物也，筋骨肉乃有形之身也。"故必须"练有形者为无形之佐，培无形者为有形之辅，是一而二，二而一者也"。[2]

2. 用意志与意念治病防病

用意志意念修练内丹，用内丹去治病防病，就是用意念引导气冲击疾病所在部位，达到治病防病的目的，与针刺中的局部取穴、循经络取穴治病的道理相同。《灵枢·九针十二原》说："刺之要，气至而有效，效之信，若风之吹云，明乎若见苍天，刺之道毕矣。"意思是讲，针刺治病的要点在于，针刺经络穴位下，局部要有气感，最好能循经络传导，气到了病变部位，才会有明显疗效。疗效的信兆就好像风吹云散，天气由阴暗变成晴朗一样，针刺的治病道理就是这样。

例如明末清初医家曹无极所著《万育仙书》中，就吸收了部分道家摄生功法，结合药物，治病延寿。在其书《葛仙翁开胸诀》中说："治胸膛痞闷，八字立定，将两手相叉，向胸前往来擦摩无论遍数，运气二十四口。"这里讲的是治病功法，其中双手在胸前摩擦运气，即指意念，引导气冲击穴位。同时还服用宽中散：枳壳、桔梗、茯苓、半夏、陈皮、厚朴、香附、砂

---

〔1〕 马礼堂．养气功问答与实践［M］．北京：人民体育出版社，1988.
〔2〕 马春．强身气功［M］．北京：人民体育出版社，1981.

仁，并附诗曰："吾身不与世人同，曾向华池施大功，一粒丹成消万劫，双双白鹤降天宫。"这里讲的是治病功效，其中"一粒丹"，即指内丹。意思是说，我的身体不跟平常人一样，曾经意守丹田练过气功，下过大功夫，并已练成了内丹，即丹田气充沛，所以能够自我调节身体消除许多疾病，能像神仙一样长寿。又如在"虚静天师睡功"中说："治梦中泻精，仰卧，右手枕头，左手握固阴处，行功，左腿直舒，右腿拳曲，存想运气二十四口。"这里讲治病功法，其中左手握固阴处存想运气，即指意念，引导气冲击病位，同时还服用养心汤：人参、山药、麦冬、茯神、酸枣仁、归身、白芍、远志、莲须，并附诗曰："莫道修身都不知，掌上有路透玄机，登程离国难说话，主人辞客好孤凄。"这里讲治病功效，其中"透玄机"，即指内丹。"主人辞客好孤凄"，即指补肾固精安神后，病态梦遗病消失。

四、中医对睡眠的认识

对于睡眠，许多学科都从不同的角度进行过探索，虽然今天还没有一种学说能被大家公认，但形形色色的学说也是十分有趣的。

现代生理学家解释睡眠是由于脑供血不足所发生的暂时缺血问题，当人躺下后，脑部供血减少而成眠。也有学者认为，睡眠是由于大脑"睡眠中枢"兴奋，还有说抑制在大脑两半球皮层中的扩散结果。此外，也有人解释睡眠是对黑暗一种本能反应的适应状态，目的是蛰伏。化学家认为，睡眠属于一种自动中毒，醒为自动解毒，在白天脑子里中了特别的毒——催眠毒素，因而到了晚上就要睡觉。神经学家又推绎为由于神经细胞在白天不断地活动而肿胀，肿胀后神经路受到了阻碍，传递不灵不再接受外来的刺激，便成了睡眠。还有的心理学家从消极方面立论，工作效率如减至"零"度，就自然地进入睡眠状态，时间生物学家又有从生物钟方面进行不断地探索，等等[1]。

中医认为，睡眠是由于阴阳二气运动、气血运动和五藏调节所引起的。

（一）阴阳二气与睡眠

睡眠是阴气活动增强，阳气活动减弱所致，所谓阴盛阳衰。阴盛则寐，阳盛则寤。人的寐寤活动一般规律是白天清醒，晚上睡眠，是受天地阴阳二气活动的影响，与天地日月的运行规律一样。

《灵枢·口问》说："阴者主夜，夜者主卧；……阳气尽，阴气盛，则目瞑；阴气尽而阳气盛，则寤矣。"《灵枢·营卫生会》说："五藏六府，皆以受气，其清者为营，浊者为卫，营在脉中，卫在脉外，营周不休，五十而复大会。阴阳相贯，如环无端。卫气行于阴二十五度，行于阳二十五度，分为昼夜，故气至阳而起，至阴而止。故曰：日中而阳陇为重阳，夜半而阴陇为重阴。故太阴主内，太阳主外，各行二十五度，分为昼夜。夜半为阴陇，夜半后而为阴衰，平旦阴尽而阳受气矣。日中为阳陇，日西而阳衰，日入阳尽而阴受气矣。夜半而大会，万民皆卧，命曰合阴，平旦阴尽而阳受气，如是无已，与天地同纪。"以上意思是讲，阳气衰弱，阴气强盛，就要睡眠；阴气衰弱，阳气强盛，就要清醒；夜里阴气盛，到夜里人就会睡眠。人身五藏六府的功能活动都靠气来推动，气运行在血脉内的叫营气，为阴气，气运行在血脉外的叫卫气，为阳气，两者周流

---

〔1〕 王米渠. 中医心理学〔M〕. 天津：天津科学技术出版社，1985.

全身，互相配合，运行不休。卫气夜行在阴二十五周次，昼行在阳二十五周次，划分为昼夜各半，气行到阳则人起，行到阴则人卧。所以说，阳气白昼行于阳经，中午时阳气最盛，称为重阳，阴气夜晚行于阴经，夜半时阴气最盛，称为重阴。营卫的循行，营在内，卫在外。营气的循行，起始于手太阴经而复会于手太阴经，故太阴主内。卫气的循行，起始于足太阳经而复会于足太阳经，故太阳主外。营气周流十二经，夜行于阴经，昼大部分行于阳经为阳气，各二十五周次，卫气昼行于阳经，夜大部分行于阴经为阴气，各二十五周次，营卫各行五十周次，划分昼夜各半。夜半阴气最盛为阴陇，夜半过后则阴气渐衰，待到黎明时阴气已衰微，而阳气渐盛。中午阳气最盛为阳陇，夕阳西下时阳气渐衰，黄昏之时阳气以衰微，而阴气渐盛。夜半时，营气、卫气都在阴分，是互相会合的时候，人要入睡，营卫在半夜会合，这叫做合阴，次日黎明，阴气由盛极渐至衰微，此时阳气又逐渐转盛，像这样日日夜夜循行不息，如同天地日月运转一样，是有规律的。

（二）气血与睡眠

气血的盛衰和运行的好坏，对睡眠也有很大的影响，例如《灵枢·营卫生会》说："老人之不夜瞑者，何气使然？少壮之人不昼瞑者，何气使然？壮者之气血盛，其肌肉滑，气道通，荣卫之行，不失其常，故昼精而夜瞑。老者之气血衰，其肌肉枯，气道涩，五藏之气相搏，其营气衰少而卫气内伐，故昼不精，夜不瞑。"意思是讲，少年人和壮年人的气血旺盛，肌肉滑实，气血运行道路通畅，营气和卫气运行都很正常，所以在白天精力充沛，在夜间就入睡难醒。老年人的气血已经衰少，肌肉僵萎，气血运行道路涩滞，五藏气血不能协调，营气减少，卫气逆乱，营卫运行失常，所以在白天精力不充沛，在夜间不能熟睡。

（三）五藏与睡眠

睡眠由五藏来调节，主要是心主神明，由心阳火下移于肾，肾阴水上济于心，心肾相交而产生睡眠。心藏主一身阳气活动，阳主动，白天阳气活动旺盛，阳气在上在外，阴气相对在下在内，就会清醒。肾藏主一身阴气活动，阴主静，黑夜阴气活动旺盛，阳气在下在内，阴气相对在上在外，就会睡眠。例如《清代名医医案精华·陈良天医案》说："心主一身之火，肾主一身之水，心与肾为对待之藏。心火欲其下降，肾水欲其上升，斯寤寐如常矣。"意思是讲，心和肾是互相配合协作的藏象，心主持的阳气活动减弱下降，而肾主持的阴气活动增强上升，则寐。反之则寤。睡眠也需要其他三藏的配合调节，例如《素问·逆调论》说："胃不和则卧不安。"

（四）气血五藏与不寐

睡眠的障碍，病理表现就是失眠，中医又称不寐、不得卧、不得眠等。不寐主要是由夜里阴气不盛而阳气反盛，或气血亏损，或气道不畅，或心肾不交，或其他三藏调节失常等所导致。例如《清代名医医案精华·陈良天医案》说："寤多寐少，悸动不宁，甚则惊惕，是心之亢，亦肾水之亏也。且操劳则伤心，思虑则伤脾，二经专司阴血，而肾尤为阴液之主。今阴液极亏，则五志之火无制，而君火更亢，致有阳不入阴之候。"又如《类证治裁》说："不寐者，病在阳不交阴也。……由思虑伤脾，脾血亏损，经年不寐。"

五、中医对梦的认识

梦为千古之谜，神秘莫测。对梦的解释近代影响很大的是弗洛伊德，弗洛伊德认为梦的产生都集中于"下意识"，归属于性。他认为性的冲动和欲望，大多为社会道德等方面所不容许，为了保持"自我安全"，我们的理智压抑这些本能冲动，甚至连偶然涉想到都不应该，于是在潜意识中，虽然这些东西抬不起头来，但并未消灭，它们潜伏。当人们睡后意识休息，放松了对它们的道德"看管"，它们就可以在梦中改头换面地逃出来，所以梦中充满了与过去似是而非的、位移的、象征性的、戏剧性的东西，这就是梦。[1]

中医研究梦，主要立足于心身现象，用阴阳藏象等理论来分析解释梦的病因病机，为中医治疗提供依据。中医把梦看作是"神"活动的一部分，是由心肝藏来主持产生的。《素问·宣明五气》说："心藏神，肝藏魂。"《灵枢·本神》说："随神往来者谓之魂。"《类经·藏象类》说："魂之为言，如梦寐恍惚，变幻游行之境皆是也。神藏于心，故心静则神清；魂随乎神，故神昏则魂荡。"以上意思是讲，伴随着"神"活动，还有"魂"的产生与出现。魂是睡眠时做梦的内容，寐梦魂中：恍惚是指模模糊糊，不易捉摸；隐隐约约，不可变认。幻是指变化，如变幻莫测，或凭空虚构，如幻象、梦幻。游行是指行走，或游玩、游览。这些境界都是梦的内容"魂"，魂就是梦幻世界。神由心主持，所以心活动正常，神活动就正常。魂是伴随着神产生的，即是伴随身体机能活动和心理活动产生的。如果心神

〔1〕 王米渠. 中医心理学 〔M〕. 天津：天津科学技术出版社，1985.

的活动活跃或混乱，则梦魂就丰富清楚或稀奇古怪。肝藏魂，辅助心产生梦魂。肝魂是在心神的活动过程和认知、情感、意志过程的基础上产生的，如果没有心神活动和认知、情感、意志心理活动，梦魂就不会产生。

（一）机体功能与梦

中医把有些与认知、情感、意志没有直接关系，与自身机体功能有直接关系的梦叫"正梦"。《类经·疾病类》说："周礼六梦：一曰正梦，谓无所感而自梦也。""无所感"是指不是因为直接受外界影响导致心理活动而做的梦，"自梦"是指因为自身机体功能变化产生的梦，是受阴阳活动和五藏功能变化影响而做的梦。

1. 阴阳二气与梦

梦的内容变化与人体内阴阳二气活动盛衰有关，例如《灵枢·淫邪发梦》说："阴气盛则梦涉大水而恐惧，阳气盛则梦大火而燔灼，阴阳俱盛则梦相杀，上盛则梦飞，下盛则梦堕。"意思是讲，阴气过盛，肾水过亢则可梦到涉游大水或恐惧的事等内容。阳气过盛，心火过亢则可梦到大火或干渴燥热等内容。阴气阳气均盛，心火肾水均亢则可梦到打架、搏斗、凶杀等内容。上焦心肺阳气亢盛则常梦见飞腾、跳跃等内容，下焦肝肾阴气亢盛则常梦见跌摔、下坠等内容。

2. 五藏与梦

梦的内容变化与五藏功能活动强弱有关，例如《灵枢·淫邪发梦》说："肝气盛，则梦怒；肺气盛，则梦恐惧、哭泣、飞扬；心气盛，则梦善笑、恐畏；脾气盛，则梦歌乐、身体不举；肾气盛，则梦腰脊两解不属。"《素问·方盛衰论》说："是以肺气虚则使人梦见白物，见人斩血藉藉，得其时则梦见兵战。肾气虚则使人梦见舟船溺人，得其时则梦伏水中，若有畏恐。肝气虚则梦见菌香生草，得其时则梦伏树下不敢起。心气虚则梦救火阳物，得其时则梦燔灼。脾气虚则梦饮食不足，得其时则梦筑垣盖屋。此皆五藏气虚，阳气有余，阴气不足。"意思是讲，肝气盛就会做愤怒或爬伏在树下不敢起来等内容的梦，肝气虚就会做树草生绿薰发香味等内容的梦，肺气盛就会做哭泣、恐惧、飞腾跳跃或搏击战斗等内容的梦，肺气虚就会做白色事物或人被斩头血淋淋等内容的梦，心气盛就可会做高兴喜笑或燥热干渴等内容的梦，心气虚就会做救火取暖或太阳雷电等内容的梦，脾气盛就会做唱歌曲乐或身体沉重难举或盖房筑屋等内容的梦，脾气虚就会做饮食不足或房破漏雨等内容的梦，肾气盛就会做畏惧惊恐或伏在水中或腰脊分离不相连等内容的梦，肾气虚就会做舟船翻覆淹没水里等内容的梦。

3. 疾病与梦

有些梦的内容与人体产生疾病的部位有关系，邪气侵犯五藏六府和体表各个部位而引起的病变，有时可能从梦中反映出来。例如《灵枢·淫邪发梦》说："厥气客于心，则梦见丘山烟火；客于肺，则梦飞扬，见金铁之奇物；客于肝，则梦见山林树木；客于脾，则梦见丘陵大泽，坏屋风雨；客于肾，则梦临渊，没居水中；客于膀胱，则梦游行；客于胃，则梦饮食；客于大肠，则梦田野；客于小肠，则梦聚邑冲衢；客于胆，则梦斗讼自刳；客于阴器，则梦接内；客于项，则梦斩首；客于胫，则梦行走而不能前，及居深地窌苑中；客于股肱，则梦礼节拜起；客于胞直，则梦溲便。"意思是讲，邪气即疾病，停留在心，可能会梦见山丘烟火弥漫等；停留在肺，可能会梦见腾飞眩晕，或看到金属一类的奇怪东西等；停留在肝，可能会梦见山林树木等；停留在脾，可能会梦见丘陵湖沼，或风雨中的破漏房屋等；停留在肾，可能会梦见身临深渊或沉没在水中等；停留在膀胱，可能会梦见游走不定等；停留在胃，可能会梦见饮食不调等；停留在大肠，可能会梦见广阔的田野等；停留在小肠，可能会梦见人群聚集的地方或交通要冲等；停留在胆，可能会梦见与人争斗、打官司或愤怒中割剖自己等；停留在生殖器官，可能会梦见性交不节等；停留在项部，可能会梦见杀头等；停留在小腿或足，可能会梦见要行走不能前进或被困在地窖、苑林中等；停留在大腿或胳膊，可能会梦见行跪拜的礼节等；停留在尿道和直肠，可能会梦见小便和大便等。以上只供参考，不能绝对化，临床上要综合分析。

4. 生理需要与梦

有些梦的内容与人体的生理需要有关系，例如《灵枢·淫邪发梦》说："甚饥则梦取，甚饱则梦予。"过度饥饿的时候，可能就会梦见索取食物或东西。过度饱撑的时候，可能就会梦见给予食物或东西，饥饱的取予、干渴的饮水是明显的生理需要。

5. 性欲与梦

有些梦的内容与性欲有关系，例如《血证论·梦寐》说："魂为病，则梦女子花草神仙欢喜之事。"若魂有损，就会梦见异性，或梦见和异性交合的喜欢事。

（二）心理活动与梦

中医认为有些梦与心理活动有直接关系，可统称为"神志梦"。

1. 情感梦

有什么样的情感，就可能做什么样内容的梦，因情感引起的梦，称为情感梦。例如《类经·疾病类》说："二曰噩梦，有所惊愕而梦也。……五曰喜梦，因所喜好而梦也。六曰惧梦，因于恐畏而梦也。"惊慌害怕就会做可怕恐惧内容的梦，高兴快乐喜欢就会做喜乐内容的梦。以此类推，因难过而做悲伤内容的梦，因生气而做愤怒内容的梦。

2. 认知梦

由于思维和记忆产生的梦，称为认知梦，例如《类经·疾病类》说："三曰思梦，因于思忆而梦也。四曰寤梦，因觉时所为而梦也。"思梦，就是由于长期思维想象或反复回忆某些事物，就会梦见某些事物，所谓日有所思，夜有所梦，还有时梦里出现脑内没有思维想念的事物，而是过去遥远的事物（如童少年时代发生的事），即记忆突然释放，在梦中有所反映。思梦是思维记忆导致的梦，基本上与当天所见所闻的外部刺激无关。寤梦，就是觉醒时所见所闻所做的事物，通过短期记忆思考，在当天梦中有所反映，所谓日有所见，夜有所梦，寤梦与当天外部刺激有关。

3. 人品性格梦

有些梦的内容与人的性格和品质有关系，例如《类经·疾病类》说："好仁者，多梦松柏桃李；好义者，多梦金刀兵铁；好礼者，多梦簠簋笾豆；好智者，多梦江湖川泽；好信者，多梦山岳原野。"喜爱和平、仁慈善良的人，做梦多见松柏果树、绿草鲜花等；喜爱维护正义的人，做梦多见路见不平拔刀相助、不畏强暴除暴安良等；喜爱礼节的人，做梦多见敬老爱幼、礼貌待人、感恩图报等；喜爱动脑思考、探索真理、不愚蠢守旧的人，做梦多见在在轻柔流动的江河、湖泊、水溪中游乐等；喜爱讲信誉诚信、诚实质朴的人，做梦多见在厚实伟重的山岭、宽阔平坦的草原中游乐等。另一方面，社会和自然环境对人的性格品质也有很大的影响。簠，古代祭祀时盛谷物的器具，长方形，有盖，有耳。簋，古代盛食物的器具，圆口，两耳。笾，古代祭祀或宴会时盛果实、干肉等的竹器，以上各词在这里引申为尊敬、礼节、答谢、回报等义。

总之，梦的内容变化丰富多彩、奥妙无穷，有些内容是无法用语言来表述的，是中医还没有认识到的。梦的内容变化是阴阳二气运动的结果，阴阳二气运动又受五藏的调节，主要靠心藏主持，肝藏的辅助。心藏神，肝藏魂，魂梦是神的一部分。所以《类经·疾病类》说："盖心为君主之官，神之舍也。神动于心，则五藏之神皆应之，故心之所至即神也，神之所至即心也。……夫人心之灵，无所不至；故梦象之奇，亦无所不见，诚有不可以言语形容者。"

第五节 "阴阳二十五人"与
中医形态人格体质学说

什么是人格？人格是心理学上一个极其复杂而又重要的基本问题。所谓人格，常指支配着人们思维和行为的内在基本倾向，有如一种格调，具有相对的持续性与稳定性。它由先天禀赋、后天环境及生活经验等方面所形成，故各不相同，差异很大，极其复杂，虽然中外古今的学者不断地努力探索，但是目前还没有形成使人们公认的人格学说。"人格"与"性格"

"个性""脾气"等词属近义词，但也有所区别。[1]

什么是体质？现代有人说，体质是人群中的个体在其生长发育过程中，形成的代谢机能与结构上的特殊性。这种特殊性往往决定着他对某种致病因子的易感性，及其所产生的病变类型的倾向性。体质病理学，是研究人类体质的本质及其在疾病过程中的所起作用与规律的科学。[2]

什么是形态？中医认为，"形"是指身体外部的形状，主要包含骨骼、肌肉、脂肪、须毛及某些器官的长短、大小、粗细、多少、肥瘦等。"态"是指身体外部的活动状态，主要包含皮肤、须毛的颜色、润泽度及声音的高低、强弱等。

中医认为，人身的某种外部形态决定某种人格与体质。形态人格体质是人在生长发育过程中，形的整体形态的某种特殊性，这种特殊性往往决定着人生理机能包括心理活动和结构（阴阳气血运动和藏象功能结构）上的特殊性，并且这些特殊性往往也决定着人对某种致病因素的易感性，及其所产生的病变类型的倾向性。例如《灵枢·通天论》说："凡五人者，其态不同，其筋骨气血各不等。"意思是讲，这五种类型的人，他们的形态各不一样，筋骨的强弱，阴阳气血的运动也各不同，有其特殊性。

一、形态体质与疾病

中医认为疾病的类型与人类的形态体质有一定的关系，例如《灵枢·五变》说："一时遇风，同时得病，其病各异，愿闻其故。……请论以比匠人。匠人磨斧斤，砺刀削，斫材木，

---

〔1〕 王米渠．中医心理学［M］．天津：天津科学技术出版社，1985.

〔2〕 匡调元．中医病理学研究［M］．上海：上海科学技术出版社，1980.

179

第三章 气血藏象与中医正常人体学

木之阴阳，尚有坚脆，坚者不入，脆者皮弛，至其交结，而缺斤斧焉。夫一木之中，坚脆不同，坚者则刚，脆者易伤，况其材木之不同，皮之厚薄，汁之多少，而各异耶。夫木之蚤花先生叶者，遇春霜烈风，则花落而叶萎；久曝大旱，则脆木薄皮者，枝条汁少而叶萎；久阴淫雨，则皮薄多汁者，皮溃而漉；卒风暴起，则刚脆之木，枝折杌伤；秋霜疾风，则刚脆之木，根摇而叶落。凡此五者，各有所伤，况于人乎！"意思是讲，同时感受风邪，又同时患病，但所生的病类型却不同，这是什么缘故呢？以工匠砍伐树木为例来说明这个问题，工匠磨快刀斧，去砍削木材，木材本身的阳面阴面，就有坚硬和脆薄的差别，坚硬的不易砍削，脆薄的松软易裂，容易砍削。砍到树木枝杈交结的地方，就更加坚硬，连刀斧的刃都可能崩损。同一棵树木，尚有坚硬脆薄的差别，坚硬的地方和脆薄的地方结实程度会大不相同，更何况不同的树木，其外皮的厚薄，内含水分的多少也都不相同。树木中开花长叶较早的，遇到早春的大风和寒霜，就会花脱落叶萎枯；树木中质松软而外皮薄的，遇到烈日长期曝晒或大旱，就会枝条水分蒸发过多而垂落，树叶枯黄；树木中皮薄而含水量多的，遇到长期阴雨连绵，就会树皮溃烂而水湿漉漉；如果狂风骤起，就会使刚脆的树木折断枝干，树叶掉光；遇到秋季的严霜和大风，就会使刚脆的树木树根摇动，树叶零落。这五种情况说明，不同的树木受外界的影响损伤还有这么大的区别，更何况不同的人呢！形态体质不同，可患不同类型的病。

二、形态体质的分类

中医认为人类的形态人格体质最基本的可分为五类型，即

"五形"，在这五类的基础上又可分许多类型，共五五二十五类型。《灵枢·阴阳二十五人》说："先立五形金木水火土，别其五色，异其五形之人，而二十五人具矣。"

（一）主要根据阴阳五行分类型

1. 太阳火形人

《类经图翼·五行统论》说："其为形体：则火质锐。"《灵枢·阴阳二十五人》说："火形之人，比于上徵，似于赤帝。其为人赤色，广䏖，锐面小头，好肩背髀腹，小手足，行安地，疾心，行摇，肩背肉满，有气轻财，少信，多虑，见事明，好颜，急心，不寿暴死。能春夏不能秋冬，秋冬感而病生，手少阴核核然。"《灵枢·通天》说："太阳之人，居处于于，好言大事，无能而虚说，志发于四野，举措不顾是非，为事如常自用，事虽败，而常无悔，此太阳之人也。……太阳之人，多阳而少阴，必谨调之，无脱其阴，而泻其阳，阳重脱者易狂，阴阳皆脱者，暴死不知人也。……其状轩轩储储，反身折腘，此太阳之人。"根据以上所讲，总结太阳火形人的特征如下。

形态特征：类似倒三角或多棱体形。头部小，面部锐，齿根宽广。肩背部宽厚肌肉发达，肩背大腿腹各部的发育匀称美好，大腿腹部壮实，手足小。皮肤颜色偏红或颜色很好，声音属于火音中的上徵。

人格心理特点：情感上，得意自足，少烦恼忧愁，或急躁等。认知上，爱考虑，对事物的观察和分析很敏锐，当时就明白而判断等。意志上，好高骛远，非常意气用事，过于自信，虽然遭到失败也常不知悔改等。一般行为上，好说大话，但并没有能力，言过其实，做事鲁莽不管对错，有气魄，高贵自尊，骄傲自满，妄自尊大等。社会行为上，轻视财物，少讲信用等。

行为特点：跑步或行走时步伐急促，身体摇摆动作大、快、灵，喜动不喜静，喜快不喜慢，身体暴发力强，相对耐力不足等。

环境：多居住或适应南方地区，多能耐受春夏季节，不太耐受秋冬季节。

临床运用：从气血藏象经络学上看，是心藏偏旺盛，体内阳气过多而阴气少，属于手少阴心经，禀火气最全的这一类型的人。从发病上看，秋冬季节容易生病。从病机上看，如果阳气过度亢盛而阴气过度衰弱，就容易导致阳气外脱而发狂，假如阴阳都脱失就会暴死或突然不知人事。治则上，必须谨慎调治，不能泻其阴以防阴气虚脱，只能泻其阳，但要避免泻之太过。总之，太阳火形人属于阳气过多而阴气少的形态体质。

2. 少阳金形人

《类经图翼·五行统论》说："其为形体：金质方。"《灵枢·阴阳二十五人》说："金形之人，比于上商，似于白帝。其为人方面，白色，小头，小肩背，小腹，小手足，如骨发踵外，骨轻，身清廉，急心，静悍，善为吏。能秋冬不能春夏，春夏感而病生，手太阴敦敦然。"《灵枢·通天》说："少阳之人，諟谛好自贵，有小官，则高自宣，好为外交，而不内附，此少阳之人也。……少阳之人，多阳而少阴，经小而络大，血在中而气在外，实阴而虚阳，独泻其络脉则强，气脱而疾，中气不足，病不起也。……其状立则好仰，行则好摇，其两臂两肘，则常出于背，此少阳之人也。"根据以上所讲，总结少阳金形人的特征如下。

形态特征：类似方形或长方形。头部小，面部方。肩背小，腹部小，手足小，精瘦，足跟坚壮，其骨如生在脚后跟的外面一样。皮肤颜色偏白，声音属于金音中的上商。

　　人格心理活动特点：情感上，容易急躁，爱清洁或有洁癖等。认知上，对事物观察和分析爱反复考查研究，做事情精细审慎有条理，小有聪明，很有自尊心，善于明察是非等。意志上，不动则静，动则猛悍，明于吏治，有斧断之才等。一般行为上，平时习惯在站立时把头仰得很高，常反挽其手于背后，做威严庄重貌等。社会行为上，喜欢对外交际，不愿默默无闻、埋头工作，稍有小小的政治地位就过高地自我宣传，廉洁自守，冷酷寡恩，善作吏等。

　　行为特点：跑步或行走步伐轻快，喜欢摇摆身体两臂两肘露出背外等。

　　环境：多居住或适应西方地区，多耐受秋冬季节，不太耐受春夏季节。

　　临床运用：从气血藏象经络学上看，是肺藏偏旺盛，体内阳气多而阴气少，属于手太阴肺经，禀金气最全的一类人。从发病上看，春夏季节容易生病，这是因为春夏季节人体内"火""木"活动增强，导致阳气更盛，阴气更弱，所以易发病。从病机上看，阳气多则络脉大，阴气少则经脉小，血经脉深在里，气络脉浅在表。治则上，当充实其阴经，而只泻其阳络，就可以恢复健康；但是少阳之人，以阳气为主，如果单独泻其络脉太过，又会使阳气很快耗散，而形成中气不足，病反难治，需要注意。总之，少阳金形人属于阳气有余而阴气不足的形态体质。

3. 太阴水形人

　　《类经·藏象论》说："其为形体：则水质平。"《灵枢·

阴阳二十五人》说："水形之人，比于上羽，似于黑帝。其为人黑色，面不平，大头，广颐，小肩，大腹，动手足，发行摇身，下尻长，背延延然，不敬畏，善欺绐人，戮死。能秋冬不能春夏，春夏感而病生，足少阴汗汗然。"《灵枢·通天》说："太阴之人，贪而不仁，下齐湛湛，好内而恶出，心抑而不发，不务于时，动而后之，此太阴之人也。……太阴之人，多阴而无阳，其阴血浊，其卫气涩，阴阳不和，缓筋而厚皮，不之疾泻，不能移之。……其状黮黮然黑色，念然下意，临临然长大，腘然未偻，此太阴之人也。"根据以上所讲，总结太阴水形人的特征如下。

形态特征：类似扁平形。头部大，面部平多皱纹，下巴宽广。两肩小，脊背长，臀部也长，腹部大，手足大，皮肤颜色偏黑，声音属于水音中的上羽。

人格心理活动特点：情感上，喜怒不形于色，或常抑郁惊恐而不外露等。认知上，对事物的观察和分析老谋深算，表面谦虚，待人周到，假装正经，内心却深藏阴险，喜欢索取获得，厌恶奉献失去等。意志上，行动上惯用后发治人的手段，或不识时务而动，只知利己等。一般行为上，对人的态度既不恭敬也不畏惧，或身体长大，可是卑躬屈膝，假意谦虚等。社会行为上，贪而不仁，善于欺诈，常被杀身死等。

行为特点：跑步或行走时步伐缓慢，身体动作小和迟钝，喜静不喜动，喜慢不喜快，身体耐力强，相对暴发力不足，卑躬屈膝，故作姿态，并非真有佝偻的病。

环境：多居住或适应北方地区，多耐受秋冬季节，不太能耐受春夏季节。

临床运用：从气血藏象经络学上看，是肾藏偏旺盛，体内阴气过多而阳气少，属足少阴肾经，禀水气最全的一类人。从发病上看，春夏季节容易生病，因为春夏季节人体内"水"的活动不减弱反增强，不顺应自然界变化，所以易发病。从病机上看，阴血浓浊，而卫气滞涩，阴阳不能调和，所以形成筋缓而皮厚。治则上，必须急泻其阴分，否则不能使病情好转。总之，太阴水形人属于阴气过多而阳气少的形态体质。

4. 少阴木形人

《类经图翼·五行统论》说："其为形体：木质长。"《灵枢·阴阳二十五人》说："木形之人，比于上角，似于苍帝。其为人苍色，小头，长面，大肩背，直身，小手足，有才，好劳心，少力，多忧劳于事。能春夏不能秋冬，感而病生，足厥阴佗佗然。"《灵枢·通天》说："少阴之人，小贪而贼心，见人有亡，常若有得，好伤好害，见人有荣，乃反愠怒，心疾而无恩，此少阴之人也。……少阴之人，多阴而少阳，小胃而大肠，六府不调，其阳明脉小，而太阳脉大，必审而调之，其血易脱，其气易败也。……其状清然窃然，固以阴贼，立而躁崄，行而似伏，此少阴之人也。"根据以上所讲，总结少阴木形人的特征如下。

体态特征：类似细长方形。头部小，面长。相对大肩，背部平，腹部小，身体挺直，手足小。皮肤颜色偏青，声音属于木音中的上角。

人格心理活动特点：情感上，容易忧愁等。认知上，善对事物进同行观察和分析，喜欢动脑，好用心机，有才智等。意志上，做事奋力向前，不讲情面，或谨慎多忧虑，随和顺从等。一般行为上，外貌好像清高的样子，但行动鬼祟，偷偷摸摸，怀阴险害人之贼心等。社会行为上，喜贪小利，见到别人有了损失，就好像自己得到了什么，见到别人有了荣誉富贵，反而感到气愤；喜欢伤害人，对人少恩情等。

行为特点：跑步或行走时，状似伏身向前。体力不强，站立时躁动不安等。

环境：多居住或适应东方地区，多耐受春夏季节，不太耐受秋冬季节。

临床运用：从气血藏象经络学上看，是肝藏偏旺盛，体内阴气多而阳气少，属于足厥阴肝经，禀木气最全的一类人。从发病上看，秋冬季节容易生病，这是因为秋冬季节人体内"金""水"活动增强，导致阴气更盛，阳气更弱，所以易发病。从病机上看，胃小，受纳水谷就少，以致阳气化源不足，足阳明胃经的脉气就微小；小肠大，传化水谷就快，手太阳小肠经的脉气就盛大；所以六府不调，多阴少阳，容易出现气衰血脱。治则上，必须审察阴阳盛衰的情况进行调治。总之，少阴木形人属于阴气有余而阳气不足的形态体质。

5. 阴阳和平土形人

《类经图翼·五行统论》说："其为形体：土质圆。"《灵枢·阴阳二十五人》说："土形之人，比于上宫，似于上古黄帝。其为人黄色，园面，大头，美肩背，大腹，美股胫，小手足，多肉，上下相称，行安地，举足浮，安心，好利人，不喜权势，善附人也。能秋冬不能春夏，春夏感而病生，足太阴敦敦然。"《灵枢·通天》说："阴阳和平之人，居处安静，无为惧惧，无为欣欣，婉然从物，或与不争，与时变化，尊则谦谦，谭而不治，是谓至治。……阴阳和平之人，其阴阳之气和，血脉调。宜谨诊其阴阳，视其邪正，安其容仪，审有余不足，盛则泻之，虚则补之，不盛不虚，以经取之，此所以调阴阳，别五态之人者也。……其状委委然，随随然，颙颙然，愉愉然，暶暶然，豆豆然，众人皆曰君子，此阴阳和平之人也。"根据以上所讲，总结阴阳和平土形的特征如下。

形态特征：类似圆形。头部大，面圆。肩背健美，腹部大，下肢大腿到足胫部都很健美，肌肉丰满，全身上下各部都很匀称，手足小。皮肤颜色偏黄，声音属于土音中的上宫。

人格心理活动特点：情感上，平和而柔顺，平静不易急躁，寡欲而无过分之喜，容易喜悦快活，喜欢安静住处等。认知上，善于静静思考，顺从事物发展的自然规律，适应形势的变化，举止有度，处事条理清楚等。意志上，心安定而无所畏惧，独立不动等。一般行为，从容稳重，举止大方，目光慈祥，态度严肃，待人和蔼，品行端正，诚恳忠厚等。社会行为上，喜欢帮助人，又善团结人，不争遂权势，不太介意个人名利，做事足以取信于人，遇事不与人争，或地位虽高却很谦虚，以说理服人，而不是用压服的手段来治人，具有很好治理才能，为众人所尊敬和夸赞等。

行为特点：跑步或行走时，步伐稳重，耐力和暴发力均相当，喜欢动静快慢平衡等。

环境：多居住或适应中央地区，能耐受秋冬季节，不太耐受春夏季节。

临床运用：从气血藏象经络学上看，是脾藏偏旺盛，体内阴阳之气相对平衡，属于足太阴脾经，禀土气最全的一类人。从发病上看，春夏季容易生病，因为春季肝木不能旺盛，反被脾土约制，或夏季脾土旺盛却导致心火不够旺盛，不能顺应自然界变化，所以易发病。从病机上看，阴阳之气相对平衡，血脉和顺，但有时阳气偏多一点，有时阴气偏多一点。治则上，当谨慎地诊察其阴阳的盛衰、邪正的虚实，并端详其形态，以审断气血和藏府的有余或不足，然后进行调治，邪气实的就用泻法，正气虚的就用补法，一般虚实不明显的病证，就从其本经取治。

中医认为五形态人是具有代表性的五种类型，他们和一般人是不相同的，"阴阳二十五人"不包括在五形态人之内，一般人不具备这五种形态人的特征。《灵枢·通天》说："众人之属，不如五态之人者，故五五二十五人，而五态之人不与焉。五态之人，尤不合于众者也。"

（二）主要根据经络分类型

1. 足太阳膀胱经脉形态体质人

《灵枢·阴阳二十五人》说："足太阳之上，血气盛则美眉，眉有毫毛；血多气少则恶眉，面多小理；血少气多则面多肉；血气和则美色。足太阳之下，血气盛则跟肉满，踵坚；气少血多则瘦，跟空；血气皆少则喜转筋，踵下痛。"又说："美眉者，足太阳之脉气血多；恶眉者，血气少；其肥而泽者，血气有余；肥而不泽者，气有余，血不足；瘦而无泽者，气血俱不足。"

循行人体头面部的足太阳膀胱经脉（主要包含睛明、眉冲、攒竹等穴）：如果气血充足调和，则眉毛茂盛长而滋润，眉中可出现长的毫毛，额及眼角周围的肌肉丰满润泽。如果气少相对血多，气虚导致血虚，实际是气血两虚，不能充润，则眉毛稀疏枯憔等，额及眼角多细小皱纹。如果血不足而气不虚，实际指轻微血虚，只是相对津液缺少，则肌肉丰满但缺润泽等。

循行人体下肢的足太阳膀胱经脉（主要包含承扶、委中、承山、昆仑等穴）：如果气血充足调和，则小腿后部肌肉丰满，脚后跟坚实。如果气血不足，小腿肌肉和脚后跟削瘦，易发生转筋、脚后跟痛等症。

2. 足阳明胃经脉形态体质人

《灵枢·阴阳二十五人》说："足阳明之上，血气盛则髯美长、血少气多则髯短、故气少血多则髯少；血气皆少则无髯，两吻多画。足阳明之下，血气盛则下毛美长至胸，血多气少则下毛美短至脐，行则善高举足，足指少肉，足善寒；血少气多则肉而善瘃，血气皆少则无毛，有则稀枯悴，善痿厥足痹。"

循行人体头面部的足阳明经脉（主要包含地仓、大迎、颊车、下关、头维等穴）：如果气血充足调和，则两颊的毛或胡须茂盛长而滋润，两颊肌肉丰满润泽。如果血少相对气多，实际是轻微气血虚时，则两颊毛或胡须短小等。如果气少相对血多，实际是气血两虚时，则两颊毛或胡须稀少枯憔等，如果气血两虚甚时，则两颊完全无毛或胡须，口角两旁纹理很多等。

循行人体胸腹和下肢的足阳明胃经脉（主要包含乳中、乳根、天枢、气冲、伏兔、梁丘、外膝眼、足三里、解溪等穴）：如果气血充足调和，则人体阴部的毛茂盛长而滋润，毛可上连长到胸部，胸腹部和下肢肌肉丰满润泽。如果血少相对气多，实际是轻微气血两虚，以血虚为主时，则足易生冻疮或干裂等。如果气少相对血多，实际是轻微气血两虚，以气虚为主时，则人体阴部毛虽滋润但短小，只可长到脐眼以下；走路时善高举足，足趾的肌肉较少，足部常觉寒冷等。如果气血两虚甚时，则人体阴部不长毛，即便有也甚稀少枯憔，并下肢易患痿、厥、痹病等。

3. 足少阳胆经脉形态体质人

《灵枢·阴阳二十五人》说："足少阳之上，气血盛则通髯美长，血多气少则通髯美短，血少气多则少髯，血气皆少则须，感于寒湿则善痹，骨痛爪枯也。足少阳之下，血气盛则胫毛美长，外踝肥；血多气少则胫毛美短，外踝皮坚而厚；血少气多则胻毛少，外踝皮薄而软；血气皆少则无毛，外踝瘦无肉。"

循行人体头面部的足少阳胆经脉（主要包含瞳子髎、风池等穴）：如果气血充足调和，则两颊胡须上连头发，下连口唇下胡须，茂盛长而滋润。如果气少相对血多，实际是轻微气血虚，以气虚为主时，则连颊胡须虽滋润但短小等。如果血少相对气多，实际是气血两虚时，则连颊胡须稀少等。如果气血两虚甚时，则不生连颊胡须，感受了寒湿之邪则易患痹病和骨痛、爪甲干枯症等。

循行人体下肢的足少阳胆经脉（包含风市、阳陵泉、悬钟、丘墟等穴）：如果气血充足调和，则主要是小腿前面偏外侧部的毛茂盛长而滋润，外踝附近的肌肉丰满。如果气少相对血多，实际是轻微气血两虚，以气虚为主时，则主要是小腿前面外侧偏中部的毛虽滋润但短小，外踝处皮硬而厚等。如果血少相对气多，实际是气血两虚时，则主要是小腿前面外侧偏中部的毛稀少，外踝处皮软而薄等。如果气血两虚甚时，则主要是小腿前面外侧不生长毛，外踝处瘦而没有肉等。

4. 手阳明大肠经脉形态体质人

《灵枢·阴阳二十五人》说："手阳明之上，血气盛则髭美，血少气多则髭恶，血气皆少则无髭。手阳明之下，血气盛则腋下毛美，手鱼肉以温；气血皆少则手瘦以寒。"髭：《类经·藏象类》注："在口上曰髭，在口下曰须。"

循行人体头面部的手阳明大肠经脉（包含禾髎、迎香等穴）：如果气血充足调和，则口唇上胡须茂盛长而滋润。如果血少相对气多，实际是气血两虚时，则口唇上胡须稀少枯憔。如果气血两虚甚时，则口唇上没有胡须等。

循行人体上肢的手阳明大肠经脉（包含肩髃、曲池、合谷、商阳等穴）：如果气血充足调和，则腋下毛茂盛长而滋润，手部肌肉经常是温暖的。如果气血两虚时，腋下毛短小或稀少，手部肌肉消瘦而寒凉等。

5. 手太阳小肠经脉形态体质人

《灵枢·阴阳二十五人》说："手太阳之上，血气盛则多须，面多肉以平，血气皆少则面瘦恶色。手太阳之下，血气盛则掌肉充满，血气皆少则掌瘦以寒。"

循行人体头面部的手太阳小肠经脉（包含天容、听宫等穴）：如果气血充足调和，则口唇下胡须茂盛长而滋润，面部肌肉丰满皮肤没有皱纹等。如果气血两虚时，则口唇下胡须稀少或短小枯憔，面部消瘦没有润泽等。

循行人体上肢的手太阳小肠经脉（包含肩贞、少海、养老、后溪、少泽等穴）：如果气血充足调和，则手掌肌肉丰美。如果气血两虚时，则手掌肌肉消瘦而寒凉等。

6. 手少阳三焦经脉形态体质人

《灵枢·阴阳二十五人》说："手少阳之上，血气盛则眉美以长，耳色美；血气皆少则耳焦恶色。手少阳之下，血气盛则手卷多肉以温，血气皆少则寒以瘦，气少血多则瘦以多脉。"

　　循行人体头面部的手少阳三焦经（包含丝竹空、耳门、翳风等穴）：如果气血充足调和，则眉毛茂盛长而滋润，耳部丰满滋润。如果气血两虚时，则耳枯憔等。

　　循行人体上肢的手少阳三焦（包含肩髎、天井、中渚、关冲等穴）：如果气血充足调和，则手部肌肉丰满常觉温暖等。如果气血两虚时，则手部肌肉消瘦而寒凉等。如果气少相对血多，实际是气血两虚，以气虚为主时，则手部肌肉消瘦而脉管多显见或出现较多皱纹等。

　　总之，中医认为皮肤毫毛和胡须的茂盛、滋润，肌肉的丰满、润泽、温暖，是气血充盛的原故，例如《灵枢·五音五味》说："血气盛则充肤热肉，血独盛则澹渗皮肤，生毫毛。"《辞海》释"澹"：波浪起伏或流水纡回貌，水波貌。女人一般不生胡须，身上的毫毛也比男人少，这是因为女人的冲脉和任脉都起于胞中，向上在脊背的里面循行，为经脉、络脉气血汇集之海。其浮行在体表的，沿腹部上行，在咽喉部相交会，其中的一个分支，从咽喉部别行环绕于口和唇的周围。女人的生理特征一般是气相对有余而血不足，其原故是每月均有月经排出，冲任之脉的血气不能营养口唇，所以女人不生胡须。男人若有先天生理上的缺陷，任冲二脉不充盛，阴茎和睾丸发育不健全，虽然有气而血不足，不能上行营养口唇，也不能生长胡须。例如《灵枢·五音五味》说："冲脉、任脉皆起于胞中，上循背里，为经络之海。其浮在外者，循腹右上行，会于咽喉，别而络唇口。……今妇人之生，有余于气，不足于血，以其数脱血也，冲任之脉，不荣于口，故须不生焉。……其有天宦者，未尝被伤，不脱于血，然其须不生，其故何也？此天之所不足也，其任冲不盛，宗筋不成，有气无血，唇口不荣，故须不生。"

三、形态体质的形成与改变

中医认为形态体质形成的先天因素是可由父母遗传而来的，《类经·藏象类》说："人之生也，合父母之精而有其身。"意思是讲，人的出生包含父母的精气，并受到他们的影响，因而有他们某些形态体质特征。《灵枢·阴阳二十五人》说："二十五人之形，血气之所生，别而以候。"意思是讲，二十五类型人的形态体质由于气血运动的不同而产生各自不同的特点，形态体质的形成是有其物质基础的。

中医认为形态体质形成的后天因素更为重要，主要有：地理气候、劳动锻炼、饮食、年龄、药物、疾病等，这些都能影响人体气血，从而改变其形态体质，例如《类经·藏象类》说："太阴少阴太阳少阳者，非如经络之三阴三阳也，盖以天禀之纯阴者曰太阴，多阴少阳者曰少阴，纯阳者曰太阳，多阳少阴者曰少阳，并阴阳和平之人而分五态也。此虽以禀赋为言，至于血气疾病之变，则亦有纯阴纯阳、寒热微甚及阴阳和平之异。故阳藏者偏宜于寒，阴藏者偏宜于热，或先阳而后变为阴者，或先阴而后变为阳者，皆医家不可不查也。"意思是讲，所谓太阴人、少阴人、太阳人、少阳人，不是指人体的三阴和三阳经络的名称区别而言，是指从父母遗传阴阳气血活动的强弱而来，先天阴气活动亢盛而阳气活动很衰弱的称太阴人，先天阴气活动多而阳气活动相对少的称少阴人，先天阳气活动亢盛而阴气活运动很衰弱的称太阳人，先天阳气活动多而阴气活动相对少的称少阳人，先天阴气和阳气活动一样多的称阴阳和平人，由此区分为五类型形态体质人。以上虽然是因父母遗传而言，却也可因外界环境、生活方式、疾病等影响人体阴阳气血活动的变化而形成不同形态体质。所以太阳、少阳人在一定条件下可以转化为太阴、少阴人；太阴、少阴人在一定条件下可以转化为太阳、少阳人。在临床上，阳气活动偏亢的人，偏适宜用寒凉药调理；阴气活动偏亢的人，偏适宜用热温药调理，这些都是医生在治病中不可以不知道的。

第四章

正邪、郁瘀与中医病因病理学

中医认为医学是研究健康与疾病这对矛盾转化的学问，防止健康向疾病转化这是预防医学的任务，促使疾病向健康转化是治疗医学的目的。中医病因病理学，就是研究关于人体在其与外界环境的相互关系中，表现为疾病与健康及其互相转化的规律。

第一节　正邪和中医病因学

西方医学认为，病因学是研究疾病发生与痊愈的原因和各种有关条件的科学。中医认为疾病的发生与痊愈是正邪相争的结果，健康状态是邪不压正，《素问·遗篇刺法论》说"正气存内，邪不可干"，疾病状态是正不胜邪，《素问·评热病论》说"邪之所凑，其气必虚"。中医病因学主要从"正邪"的角度来阐述人体健康与疾病互相转化的规律。

一、疾病的发生与痊愈

唯物辩证法主张从事物的内部矛盾运动和事物的相互联系中来把握事物，也就是同时要把握事物发展的内因和外因。不过内因和外因不是居于同等的地位，事物的内在矛盾（广义地使用联系这个名词时，也可以叫做内部联系）是事物发展的第一性的原因，而事物的外部联系，只能算第二性的原因。内因是根据，外因是条件，内因是起决定作用的原因。外因对于事物的发展有或大或小的影响，有时可以起很重大的影响，甚至于在一定范围内和一定情况下，也能起决定的作用，但外因的任何影响都必须通过内因才能起作用，所以归根结底来说，对事物发展起决定作用的，是内因，而不是外因。[1]

中医病因学认为，要治病防病就要研究发病和愈病的原因和各种有关条件，其中就包含内因和外因，即关于疾病发生、发展的内部根据及其相应的外部条件，还有关于实现疾病转归、痊愈的内部根据及相应的外部条件。

（一）发病和愈病的内因

中医认为人体发病的内因，就是人体内部正气虚弱。疾病的发生就是由于正邪相互斗争的过程中，人体内部正气虚弱不能抵御或祛除外部邪气，外部邪气乘虚才能侵犯人体内停留而发病。人体愈病的内因，就是人体内部正气强盛。疾病的痊愈就是由于人体内部的正气强盛能够抵御或祛除外部邪气。

（二）发病和愈病的外因

中医认为人体发病的外因，就是人体外部的邪气侵袭，人体愈病的外因，就是人体外部的邪不能伤正。

（三）扶正祛邪

正气为发病愈病的内因和根据，邪气为发病愈病的外因和条件，"扶正祛邪"就是中医治病防病中最根本的思想、最基

---

〔1〕艾思奇. 辩证唯物主义讲课提纲［M］. 北京：人民出版社，1957.

本的原则。中医特别重视在扶正的基础上祛邪，在治疗中促进病人生理机能恢复，完善或提高机体的调节和防卫能力，从而达到治病防病的目的。

凡患病身体必虚，不虚不得病，例如《医理辑要·锦囊觉后编》说："要知易风为病者，表气素虚；易寒为病者，阳气素弱；易热为病者，阴气素衰；易伤食者，脾胃必亏；易劳伤者，中气必损。……须知发病之日，即正气不足之时。"这里的"虚"是指广义的虚，虚即正气失常、失调。中医治病防病即治虚，总的指导方针就是扶正祛邪，祛邪也是为了扶正。

在临床上，狭义的"虚证"，要用补法扶正为主；狭义的"实证"，可用攻法祛邪，或攻法祛邪为主补法扶正为辅；狭义的"虚实证"，要用攻补兼施法等。广义"虚"不一定非用单一补法，扶正可以祛邪，有时祛邪也可以扶正，"八法"结合，有主有次，有主有辅，可以治疗广义的正气虚。

二、正邪的含义

任何疾病的发生都是有一定原因和条件的，不同的疾病是不同的原因和条件引起的。研究疾病发生的原因和各种有关条件，对于防治疾病具有重要意义。引起疾病发生的有外因和内因两个方面，内因为正，外因为邪。

（一）正的含义

中医病因学认为，"正"是指"正气"，正气的概念是正常运动的气。

首先是指人体内气血阴阳的正常运行而言。例如《灵枢·平人绝谷》说："故气得上下，五藏安定，血脉和利，精神乃居，故神者，水谷之精气也。"意思是讲，人体内的气正常升降，五藏调节正常，气行血随，气与精血结合产生神，神就是水谷产生的精血气的正常运动。神就是气血运动的正常变化，神就是正气。

其次是指自然界形气的正常运行而言，例如《素问·五运行大论》说："五气更立，各有所先……当其位则正。"意思是讲，自然界中形气的运动变化有一定的规律，凡是按正常规律运动的形气，相对就是正气。

正气实质初探：从哲学角度看，是致病、愈病的内因或内部根据和内部联系；从信息论、系统论、控制论角度看，是动态自稳调节机制正常（体内与环境）等；从化学、物理、生物学角度看，是人体内部正常的自稳调节、自我修复、防卫反应机制和生理机能等。

（二）邪的含义

中医病因学认为，"邪"是指"邪气"，邪气的概念是异常运动的气。

首先是指人体内气血阴阳的异常运行而言，例如《素问·六微旨大论》说："何谓邪乎？……故气有往复，用有迟速，四者之有，而化而变，风之来也。"意思是讲，什么是邪气？邪气就是由于人体内的气运行有往进、复退、慢迟、快速的互相作用而产生变化，这些变化有普遍规律，即正常现象，也会有特殊规律，即异常现象。人体内气血的异常运动就会产生"风邪"这样的病理反应与现象，风就是邪的一种反应。

其次是指自然界形气的异常运行而言，例如《素问·五运行大论》说："非其位则邪。"意思是讲，自然界中形气的运动变化有一定的规律，凡是不按正常规律运动的形气，就是邪气。

邪气实质初探：从哲学角度看，是致病、愈病的外因或外部条件和外部联系；从信息论、系统论、控制论角度看，是动态自稳调节机制不正常（体内与环境）等；从化学、物理、生物学角度看，是外部致病因素和人体内部病理反应等。

三、正邪的关系

中医病因学认为，正邪关系就是正邪在相争中并存的关系，就是正邪这对矛盾的对立统一的关系，中医特别强调正邪的对立统一性。

（一）正邪并存互根

1. 健康状态的正邪并存互根

中医认为健康状态的"正气存内，邪不可干"，并不是没有病邪的存在，恰恰相反，它是人体在正气同邪气的斗争中，依然能维持自身气血正常运动与阴阳平衡，好比"敌军围困万千重，我自巍然不动""任凭风吹浪大，胜似闲庭信步"……正是因为有敌军，有风浪，方显英雄本色。例如《灵枢·百病始生》说："卒然遭疾风暴雨而不病者，盖无虚，故邪不能独伤人。"意思是讲，突然遭受疾风暴雨却不得病的人，是因为身体内正气不虚弱，防御能力强，自稳调节无误，因此邪气不能独自伤害人体。

外部邪气不能侵犯人体致病，是由于正气这个内因的作用。人体正气是在与邪气的斗争中不断地壮大自己的，没有邪就没有正，正气是在与邪气的抗争中才产生的，邪气消失了，正气也就不存在了。人体的正气是在适应环境邪气的基础上而存在的，养生，就是适应、顺应自然界正气的变化，养护生命之正气，防御环境邪气，预防疾病的发生。

中医在临床治疗疾病时注意到，愈病有时不意味着"邪"彻底被消灭，还要防止药源性疾病的发生。例如《素问·五常政大论》说："病有久新，方有大小；有毒无毒，固宜常制矣。大毒治病，十去其六；常毒治病，十去其七；小毒治病，十去其八；无毒治病，十去其九。谷肉果菜，食养尽之，无使过之，伤其正也。不尽，行复如法。"意思是讲，病有新有久，处方有小有大，药的有毒无毒、服法有一定的规则。凡用大毒的药，病去十分之六，一般不可再服；平常毒的药，病去十分之七，一般不可再服；有小毒的药，病去十分之八，一般不可再服；即使没有毒的药，病去十分之九，一般也不必再服。以后就用谷类、肉类、蔬菜、水果，饮食调养，使其正气恢复。正气旺盛，体内剩余邪气自然消除转化成正气。不要用药过度，为把邪气去尽，而伤其正气。如果邪气未尽，可再加上法服药。这里的药是指狭义的药物而言。

2. 疾病状态的正邪并存互根

中医认为疾病状态的"邪之所凑，其气必虚"，并不是没有正气的存在，而是人体正气同邪气的斗争中，不能维持自身气血正常运动和阴阳平衡的一种抗病反应。好比"两军相争，一胜一败，所以胜败，皆决于内因。胜者或因其强，或因其指挥无误；败者或因其弱，或因其指挥失宜，外因通过内因而起作用"。

疾病状态主要因为人体防御能力弱，自稳调节失衡，因此邪气所凑，是通过其气血虚这个内因而起作用的。如果正气不存在了，就没有愈病的根据了，疾病状态也就消失了，人也就要死亡了。例如《素问·汤液醪醴论》说："形弊血尽而功不立者何？……神不使也。……何谓神不使？……针石，道也。精神不进，志意不治，故病不可愈。今精坏神去，荣卫不可复收。何者？嗜欲无穷，而忧患不止，精气弛坏，荣泣卫除，故神去之而病不愈也。"意思是讲，病情发展到了形体弊坏、气血竭尽的地步，治疗就没有办法见效，这里有什么道理？这是因为病人的"神"已经不能发挥它应有作用的缘故。药物、针灸等不过是治病的方法而已，如果病人的气血运动已经败坏，快要消失残尽，不可再恢复，人体已没有自我修复、自稳调节能力，已不能使那些治疗发生作用，疾病也就不可能痊愈。这是因为病人不懂养生之道，嗜好欲望无节，忧愁患难不断，形体和机能持续损伤，气血瘀竭，致使正气运动"神"消失，而使疾病不能痊愈。

中医在临床治疗疾病时，除了注意去除邪气的影响外，更重视保护调动人体内部正气，看到正气抗病的积极因素，因而加以帮助扶持，而不是代替、打击它。例如《素问·至真要大论》说："论言治寒以热，治热以寒，而方士不能废绳墨而更其道也。有病热者，寒之而热，有病寒者，热之而寒，二者皆在，新病复起。奈何治？……诸寒之而热者取之阴，热之而寒者取之阳，所谓求其属也。……服寒而反热，服热而反寒，其故何也？……治其王气，是以反也。"意思是讲，一般地说，治寒证当用热药，治热证当用寒药，医工是不能违背这个治疗法则而变更它的。但有些热证服寒药而更热，有些寒证服热药而更寒，不但原有的寒与热仍旧存在，而且更有新病增加。应该怎样治疗？凡是用寒药而反热的，是阴气不足，应该补阴气。用热药而反寒的，是阳气不足，应该补阳气。这就是所谓"求其属"的方法，也就是扶正的方法。服寒药而反热，服热药而反寒，是什么道理呢？这是由于只顾治其偏亢之邪气，即所谓"旺气"，而忽略了"虚"的一面，所以有相反的结果。

（二）正邪转化互用

1. 人体外环境的正邪转化互用

人体外环境（自然环境）作为影响人体疾病和健康互相转化的外部条件和外部因素，可以区分为有害的致病因素"毒邪"和有利的治疗手段"药正"。《吕氏春秋·尽数》说："天生阴阳寒暑燥湿，四时之化，万物之变，莫不为利，莫不为害。"《金匮要略方论》说："夫人禀五常，因风气而生长，风气虽能生万物，亦能害万物。如水能浮舟，亦能复舟。"

一切环境，可以作为毒邪，同时也可以作为药正。凡是能促成愈病的是药正，凡是能促使发病的是毒邪，没有绝对的毒邪，也没有绝对的药正，毒与药在一定条件下可以互相转化。毒可以正确利用而转化为药，药可因错误使用而转化为毒。在一定条件下，外部的邪气毒，也可转变成促进人体气血正常运行、促进愈病的药；反之外部的正气药，也可转变成干扰人体气血运行导致发病的毒。在我国古代、毒药是并称的，认为医生的主要职责之一就是"聚毒药以供医事"（《周礼》）。毒药并称是辩证的，它们是对立统一的。

这里所指的"药"是指广义的药，泛指一切防病治病手段，即调动或变成人体内气血并使其正常运行的一切环境因素，所以药在某种意义上讲就是正气。这里所指的"毒"是指广义的毒，泛指一切致病因素，即干扰或损伤人体内气血使其不能正常运行的一切环境因素，所以毒在某种意义上讲就是邪气。

2. 人体内环境的正邪转化互用

人体内环境作为影响人体疾病和健康互相转化的内部因素和内部联系，可以区分为有利的生理机能"药正"和有害的病理反应"毒邪"。在一定的条件下，正常的气血运行，如卫气、宗气、津液、精血等，可转化为致病发病的病理反应——人体内的"毒邪"，如郁瘀、寒热、燥湿等。反之，在一定的条件下，异常的气血运行，如郁瘀、寒热、燥湿等，可转化为愈病防病的生理机能——人体内的"药正"，如卫气、宗气、津液、精血等。

四、医学的任务

医学的根本任务，是避害趋利，化害为利，调动或利用积极因素，预防或消除不利因素。

治疗医学所要做的工作，就是要调动内外两方面积极性，实现两个转化，即在人体外部化毒为药，在人体内部化邪为正，促使人体由疾病向健康的转化。

预防医学所要做的工作，也是要调动内外两方面积极性，防止两个转化，即在人体外部预防药向毒转化，在人体内部预防正向邪转化，以防止健康向疾病转化。

这就需要节制和调适恼怒、情欲、劳动、起居、饮食、寒热等，适应外环境，利用吸取"外丹"；还要"外练筋骨皮，内练一口气"，培养生成"内丹"。丹即药正，这是儒、道、佛、医各家养生的根本方法与宗旨。

"标本不得，邪气不服；标本相得，邪气乃服。"

"四时之化，万物之变；莫不为利，莫不为害。"

第二节　郁瘀和中医病理学

西方病理学分为病理解剖学和病理生理学。病理解剖学又称病理形态学，它研究患病时器官、组织和细胞（包括亚微结构）的形态改变，主要从形态学的角度来阐明疾病发生和发展的规律。病理生理学则着重研究当患病时机体内所发生的机能障碍，它主要是从生理学和生物化学的角度来阐明疾病发生和发展的规律。机体各部分的形态改变与机能障碍是疾病表现的两个主要方面，是相互联系和互相作用的。[1]

中医病理学主要是用生理的观点研究健康和疾病问题，即研究身体在各种条件下对各种刺激的各种反应方式。中医认为疾病的发生和发展，是环境外部的致病因素"邪气实"和人体内部的调节机制"正气虚"，引起人体内气血郁瘀的病理变化，从而导致机体各部分机能障碍和形态改变，这是疾病和病症表现的两个主要方面。气血郁瘀就是指人体内的病理反应，即身体对各种刺激的整体反应方式。

一、广义郁瘀

广义郁瘀，就是指气血运行障碍和混乱，即阴阳气血运行或过快过慢，或阻塞不通，或泛滥妄行，或该快不快、该慢不慢，或该升不升、该降不降，或该行经络不行而行不该行的经络等。例如《丹溪心法·六郁》说："气血冲和，百病不生，一有怫郁，百病生焉。故人身诸病，多生于郁。……戴云：郁

---

〔1〕梁伯强. 病理解剖学总论［M］. 北京：人民卫生出版社，1959.

者，结聚而不得发越也。当升者不得升，当降者不得降，当变化者不得变化也，此为传化失常，六郁之病见矣。"

广义的郁瘀包括郁与瘀、热与寒、虚与实、燥于湿痰、风与痹等病理变化和反应，例如《素问·至真要大论》说："愿闻病机何如？……诸风掉眩，皆属于肝。诸寒收引，皆属于肾。……诸痉项强，皆属于湿。……诸胀腹大，皆属于热。"意思是讲，疾病的机理怎样？眩晕的症状可由"风"的病理反应而引起，风可因为肝藏调节失常所产生。肢体拘急挛缩或关节屈伸不利的症状，可由"寒"的病理反应而引起，寒可因为肾藏调节失常所产生。肢体强硬痉挛或颈项强直的症状，可以由"湿"的病理反应而引起。腹部胀满硬大的症状，可以由"热"的病理反应而引起。这里所说的疾病的机理——病机，也可叫做病理。

在临床治疗原则上，对郁瘀以调节疏通为总原则。《素问·至真要大论》说："疏其血气，令其调达，而致和平。"在具体治法上，用八法为主进行调节疏通，例如《医学薪传》说："但通之之法，各有不同。调气以和血，调血以和气，通也；上逆者使之下行，中结者使之旁达，亦通也；虚者助之使通，寒者温之使通，无非通之之法也。若必以下泄为通，则妄矣。"

二、"郁"与"瘀"证

这里的郁与瘀是狭义的，是专指局部气血或阴阳二气的运行不畅或停滞阻塞，而导致的一种病理反应和变化。

（一）郁与瘀的含义

郁是指气郁滞，瘀是指血瘀凝。例如《吕氏春秋·尽数》

说："流水不腐，户枢不蠹，动也。形气亦然，形不动则精不流，精不流则气郁。郁处头，则为肿为风；处耳，则为挶为聋；处目，则为蔑为盲；处鼻，则为衄为窒；处腹，则为张为疛；处足，则为痿为蹷。"意思是讲，流动的水不会腐臭，门上转动的枢轴不会长虫，这是因为运动的缘故。人的形体气血也是如此，身体不运动，精血就不会流通，精血不流畅，精血内的气就要郁滞。郁滞发生在头部，就会头痛、面肿；发生在耳部，就会耳有疾患、闻声不清；发生在眼部，就会目眶红肿、目汁凝结、视物模糊；发生在鼻部，就会流清涕、鼻塞不通；发生在腹部，就会腹胀、腹痛；发生在足部，就会患痿病和厥病。厥病指突然晕倒，不省人事，手脚僵冷等症。《辞源》释挶：耳疾。蔑：目不明；目眶红肿。衄：鼻流清涕；鼻塞不通。《辞海》释窒：阻塞；不通，如埋窒；窒塞。《辞源》释疛：腹病。蹷：同"蹶"。蹶：病名，突然晕倒，参见"厥"。厥：病名，指突然昏倒，不省人事，手足僵冷等症。《素问·五藏生成》："凝于足者为厥。"

郁即气滞聚，瘀即血凝积。郁与瘀均是局部气血运行不畅通，郁滞轻，瘀凝重，郁多初病，瘀多久病，所谓初病在气，久病在血。例如《临证指南医案》说："皆因郁则气滞……初伤气分，久延血分，延及郁劳沉疴。"它们又是互相联系、互相影响和互相作用的。气郁久必血瘀，血瘀则必气郁。气行则血行，气滞则血凝，血凝则气滞。

（二）郁瘀证的病理现象

气血郁瘀可导致各藏府经络的机能活动失常，产生以下病理现象。

郁证可引发身体疼痛，痛势多阵发或剧烈；痛性多胀满感或游走不定，可生气加重，矢气、呃逆、嗳气减轻；喜按，按之稍缓等。由郁证产生的局部形态改变多肿胀，颜色鲜红，多形似肿物，时聚时散，时有时无，相对没有固定形状或位置等。

瘀证可引发身体疼痛，痛势多持续或延缓；痛性多针刺感或固定不移，可夜间加重，拒按，按之加重等。由瘀证产生的局部形态改变多肿胀，颜色暗紫，多有肿物结块，相对坚硬，有固定形状或位置等。

《医学薪传》："所痛之部，有气血阴阳之不同，若概以行气消导为治，漫云通则不痛？夫通则不痛，理也……"《临证指南医案》："大凡经主气，络主血，久病血瘀。"《清代名医医案精华·丁甘仁医案》："经云：暴痛在经，久痛在络。"《医宗金鉴·外科心法要诀》在《痛疽辨肿歌》中注："人之气血，周流不息，稍有壅滞，即作肿矣。"肿包括肿胀、肿物、肿块等。《医学心悟·积聚》："积者，推之不移，成于五藏，多属血病；聚者，推之则移，成于六府，多属气病。"《景岳全书》："积聚之病，凡饮食、血气、风寒之属，皆能致之，但曰积曰聚，当详辨也。盖积者，积垒之谓，由渐而成者也。聚者，聚散之谓，作止不常者也。由此言之，是坚硬不移者，本有形也，故有形者曰积；或聚或散者，本无形也，故无形者曰聚。诸有形者，或以饮食之滞，或以脓血之留，凡汁沫凝聚，旋成癥块者，皆积之类，其病多在血分，血有形而静也。诸无形者，或胀或不胀，或痛或不痛，凡随触随发，时来时往者，皆聚之类，其病多在气分，气无形而动也。"

（三）治疗原则

在临床中，中医对狭义的郁瘀，在治疗上以消散软坚为原

则，在治法上多以消法中的行气与活血法为主去调节。例如
《素问·至真要大论》说"或散，或软""坚者削之，客者除
之，结者散之，留者攻之"。《医学心悟·医门八法》说："消
者，去其壅也。藏府、筋络、肌肉之间，本无此物而忽有之，
必为消散，乃得其平。"

三、热证与寒证

这里的热与寒是指气血或阴阳二气运行过快或过慢，所导
致的一种病理反应和变化。

（一）热与寒的含义

热是指气血运行速度过快，寒是指气血运行过慢。例如
《素问·生气通天论》说："阴不胜其阳，则脉流薄疾，并乃
狂；阳不胜其阴，则五藏气争，九窍不通。"《素问·阴阳应
象大论》说："阳胜则热，阴胜则寒。"《素问·举痛论》说：
"寒则气收，炅则气泄。"以上意思是讲，如果阴气不能制约
阳气，阳气过分亢盛，就会使气血流动快数，导致脉行急迫，
还会使人神志兴奋狂躁；如果阳气不能制约阴气，阴气过分亢
盛，就会使气血流动慢迟，导致五藏气血壅堵，还会使人九窍
不通畅。阳主动，阳气过盛就会出现"热"的病理反应；阴
主静，阴气过盛就会出现"寒"的病理反应。寒使气血收敛，
热使气血宣泄。《辞海》释炅：热。这里的内邪寒热证是指病
理反应，不是指致病因素的寒热外邪。

各种外邪侵犯人体后，均可使气血郁瘀，既而或久而化热
化寒。这里的寒热是指病理变化。例如《幼科要略》说："六
气之邪，皆从火化。饮食停留，郁蒸发热。惊恐内迫，五志动
极皆阳。"意思是讲，风、寒、暑、热、燥、火六种外邪侵犯

人体，都可使气血郁瘀而产生热的病理变化。饮食停滞久情志变动大，也可使气血郁瘀而产生热的病理变化。《临证指南医案》说："气滞久则必化热，热郁则津液耗而不流，升降之机失度。"意思是讲，气滞郁久必定产生热，热亢胜耗伤津液，气血流动更加不畅，升降运行失常。

热分生理病理两方面：在生理状况下，人体藏府活动赖以水谷之气的营养，从而产生热以为用；反过来，人体赖此热之能以腐熟水谷，化生血气。气血运行快，可称为阳气活动，阳气活动则产生热，热是阳气活动充足的正常表现，这种热称为"少火"，所谓阳气生少火，少火生阳气，例如《素问·阴阳应象大论》说"少火之气壮""气食少火""少火生气"。在病理状况下，阳气活动过分亢盛，产生"壮火"或"病热"，导致阴气损伤，阴阳互根，阴气耗损后阳气也要受伤害，所谓壮火伤气，例如《素问·阴阳应象大论》说"壮火之气衰""壮火食气""壮火散气"。《吴医汇讲》说："昔贤有云'气有余，便是火'，此当专以病气立论。……自夫风、寒、暑、湿、燥、火六淫之气外侵营卫经府，阻塞正气流行出入之道，遂致腠理闭塞，胸腹痞满，二便不通，种种显病气有余之象，而六气已形内馁之机，医者但当查其所因，如风则用和，寒则用汗之类，即不致化火，而元气复矣。若治不中要，病气留着，则六者皆可化火，则热病为伤寒之类，而病机十九条属热者多是也，故曰气有余便是火。即七情之病，亦莫不然，如喜太过，则喜气有余而心火炽，怒太过，则怒气有余而肝火炎，此尤当从脏气之阴阳虚实而调剂之，若执是说以往，不曰破气降气，即曰清火泻火，吾恐少火生气，一伤则俱伤，一败而难复，非卫生之道也，岂古人立言之旨哉？"

寒分生理病理两方面：在生理状态下，气血运行慢，可称为阴气活动，阴气活动则产生寒，寒是阴气活动充足的正常表现，这种寒可称为"少寒"，所谓阴气生少寒，少寒生阴气。寒跟热比，是相对而言，不是绝对的寒。在病理状态下，阴气活动过分亢盛，产生"壮寒"或"病寒"，导致阳气损伤，阴阳互根，阳气耗损后阴气也要衰弱，所谓壮寒伤气，例如《素问·痹论》说："其寒者，阳气少，阴气多，与病相益，故寒也。"

（二）热寒证的病理现象

热寒可导致各藏府经络的机能活动失常，引起以下病理现象。

热证可引发身体热现象：多全身热，或身背或手足背部热甚，多伴灼热感，先痒或痛而后肿，可遇凉则缓等；喜凉恶热，口唇干燥，渴欲饮水；大便干燥或暴注下迫，小便黄少或浑浊；多食消瘦；多汗；分泌物黄或黏稠；眼眩昏花；躁动发狂；肢体抽搐转筋等。由热证产生的局部形态改变多颜色鲜红或黄，形肿高胀，局部僵硬，根部收束等。

寒证可引发身体寒现象：多全身寒，或身腹或四肢部冷甚，多伴冷凉感，先肿而后痒或痛，可遇热则缓等；喜暖恶寒；口不干燥，不渴；大便溏软或下利清白，小便清或多；食少肥胖；无汗；分泌物白或清稀；肢体拘急挛缩等。由寒证产生的局部形态改变多颜色暗红或紫黑，形肿低平，弥漫木硬，根部散漫等。

《素问·逆调论》："阴气少而阳气胜，故热而烦满也。……阳气少，阴气多，故身寒如水中出。"《素问·至真要大论》："诸热瞀瘛，皆属于火。""诸躁狂越，皆属于火。"

"诸寒收引，皆属于肾。""诸转反戾，水液混浊，皆属于热。诸病水液，澄澈清冷，皆属于寒。"《素问·阴阳应象大论》："故先痛而后肿者，气伤形也；先肿后痛者，形伤气也。"《素问·风论》："其寒也则衰食饮，其热也则消肌肉。"《医学金鉴·外科心法要诀》在《痈疽辨肿歌》中注："火肿者，气红皮光，焮热僵硬；寒肿者，其势木硬，色紫黯青。"在《痈疽辨痛歌》中注说："寒痛者，疼处定而不移，皮色不变，遇煖则喜；热痛者，皮色焮赤，遇冷则欢。"《辞海》注释瞀：目眩；眼花。瘛：病名。一作"瘛疭"。筋急引缩为瘛，筋缓纵伸为疭；手足时缩时伸，抽动不止者，称为"瘛疭"，与抽搐同义，俗名"抽风"。焮：烧；灼。《素问玄机原病式》："瞀：昏也。瘛：动也。""暴注：卒暴注泄也。肠胃热甚而传化失常，火性疾速，故如是也。下迫：后重里急，窘迫急痛也，火性急速而能燥物固也。转筋：经云转反戾也。""下利清白：水寒则清净明白也。"

（三）治疗原则

在临床中，中医对寒热证，在治疗上，用清热散寒为原则，在治法上，以温法和清法去调节，例如《素问·至真要大论》说"或缓，或急""寒者热之，热者寒之，急者缓之，逸者行之"。《医学心悟·医门八法》说："清者，清其热也。藏府有热，则清之。""温者，温其中也。藏受寒侵，必须温剂。"以上意思是讲，急促快的要缓和它，闲逸慢的要加快它。热证的用寒药，寒证的用热药。病热用清法，以凉寒药为主的方剂治疗它；病寒用温法，以温热药为主的方剂治疗它。

中医在治疗观念上，除了"正治"的逆自然疗法（对抗疗法）外，还十分强调"反治"的顺自然疗法，《灵枢·师传》指出因为"未有逆而能治者，夫惟顺而已矣"。顺乎自然，不是征服自然，也不是听其自然，"顺"有因势利导、借势发力与防患于未然的两重意义。这是中医防止发生医源性疾病、药源性疾病的一个重要方面，通过调动机体自我调节、自我修复、防卫反应机制促进康复，防止从一个极端走上另一个极端。

比如在病理情况下，气血运行过慢，阴气旺盛，就会产生寒证，内寒邪胜则机体腠理（毛孔）闭。气血运行过快，阳气旺盛，就会产生热证，内热邪胜则机体腠理开。《素问·举痛论》说："寒则腠理闭，气不行，故气收矣。炅则腠理开，荣卫通，汗大泄，故气泄。"这"腠理闭"与"腠理开"不仅是病理反应，也是机体调节和防卫反应机制的积极因素之一，可作为医生治疗的依据。因为"腠理开则洒然寒，闭则热而闷"（《素问·风论》），热证时，皮肤腠理开松，可使热从体表发散出去一部分，则体内热减少些，并气外泄消耗，运行减慢，缓解热证；寒证时，皮肤腠理闭塞，可阻止热从体表大量发散出去，则体内热得到保存，并气内蓄收藏，运行加快，减轻寒证。所以在治疗中，热证的身热多汗，在清热泻热、凉血止汗为主的基础上，要兼顾发散疏表；寒证的身寒无汗，在散寒驱寒、温血发汗为主的基础上，要兼顾收敛固表。

还有在治疗中，对寒证，在大量温热药中，加用少量凉寒药反佐，即热因寒用；对热证，在大量凉寒药中，加用少量温热药反佐，即寒因热用；对闭塞实证，在通泻药中辅助补涩药，即塞因塞用；通利虚证，在补涩药中辅助通泻药，即通因通用等。这些都是所谓的"反治"法，例如《素问·至真要大论》说："逆者正治，从者反治。从多从少，观其事也。"

"反治何谓？……热因寒用，寒因热用，塞因塞用，通因通用。"马莳注说："热以治寒而佐以寒药，乃热因寒用也。寒以治热而佐以热药，乃寒因热用也。"又如《素问·五常政大论》说："治热以寒，温而行之；治寒以热，凉而行之。"

四、虚证与实证

这里的虚与实是指气血或阴阳二气过盛或过衰，所导致的病理反应和变化。

（一）虚与实的含义

虚是指气血过衰，实是指气血过盛，《素问·通评虚实论》说："邪气盛则实，精气夺则虚。"盛即亢盛、强进；实即充实、强实；夺即夺取、消退；虚即虚弱、衰退。这里的邪气是指狭义的邪气，即机体的病理反应，也可称为内邪气。内邪气盛就是由于人体内气血过盛而产生的郁实、瘀实、寒实、热实、风实、痰实等亢盛的病理反应，称为"实证"。实际上可以看作是机体对病因刺激所引起的自我修复、防卫反应机制的奋起、亢进等，但还没有成功。

这里的精气是指狭义的正气，即机体的生理机能，也可称为内精气、内正气，内精气就是指气血、津液、阴气、阳气等。内精气夺就是由于人体内气血过衰，导致的气虚、血虚、津虚、阴虚、阳虚等衰弱的病理反应，称为"虚证"。实际上可以看作是机体对病因刺激所产生的自我修复、防卫反应机制的低落、衰退等，已开始走上失败。

各种外邪侵犯人体后，均可使气血郁瘀，产生虚或实，或虚实交杂。虚实在一定条件下可以互相转化。气多郁实，可转化为气少虚，因气滞不通，新气不到，久病则虚；气少虚，也可转化为气郁实，因气虚不足，鼓动无力，局部郁实。血多瘀实，可转化为血少虚，因瘀血不去，新血不生；血少虚，也可转化为血瘀实，因血虚不足，局部流动枯涩。津多痰实，可转化为津少燥虚，因痰湿不去，新津不生；津少燥虚，也可转化为津多痰实，因津液枯涩，局部凝聚痰湿。例如《医宗金鉴·妇科心法要诀》中在"妇人不孕之故"下注说："或因宿血积于胞中，新血不能成孕。"《女科医学实验录》说："气郁而血液不循常道，血瘀而新血不得归经。"

狭义的虚实是概述人体在患病时，机体的自稳调节、自我修复、防卫反应机制对致病因素刺激的两大类病理反应。

（二）虚实证的病理现象

虚实可导致各藏府经络的机能失常，引起以下病理现象。

虚证可引发身体疼痛，疼痛部多喜按，按揉暂时缓解，腹饥加重或腹胀等。同时可产生手足心热，中午后潮热夜半则停止，或白天重夜间轻，或夜间盗汗等身体热现象，以及手足不温，怕冷，遇暖加衣被则缓解，或白天自汗等身体寒现象。大便多先硬后软不闭塞，或溏不成形等。由虚证产生的局部形态改变多色暗红或白，多形肿漫散凹等。

实证可引发身体疼痛，痛疼部多拒按，按揉则痛不可言，食饱加剧；多腹胀或腹中坚满等。同时可产生全身或背热，全天热，或中午前热重等身体热现象，以及全身不温，恶寒，遇暖加衣被不缓解；无汗等身体寒现象。大便多坚硬干燥闭塞不通，或暴泄下迫等。由实证产生的局部形态改变多色鲜红或鲜黄，多形肿高耸凸等。

《医宗金鉴·外科心法要诀》在《痈疽辨肿歌》《辨痛歌》中注："如虚者，漫肿；实者，高肿。""虚痛者，腹饥则甚，不胀不闭，喜人揉按，暂时可安；实痛者，食饱则甚，又胀又闭，畏人挨按，痛不可言。"《张氏医通》："丹溪论昼夜发热，昼重夜轻，口中无味为阳虚；午后发热，夜半则止，口中知味为阴虚。"《临证指南医案》："故阳虚自汗，治宜补气以卫外；阴虚盗汗，治当补阴以营内。"《四诊抉微》："凡大便热结，而腹中坚满者，方属有余，通之可也。……大便先硬后溏者，不可攻，可见后溏者，虽有先硬，已非实热。"

（三）治疗原则

在临床中，中医对虚实证，在治疗上，以补益攻泻为原则，在治法上，以汗、吐、下、补法为主去调节。《素问·至真要大论》说："坚者软之，脆者坚之，衰者补之，强者写之。"意思是讲，坚实的使它软弱，脆弱的使它坚实，衰弱的补益它，强实的攻泻它。《医学心悟·医门八法》说："补者，补其虚也。《经》曰：不能治其虚，安问其余。又曰：虚者补之。""汗者，散也。经云：邪在皮毛者，汗而发之是也。又云：体若燔炭，汗出而散是也。""吐者，治上焦也。胸次之间，咽喉之地，或有痰、食、痈脓，法当吐之。经曰：其高者因而越之是已。""下者，攻也，攻其邪也。病在表，则汗之，在半表半里，则和之。病在里，则下之而已。"

中医防止医源性疾病发生的一个重要方面，就是医生要对虚实证十分重视，千万不可使虚更虚，使实更实，或补虚时兼顾祛邪，攻实时兼顾扶正。例如《素问·五常政大论》说："必先岁气，无伐天和。无盛盛，无虚虚，而遗人夭殃。无致邪，无失正，绝人长命。"意思是讲，必须先知道人体内气血运行的太过或不及，则不至于用药物攻伐其自然气血运行。不要实证用补益，使其更实，虚证用攻下，使其更虚，造成

"盛盛""虚虚"的错误，使人遭受损害夭折。不要使邪气盛、正气虚，而致人死亡。

五、风证与痹证

风与痹是在气血郁瘀基础上所形成的病理变化与反应，各种外邪侵犯人体后，均可使气血郁瘀产生风与痹。

（一）风与痹的含义

风是指局部气血郁瘀，并发展到逆乱妄行的一种病理反应与变化，实际上，风是气郁的一种特殊变化和反应，例如《素问·风论》说："风气藏于皮肤之间，内不得通，外不得泄，风者善行而数变。"《素问·阴阳应象大论》说："风胜则动。"意思是讲，风证发生在皮肤内时，在体表腠理的气血不能正常宣泄，在藏府的气血不能正常疏通，运行混乱，不按正常规律，不按指定经脉运行，从而变化多端。这里的内邪风证是指病理变化，不是指外界致病因素的外邪风。

痹是指局部气血郁瘀，并发展到相对严重凝涩闭塞的一种病理反应与变化。实际上，痹是血瘀的一种特殊变化和反应。例如《类经·痹证》说："痹者，闭也。观《阴阳别论》曰'一阴一阳结，谓之喉痹'，《至真要大论》曰'食痹而吐'，是皆闭塞之义可知也。……则壅闭经络，血气不行而病为痹，即痛风不仁之属。"意思是讲，痹证发生在机体时，或在皮肤腠理，或在经络，或在喉，或在藏府气血不能正常宣散，运行闭塞，就像车辆在马路上严重堵塞停驶等，可出现疼痛或麻木不仁现象。这里的痹证是指病理变化，不是指疾病的痹病。

风与郁、热的区别在于：风是气郁或热的进一步发展，使气血运行更加逆乱或疾快。郁证多为局部病变，风证多为全身病变。风证大多为病实，但也可转化为病虚或挟热、湿、痰、寒证等。例如《类经·风证》说："风本阳邪，阳主疏泄，故令腠理开。""分肉者，卫气之所行也。卫气昼行于阳，自足太阳始，风与卫气相搏，俱行于分肉之间，故气道涩而不利。不利则风邪搏聚，故肌肉肿如愤胀而为疮疡。或卫气不行则体有不仁，故凡于痛痒寒热，皆有所弗知也。"以上意思是讲，风和热一样，属于阳气郁滞的病理反应，阳气能使气血宣散，毛孔开合。皮肤肌肉是卫气运行的地方，卫气白天运行体表阳，从足太阳膀胱经开始。风证发生在皮肤肌肉中间，使卫气运行涩滞，经脉通道不畅，可致风证病变部位的皮肤肌肉，或肿胀而产生疮疖、溃疡，或麻木不仁没有痛痒、不知道寒热感觉等。

痹与瘀、寒的区别在于：痹是血瘀或寒证的进一步发展，使气血运行更加迟缓或堵塞。瘀证多为局部病变，痹证多为全身病变。痹证大多病虚，兼有气血不足，但也可转化为病实或挟寒、风、湿、热证等。例如《素问·痹论》说："诸痹不已，亦益内也。其风气胜者，其人易已也。"意思是讲，各种痹病日久不愈，可以兼补益藏府气血。痹病兼风气较胜者比较容易治好，因为风胜则"动"。《医学心悟·痹》说："治痛痹者，散寒为主，而以疏风燥湿佐之，大抵参以补火之剂，所谓热则流通，寒则凝塞，通则不痛，痛则不通也。"意思是讲，痹病以四肢或腰背筋骨挛痛为主要症状的，一般以散寒为主，辅助疏风燥湿，大多还要兼以温补阳气，以生内火。因为热能使气血流通，寒能使气血凝塞，气血流通就没有疼痛现象，有疼痛现象就是气血不流通。

（二）风痹的病理现象

　　风与痹的发生可导致各藏府的生理功能失常，引起相应的病理现象，例如《素问·痹论》说："五藏皆有合，病久不去者，内舍于其合也。故骨痹不已，复感于邪，内舍于肾；筋痹不已，复感于邪，内舍于肝；脉痹不已，复感于邪，内舍于心；肌痹不已，复感于邪，内舍于脾；皮痹不已，复感于邪，内舍于肺。""凡痹之客五藏者：肺痹者，烦满喘而呕。心痹者，脉不通，烦则心下鼓，暴上气而喘，嗌干善噫，厥气上则恐。肝痹者，夜卧则惊，多饮数小便，上为引如怀。肾痹者，善胀，尻以代踵，脊以代头。脾痹者，四支解堕，发咳呕汁，上为大塞。"《辞海》释嗌：咽喉；咽喉窒塞。噫（意）：见噫（嗳）气。噫气：呼气；嘘气。解（谢）：通"懈"。堕：通"惰"。

风痹均可导致机体麻木不仁，不知痛痒，或半身不遂等。

风证还可引起机体的颤动，或抽动，或强直，或角弓反张，或眩晕，或头重脚轻，走路摇摆不稳等。由风证产生的身体痛痒多游走甚速，流窜移动，比气郁痛疼游走不定的程度要重些。

痹证还可引起机体的松弛，或萎缩，或挛急、屈而不伸，或骨沉重感等。由痹证产生的身体痛痒多固定不移，比血瘀痛疼不移的程度要重些。

《素问·至真要大论》："诸风掉眩，皆属于肝……诸暴强直，皆属于风。"《素问·风论》："风之伤人也，或为寒热，或为热中，或为寒中，或为疠风，或为偏枯，或为风也；其病各异，其名不同……卫气有所凝而不行，故其肉有不仁也。"《素问·痹论》："痹，或痛，或不痛，或不仁，或寒，或热，或燥，或湿，……痛者，寒气多也，有寒，故痛也。其不痛、不仁者，病久入深，荣卫之行涩，经络时疏，故不痛，皮肤不营，故为不仁。""痹在于骨则重，在于脉则血凝而不流，在于筋则屈不伸，在于肉则不仁，在于皮则寒。"《医宗金鉴·外科心法》在《痈疽辨痛歌》中注："风痛者，走注甚速。气痛者，流走无定，刺痛难忍。"

（三）治疗原则

在临床中，中医对风痹证，在治疗上，多以发散、收敛为原则。在治法上，多以消法、汗法、收敛固涩法、重镇降逆息风法等为主去调节，例如《素问·至真要大论》说："散者收之，抑者散之。""结者散之，惊者平之。""高者抑之，下者举之。"《素问·阴阳应象大论》说："其慓悍者，按而收之。"意思是讲，发散过度的要收敛它，抑制过度的要发散它，瘀结的要使它疏散，惊亢的要使它平静，上逆的要抑制使它下降，陷下的要抬举使它上升，气血过分亢盛逆动的要克制收敛它。

在一定条件下，郁、瘀、热、寒、虚、实、痰湿、燥均可生风或挟风，也均可生痹或挟痹，风可转化为痹或挟痹，痹可转化为风或挟风。所以在临床中，多以分主次采用综合治法。例如《医学心悟·痹》说："痹者，痛也。风寒湿三气杂至，合而为痹也。其风气胜者为行痹，游走不定也。……然即曰胜，则受病有偏重矣。治行痹者，散风为主，而以除寒祛湿佐之，大抵参以补血之剂，所谓治风先治血，血行风自灭也。"

六、痰、湿、饮与燥证

痰、湿、水饮与燥是指津液量过多或过少，所导致的病理反应与变化。

（一）痰、湿、饮与燥的含义

痰、湿和水饮是指体内津液过多或郁聚，燥是指体内津液过少或郁涩。《素问·水热穴论》说："肾者，胃之关也。关门不利，故聚水而从类也。上下溢于皮肤，故为胕肿。胕肿者，聚水而生病也。"《辞海》释胕：同"肤"，浮肿。意思是讲，肾藏位于下焦，开窍二阴，肾功能正常，则尿道肛道通畅。脾胃吸收运化水湿，肾膀胱气化重吸收并排出水湿，所以肾是胃的城门关口。关门不通或开门偏少，水液积聚，停留在皮肤成为浮肿，浮肿就是津液过多产生的病变。《素问·阴阳应象大论》说："燥胜则干。"《素问玄机原病式》说："诸涩枯涸，干劲皴揭，皆属于燥。涩：物湿则滑泽，干则涩滞，燥湿相反故也。……枯，不荣王也。涸，无水液也。干，不滋润也。劲，不柔和也。……皴揭：皮肤启裂也。"意思是讲，津液的不旺盛、量很少、不流畅而不能滋润柔和的就是燥证。

痰湿与水饮，它们性质有一样也有不一样的地方，程度也有不同。痰湿稠而极黏，水饮清而不黏；湿黏轻，痰黏重。痰湿是津液量偏多，多停留局部；水饮是津液量很多，多停留胸部，或腹部，或下肢，或全身。痰又分有形之痰和无形之痰，有形之痰多指上呼吸道分泌物过多的现象；无形之痰多指体内或体表某些相对无形的物质，比如中医把体内白色膏脂物过多（脂肪过多）称为无形之痰等。例如《读医随笔·痰饮分治说》说："饮者，水也，清而不黏，化汗、化小便而未成者也。痰者，稠而极黏，化液、化血而未成者也。"痰、湿、饮就是局部或全身聚积过量和不流畅的津液。这里的内邪痰、湿、饮证是指病理变化，不是指致病因素的外邪湿。

燥包括津亏、液亏和阴血亏，如阴津不足、阴液不足和阴血不足，也可统称为阴虚，津虚甚可转化为液虚，液虚甚可转化为阴血虚。这里的内邪燥证是指病理变化，不是指致病因素的外邪燥。

在一定条件下，痰湿饮可转化为燥，例如《读医随笔》说："又多痰者，血必少。而骨属屈伸时或不利，此其故也。"意思是讲，痰郁甚多时，往往病变部位的津血不足，因为生理的津血都转化成病理的痰了。如发生在骨关节部位，则痰郁津血不足就会产生屈伸障碍。

在一定条件下，燥可转化为痰、湿、饮，例如《读医随笔》说："盖水谷精微，由脾气传化，达于肌肉而为血，以润其枯燥，达于筋骨而为液，以利于屈伸。今脾气不足，土不生金，膻中怯弱，则力不能达于肌肉，而停于肠胃，蕴而成痰矣。已达于皮膜者，又或力不能运达于筋骨，故有皮里膜外之痰也。"《辞海》释蕴：积聚，藏蓄。意思是讲，饮食中的营养，因脾运化为津液和血，传送到肌肉筋骨保证充实滋润关节灵活。如脾气亏损，津血虚少，不能补益肺，膻中穴即胸部内肺气虚弱，肺失宣升，津血不能运达肌肉，局部停留肠胃积聚成痰；肺失肃降，皮肤肌肉的津血不能回运到筋骨五藏，局部停留皮肤里筋膜外藏蓄成痰。

（二）痰、湿、饮、燥的病理现象

痰、湿、饮、燥可导致各藏府经络的机能失常，引起以下病理现象。

痰、湿可引起身体胖重疲困或头重湿布裹感或分泌物过多或混浊或小便不利或混浊或刺痛或大便溏泻或黏液脓血或妇女赤白带下等，以及肢体强直、麻木不仁、屈伸不利，或眩晕、咳喘、背部常为冰冷等。由痰、湿产生的局部形态颜色多无改变，不红；或多肿块结核，不痛不热不化脓，或柔软如棉花，或硬度如馒头；或浅则起光亮水疱，破流黄水；或不痒，或痒突起疙瘩，形如小米，抓破之后流水等。水饮还可造成眼睑、四肢肤肿，肉如泥，按之不起的水肿现象，或胸水，或腹水等。

燥证可引起皮肤干燥，或粗糙，或皲裂，或毛发干枯；或眼、鼻、口黏膜干燥，或分泌物分泌过少，或大便燥结等。燥证产生的局部形态颜色多无改变，多痒突起疙瘩，抓破之后流血等。

《素问玄机原病式》："诸痉强直，积饮，痞隔中满，霍乱吐下，体重，肤肉如泥，按之不起，皆属于湿。"《素问·生气通天论》："因于湿，首如裹。"《素问·六元正纪大论》："湿胜则濡泄，甚则水闭胕肿。"《金匮要略方论》："饮后水流在胁下，咳唾引痛，谓之悬饮；饮水流行，归于四肢，当汗出而不汗出，身体痛疼，谓之溢饮；咳逆倚息，气短不得卧，其形如腫，谓之支饮。""夫水病人，目下有卧蚕，面目鲜泽，脉伏，其人消渴，病水腹大，小便不利，其脉沉绝者，有水，可下之。"《医宗金鉴·外科心法》在《痈疽辨肿歌》中注："湿肿者，皮内重坠，深则按之如烂棉，浅则起光亮水疱，破流黄水；……痰肿者，软如绵，硬如馒，不红不热。"在《痈疽辨痒歌》中注："溃后作痒者，轻由脓沤，甚由疮口冒风，故突起疙瘩，形如小米。抓破之后，津水者，是脾湿；津血者，是脾燥。"《丹溪心法》："凡痰之为患，为喘为咳，为呕为利，为眩为晕，心嘈杂，怔忡惊悸，为寒热痛肿，为痞隔，为壅塞，或胸胁间辘辘有声，或背心一片常如冰冷，或四肢麻木不仁，皆痰饮所致。""凡人身中有结核，不痛不红，不作脓者，皆痰注也。"

(三) 治疗原则

在临床中，中医对痰、湿、饮、燥证，在治疗上，多以燥湿、润燥、利水为原则。在治法上，多以消法中的化痰法、祛湿法，下法中的利小便法，补法中的滋阴法为主去调节，例如《素问·至真要大论》说："或燥，或润。""留者攻之，燥者濡之。"意思是讲，或是燥湿，或是润燥，滞留的攻除它，干燥的滋润它。

痰、湿、饮实际是气血郁瘀的特殊过程或阶段，例如《丹溪心法》说："善治痰者，不治痰而治气，气顺则一身之津液亦随气而顺矣。""治痰法：实脾土，燥脾湿，是治其本也。"《读医随笔》说："所以必用破瘀者，痰为血类，停痰与瘀血同治也。""痰则无论为燥痰，为湿痰，皆由于脾气之不足，不能健运而成也。……治之之法，健脾仍兼理三焦，以助其气之升降运化，是治本也；宣郁破瘀，是治标也。"以上意思是讲，治疗痰、湿、饮的病变，除了化痰祛湿利水外，必须还要行气活血，因为痰、湿、饮是在气血郁瘀的基础上，津液聚积而形成的。同时气血津液的运行，还要靠五藏调节，所以治疗痰、湿、饮证，在上焦兼益肺化痰，在中焦兼健脾祛湿，在下焦兼补肾利水，从而促进气血津液升降运行正常，这是治疗痰、湿、饮证的根本办法，其中健脾"本"又是最主要的，而行气活血化痰祛湿利水"标"是次要的。总的原则是标本兼治，治本为主，治标为辅，但在特殊情况下，也可暂时治标为主，治本为辅。

总之，在人体应对致病因素刺激的过程中，产生了郁瘀、寒热、虚实、风痹、燥湿的病理反应，它们之间是互相联系的，不是孤立存在的（图4-1），往往是交替或同时出现，只不过有主有次、有重有轻、有先有后罢了。所以在治法上，也是"盖一法之中，八法备焉。八法之中，百法备焉。病变虽多，而法归于一"（《医学心悟·医门八法》）。

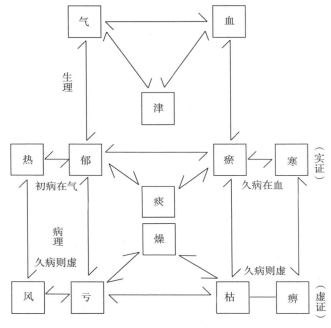

图4-1　中医病理变化示意图

七、浅谈中医辨证与辨病施治相结合

"辨证施治"与"辨病施治"是中医诊断和治疗疾病的基本原则，是概括中医整个临床思维过程的方法论。其中辨证施治乃是中医对疾病的一种特殊的研究和处理方法，也是中医学的基本特点和优势之一。辨证施治是中医诊断和治疗学的精髓，辨病施治是在辨证施治基础上的辅助方法。中医诊断和治疗疾病要辨证施治与辨病施治相结合，这里反映了中医学认识疾病和指导治疗的一个特点。

（一）辨证施治

中医学在临床上，根据特异性症状和体征，特别是中医诊断学中脉象的特异性辅助检查，辨别诊断"证"。证有些是根据致病因素（病因）加上病变部位（病位）加上病理变化（病性）来命名，例如外感风寒，化热壅肺：风寒是病因，热是病性，肺藏是病位；又如情志不舒，肝气郁结：情志不舒是病因，肝藏是病位，气郁结是病性等。有些是根据病变部位加上病理变化来命名，例如肝肾阴虚：肝藏肾藏是病位，阴虚是病性；又如心火旺盛：心藏是病位，火旺盛是病性等。

"证"是人体在各种条件下，对外界刺激的各种病理反应，也是人体患病时某过程或某阶段的相对整体性、综合性的病理变化。因此，证是一个病理学的概念，它集中地、本质地反映了疾病的病因（外感六淫、内伤七情等）、病位（表里、经络、藏府等）、病性（寒热、郁瘀、风痹、燥痰湿饮），以及人体自我调节、自我修复能力（虚实），并有时可预见到疾病进退转归（正邪轻重、阴阳五行关系）。

"证"绝不是指疾病的病因，更非指疾病的症状，同一种疾病，由于发病的时间、环境以及患者的体质状况不同等，处于不同的发展过程或阶段，可出现不同的证。例如同时患中医的水肿病，或西医的肾小球肾炎病，有的病人辨证属于肾阴不足，水湿停聚；有的病人辨证属于脾胃气虚，水湿泛溢；有的病人辨证属于外邪裹肺，水道不通等。

"辨证"就是指从中医学的角度出发，根据病人性别、年龄、形态等体质特点，结合发病时间、地区、气候、环境等因素，分析其病理反应，以判定疾病在当时属何证，即辨别郁、瘀、寒、热、虚、实、风、痹、燥、痰湿饮（病性），在何经络、藏府（病位），以及它们之间的关系，还有与外界环境天文、地区、气象、饮食、颜色、声音、社会的关系（阴阳五行），并尽可能预见疾病的进退（病势）。中医辨证更重视在相同的致病因素和相同的病理变化下，不同个体表现出来的特异性，这就有必要从人体自我调节和自我修复能力的角度来摸索疾病发生、发展和痊愈的规律，而不能光凭一个疾病的概念，便进行千篇一律的处理。

"辨证施治"就是根据辨证的结果，从中医治疗学的角度出发，针对病位，采取汗、吐、下、和法，针对病性，采取温、清、补、攻、消散、收敛法，针对病势，确定主次、轻重，急则治其标，缓则治其本，施行各种恰当的治疗和调节。辨证施治不只相当于西医中的对病因或对病理治疗，还包含根据人体自我调节和自我修复能力，给予病特殊性、特异性治疗，不是把证看成外部输入端的刺激，而是看成机体内部输出端的反应。

中医认为，人体自我调节和自我修复能力在疾病中的反应，包含着抗病愈病的积极因素，注意不要把它们变成打击压制的对象，要作为依靠服务的对象。例如《素问·移精变气论》说："暮世之治病也则不然，治不本四时，不知日月，不审逆从，病形已成，乃欲微针治其外，汤液治其内，粗工凶凶，以为可攻，故病未已，新病复起。"意思是讲，后世水平低的医生治病不能根据四季的变化，不知道日月和人体色脉的关系，也不能够辨别病势的顺逆进退，等到疾病已经较严重了，才想用针刺从外治疗，口服汤液从内治疗，粗枝大叶，不深入思考，还认为可以用攻法祛邪，不知病已严重，非攻可愈，以致原来的疾病还没有痊愈，加上治疗的错误，又产生新的疾病。中医认为，病与人而言，人为本，病为标。病与医生而言，病为本，医生为标；标本不得，邪气不服。

（二）辨病施治

人类对疾病的感受和每一种疾病的客观表现是有一定规律的，都有一定的自觉症状与客观体征作为诊断的依据。在这方面，中医学与西医学诊断的依据是大致相同的，这个诊断疾病的过程称为辨病。

西医学在临床上，根据特异性症状（主诉）和体征，特别是仪器的特异性辅助检查，辨别诊断疾病。病有些是根据致病因素（病因）加上病变部位（病位）加上病理变化（病性）来命名，例如肺炎链球菌肺炎：肺炎链球菌是病因，肺器官是病位，炎症是病性等；有些是根据病变部位加上病理变化来命名，例如慢性胃炎：胃器官是病位，慢性炎症是病性等；有些是根据病理变化来命名，例如糖尿病：糖代谢异常、慢性血葡萄糖水平增高是病性等。有些根据临床症状或功能异常来命名，例如精神分裂症、焦虑症、抑郁症、神经衰弱、性变态、性功能障碍等。

中医学在临床上，根据特异性症状（主诉）和体征，辨别诊断疾病。病有些是根据病变部位加上病理变化来命名，例如肺痈、肺胀、肺痿、肠痈病等：肺、肠是病位，痈、胀、痿是病性；有些是根据病理变化来命名，例如郁（证）、痹（证）病等：郁、痹是病性；有些是根据体征来命名，例如乳岩、结核、瘿瘤、水肿病等；有些是根据致病因素来命名，例如伤食、中暑病等；大多数是根据症状来命名，例如消渴、头痛、咳嗽、喘、哮、遗精、诸虫、癫狂病等，还有些是根据症状加体征来命名，例如厥病、癫痫病等。

中医的辨病施治就是根据不同的病进行不同的治疗，是相对指某一种中药或方剂对某一种病有着特殊的治疗效果，从某种意义上讲也就是专病专症用专药或专方剂。例如中药川芎对头痛病疗效较佳，《本草求真》说："头疼必用川芎，如不愈，加各引经药，太阳羌活，阳明白芷，少阳柴胡，太阴苍术，厥阴吴茱萸，少阴细辛是也。"中药生石膏对发热病有明显缓解作用，《医学衷中参西录》说石膏："微寒……而其退热之功效则远过于诸药。""盖石膏生用以治外感实热，断无伤人之理，且放胆用之，亦断无不退热之理。"又如中药方剂"十灰散"专治多种出血病等。所谓辨病施治，就是治标，中医认为病为标，急则治其标，给予病相对普遍性、一般性治疗，相当于西医中的对症治疗。在辨别诊断疾病方面，中医也要把西医特异性辅助检查作为重要参考依椐。

（三）辨证与辨病施治相结合

古代大多数有成就的中医师，在治疗疾病时，经常是以辨证施治为主，辨病施治为辅，两者并用。

例一，《金匮要略方论》在黄疸病脉证并治第十五中说："病黄疸……两热所得，然黄家所得，从湿得之。一身尽发热，面黄，肚热，热在里，当下之。""谷气不消，胃中苦浊，浊气下流，小便不通……身体尽黄，名曰谷疸。""谷疸之为病，寒热不食，食则头眩，心胸不安，久久发黄，为谷疸，茵陈蒿汤主之。""黄疸病，茵陈五苓散主之。"以上意思是讲，黄疸病，是根据全身皮肤发黄黄染的特异体征来命名，总的病理变化是湿热。如辨证胃胆湿热，热重于湿，就用茵陈蒿汤治疗，方中茵陈蒿六两，清热利湿退黄；栀子十四枚，大黄二两，清泻胃胆郁热。如辨证胃胆湿热，湿重于热，就用茵陈五苓散治疗，方中茵陈蒿末十分，清热利湿退黄；五苓散五分，化湿温健胃胆。由此可见，茵陈蒿是清热利湿退黄的要药或专药，可看成辨病用药，而其他药物可看成辨证用药。

例二，《医学心悟》在水肿症中金匮肾气丸下注解说："治肾经聚水，小便不利，腹胀肢肿，或痰喘气急，渐成水蛊，其效如神。然肾经聚水，亦有阴阳之分，不可不辨也。……假如肾经阳虚，阴无以生，真火不能制水者，宜用此丸。假如肾经阴虚，阳无以化，真阴不能化气者，宜用本方去附、桂主之。"这里所讲的症，实际包括病和症状两种含义。水肿病，是根据四肢或伴腹部或伴头面水肿的特异体征，或伴小便少不通利的特异症状来命名的，总的病理变化是水聚。如辨证肾阳不足，肾不利水，就用金匮肾气丸治疗，方中熟地八两，山药四两，山萸肉二两，肉桂、附子各一两，温补肾阳，肾阳充足，排水自利，辨证治本为主；茯苓六两、泽泻、车前子、丹皮各二两，利水排湿，牛膝二两，引药下行，辨病治标为辅。如辨证肾阴不足，肾不利水，就用金匮肾气丸除去附子、肉桂两药治疗，方中熟地、山药、山萸肉滋补肾阴，肾阴充足，排水自利，辨证治本为主；茯苓、泽泻、丹皮、车前子利水排湿，辨病治标为辅。《辞海》释蛊疾："蛊"通"痼"，久病。

例三，《万病回春》在遗精病中说："年少气盛，鳏旷矜持，强制情欲，不自觉知，此泄如瓶之满溢者也。人或有之，是为无病，勿药可矣。""久无色欲而精神满者不必虑也。心有所慕而梦遗者，君火动，相火随也。夜梦与人交感而精泄者，谓之梦遗。""有不因梦而精自出者，此精道滑也。因心肾内虚，不能固守，皆相火动。"在其中辰砂既济丸下注说：

"治元阳虚惫，精气不固，夜梦遗精，盗汗遗精者，服此药大补元气，涩精固阳神效。"以上意思是讲，遗精病是根据遗精白浊的特异症状来命名的，总的病理变化是实证或虚证等导致的非正常精液滑泄。如辨证肾气不足，肾不藏精，就用辰砂既济丸治疗，方中黄芪、人参、枸杞、锁阳各二两，破故纸一两二钱，牛膝一两半，温补肾阳，益气为主；阴阳互根，熟地四两、炙龟板、当归、山药、牡蛎各二两，滋补肾阴血，知母一两半，黄柏一两，预防上火为辅；阳气充足，精关自固，是治证治本为重为主。其中锁阳、破故纸、牡蛎均又为涩精收敛的专药，是治病治标为轻为次。

总之，辨病施治的"快"，所谓急则治其标，求其近期疗效，配合辨证施治的相对"慢"，所谓缓则治其本，相对求其远期疗效，这是中医根据临床情况而采取或遵守的治疗原则。辨证与辨病施治相结合，可以取得最佳治疗效果，要全面地看问题，防止片面性，例如《素问·方盛衰论》说："是以切阴不得阳，诊消亡；得阳不得阴，守学不湛。知左不知右，知右不知左，知上不知下，知先不知后，故治不久。"《辞海》释湛：澄清。意思是讲，片面性诊治，经不起实践和时间的检验。应该祛邪不忘扶正，扶正不忘祛邪；治标不忘治本，治本不忘治标；辨病施治不忘辨证施治，辨证施治不忘辨病施治。这样才治得久。在临床上，是扶正兼攻邪，或攻邪兼扶正，是治标为先，或治本为先，是辨病施治为主辨证施治为辅，或辨证施治为主辨病施治为辅等，还要具体情况具体分析。

第五章

日月星辰、五运六气、五色五音五味学说与中医环境医学

中国古老的传统医学，是建立在"天人合一"的观念上发展起来的，例如《医原》说："人禀阴阳五行之气，以生于天地间，无处不与天地合。人之有病，犹天地阴阳之不得宜。"

中医认为人体是一个有机的整体，是一个大系统，人与自然界也是一个有机的整体，又构成一个特大系统。人体的气血生命运动是顺应自然界的形气运动的，自然界的形气运动决定了人体气血生命运动，中医自然环境医学是一门研究天文、地理、气候、声音、颜色、饮食等自然环境与人体内气血运动整体关系和规律的学问。

通过研究自然界变化对人体气血运动的影响，来认识生命运动的一般规律，认识人体和外部环境的关系，探讨人体与自然怎样达成统一和保持生态平衡，从而预防和治疗疾病、恢复健康。《素问·气交变大论》说："《上经》曰：夫道者，上知天文，下知地理，中知人事，可以长久，此之谓也。"意思是讲，研究医学这门学问，还要知道日月星辰运行的一般规律，

231

要知道地区气候变化的一般规律，要知道社会变化的一般的规律，以及它们对人体生命运动的影响，这门学问能保持长久，说的就是这些。

中医对人与自然的关系一向看得很重要，强调人与自然的统一性，例如《素问·宝命全形论》说："天覆地载，万物悉备，莫贵于人，人以天地之气生，四时之法成。"人体气血运动之所以能够顺从自然界的变化，在于人体五藏动态自稳系统的调节控制能力，适者生存，人是太阳系这个特殊环境的产物，所以太阳系这个环境的变化对人类的生存影响极大。人类适应了几千年来地球上的环境，如果这个环境突然改变，人类就有可能灭亡，如果逐渐改变，人类也可能变异以求适应而生存，也可能不适应而灭亡。所以千万要尊敬太阳系"天"和其中的生态地球"地"，不要去破坏它，只有太阳系这个特殊的环境，才产生了人和地球上的各种动物植物等这些特定的生物，它们和人也是统一的整体。

第一节　日月星辰与中医环境医学

中医认为人体气血运动与太阳、月亮、星辰的运动有紧密关联。《素问·六节藏象论》说："天度者，所以制日月之行也；气数者，所以纪化生之用也。天为阳，地为阴，日为阳，月为阴，行有分纪，周有道理，日行一度，月行十三度而有奇焉；故大小月三百六十五日而成岁，积气余而盈闰矣。"意思是讲，天度，指周天三百六十度，是计算日月行程迟速的；气数，指一年二十四气的常数，是标志万物化生的。天在上为阳，地在下为阴，日行于白昼为阳，月行于夜晚为阴，日月运行在天体上有一定的部位，它的环周亦有一定的道路，每昼夜日行周天一度，月行十三度有余，所以有月大月小，而三百六十五天为一年，因为有了月大月小余气积累，于是就产生了闰月。《素问·八正神明论》说："星辰者，所以制日月之行也。"意思是讲，观察星辰的方位，可以制定出日月循行的行程轨道。

一、日月运行与人体气血

中医认为太阳和月亮的明暗盈缺及运行时间对生物生命活动有很大的影响。

（一）日月明暗盈缺对气血的影响

太阳圆而明亮，气候温暖，则人体气血运行滑润流畅，卫气容易运行到体表，成为阳气；反之，太阳缺损不明亮（被云雾挡盖阴天或雨、雪天等），气候寒凉，则人体气血运行涩滞不畅，卫气运行到体表的则少，多沉伏在藏府，成为阴气，例如《素问·八正神明论》说："是故天温日明，则人血淖液，而卫气浮，故血易写，气易行；天寒日阴，则人血凝泣，而卫气沉。"《辞海》释淖：泥，泥沼。

月亮圆而明亮，则人体气血运行体内，成为阴气，但仍有部分气运行到体表，成为卫气，体表气血相对充实，所以皮肤经络肌肉相对坚固；反之，月亮缺损不明亮，则人体气血运行在体内，成为阴气，体表的卫气基本上入藏府，体表气血相对不足，所以皮肤经络肌肉空虚。例如《素问·八正神明论》说："月郭满，则血气实，肌肉坚；月郭空，则肌肉减，经络虚，卫气去，形独居。"《辞海》释郭：物体的外框或外壳。

（二）日月运行时间对气血的影响

在每天中，早晨太阳升起的时候，人体气血运行开始加快，并开始运行在体表，即阳气活动开始产生，逐渐强盛；中午太阳当头的时候，人体内气血运行已快疾，并大部分运行在体表，阳气活动到达最强盛；傍晚太阳落下的时候，人体气血运行开始减慢，并开始运行在体内，即阳气活动减弱，阴气活动开始加强。例如《素问·生气通天论》说："故阳气者，一日而主外，平旦人气生；日中而阳气隆；日西而阳气已虚，气门乃闭。"《灵枢·顺气一日分为四时》说："以一日分四时，朝则为春，日中为夏，日入为秋，夜半为冬。"

在每天中，傍晚月亮初升的时候，人体气血运行开始减慢，并开始运行在体内，为阴气活动开始产生，逐渐旺盛，并有部分气血运行体表为卫阳气；深夜月亮正中的时候，人体气血运行已经慢迟，并大部分运行在体内，阴气活动到达最旺盛，但仍有部分气血运行在体表为卫阳气；早晨月亮落下时，人体气血运行开始加快，并开始运行在体表，阴气活动减弱，阳气活动开始加强。例如《素问·八正神明论》说："月始生，则血气始精，卫气始行。"《类经·针刺类》注说："精，正也，流利也。月属阴，水之精也，故潮汐之消长应月。人之形体属阴，血脉属水，故其虚实浮沉，亦应于月。"

在每年中，春季是人体内阴气衰弱，阳气活动开始逐渐旺盛的季节，夏季是人体内阳气活动达到最旺盛的季节，秋季是人体内阳气开始衰弱，阴气活动逐渐旺盛的季节，冬季是人体内阴气活动达到最旺盛的季节，如此循环不休。例如《灵枢·顺气一日分为四时》说："愿闻四时之气。曰：春生，夏长，秋收，冬藏，是气之常也，人亦应之。"

（三）临床指导与应用

中医认为疾病的发展、转归和治疗效果，与日月明暗盈缺和运行时间有一定的关系。

1. 日月明暗盈缺对疾病的影响

《素问·八正神明论》说："是以因天时而调血气也。是以天寒无刺，天温无疑，月生无写，月满无补，月郭空无治。是谓得时而调之。……故曰：月生而写，是为藏虚；月满而补，血气扬溢，络有留血，命曰重实；月郭空而治，是为乱经。阴阳相错，真邪不别，沉以留止，外虚内乱，淫邪乃起。"《辞海》释淫：过度；无节制。意思是讲，要顺应天体的运动变化来调气血。天气寒冷，太阳不明亮时尽量不要用针刺疗法；天气温热，太阳圆而明亮时，用针刺疗法不要迟疑月亮初生或不圆的时候，不可用泻法；月亮正圆或正中的时候，尽量不要用补法；月亮残缺无光的时候，不要针刺疗法，这就是所谓顺应天时而调治气血的法则。所以说：月亮初生或阴暗不圆的时候用泻法，就会使内藏虚弱，这叫做藏虚；月亮正中或明亮圆满的时候用补法，就会使气血充溢体表，以致络脉中血液留滞，叫做重实；月亮残缺无光的时候用针刺疗法，就会扰乱经络脉气，叫做乱经。这些都是使阴阳失调，真气与邪气不分的行动，都会使病变反而深入，卫外的阳气虚衰，内守的阴气混乱，过度的病理反应就要发生了。

另外，还有"子午流注"是根据人体经络气血与天地相应的理论推演而成的一种按时间刺灸的方法，其理论导源于《内经》，具体配穴方法则完成于宋元时期，迭经充实，成为我国针灸医学的一个重要组成部分。由于此法与近代兴起的以生物钟理论为依据的时间治疗学有相似之处，其理论思想及科学价值正广泛地引起国内外学者的研究兴趣，在这里不做论述。

2. 日月运行时间对疾病的影响

在早晨或春季，人体阳气开始旺盛，正气抵御邪气，所以病人感到清爽，病情可减轻；中午或夏季，人体阳气已最旺盛，正气压制邪气，所以病人感到安静，病情可暂时缓解；傍晚或秋季，人体阳气开始收敛衰退，邪气相应开始增强，所以病人病情可加重；半夜或冬季，人体阳气潜藏衰弱，邪气乘机大盛，所以病人病情可严重，甚则死亡。例如《灵枢·顺气一日分为四时》说："夫百病者，多以旦慧、昼安、夕加、夜甚，何也？……朝则人气始生，病气衰，故旦慧；旦中人气长，长则胜邪，故安；夕则人气始衰，邪气始生，故加；夜半人气入脏，邪气独居于身，故甚也。"这里主要讲日月运行时间对人体内五藏系统质引起疾病的发展和转归的影响情况。

肝藏有病时，到了中午或夏季，病情就容易减轻，因为火是木子，火气旺盛时子可救母，并火能克金，金受克而不能过分制约木，肝木便容易恢复强盛；到了傍晚或秋季，金气旺盛克制肝木，病情便容易加重；如果幸而未至死，到了夜半或冬季，病情可呈相持状态，因为水是木母，水气旺盛时母可生子，木子气能得到水母气的生扶；到了早晨或春季，木的本气就会有更大的起色，病情便容易逐渐好转。心藏有病时，到了下午或长夏季，病情就容易减轻，因为土是火子，土气旺盛时子可救母，并土能克水，水受克而不能过分制约火，心火便容易恢复强盛；到了夜半或冬季，水气旺盛克制心火，病情便容易加重；如果幸而未至死，到了早晨或春季，病情可呈相持状态，因为木是火母，木气旺盛母可生子，火子气能得到木母气的生扶；到了中午或夏季，火的本气就会有更大的起色，病情便容易逐渐好转。其他藏以此类推。《素问·藏气法时论》说："病在肝，愈于夏；夏不愈，甚于秋；秋不死，持于冬，起于春……肝病者，平旦慧，下晡甚，夜半静。病在心，愈于长夏；长夏不愈，甚于冬；冬不死，持于春，起于夏……心病者，日中慧，夜半甚，平旦静。病在脾，愈在秋；秋不愈，甚于春；春不死，持于夏，起于长夏……脾病者，日昳慧，日出甚，下晡静。病在肺，愈在冬；冬不愈，甚在夏；夏不死，持于长夏，起于秋……肺病者，下晡慧，日中甚，夜半静。病在肾，愈在春；春不愈，甚在长夏；长夏不死，持于秋，起于冬……肾病者，夜半慧，四季甚，下晡静。"《辞海》释晡：申时；黄昏时。昳：日落，在中午之后，盖谓未时。这里主要讲日月运行时间对人体内某藏要素质引起疾病的发展和转归的影响情况。

二、星辰运动与人体气血

在防病强身益寿的方法中，中国医、道、佛、武、气功家有"周天功"，又称为"内丹术"。周天的概念是怎样产生的呢？这与中国古代天文学有重要联系。

（一）二十八宿星、黄道、方位对人体气血的影响

《素问·五运行大论》说："始正天纲，临观八极，考建五常。"意思是讲，开始校正天文学的大纲，观看八方地理的形势，研究五行运气阴阳变化的道理。"天纲"指天文之大

纲，如黄道、二十八宿、地平方位等等。[1]

二十八宿星是恒星，太阳在天球上一年间移行的大圈叫做"黄道"，这是地球轨道面与天球相交而成的大圈，也就是把地球轨道面无限地向天空扩大所成的大圈。黄道不但是太阳移动的轨道，月球和其他行星也都移动在黄道附近。天体广阔而空洞，若欲指出日月五星的位置，必须要有一个标志，于是取比较固定的恒星以标志天体的部位。古人将恒星联缀成种种器物之形加以命名，于是就有了二十八宿的名称。二十八宿分布的位置，正当日月五星循行的黄道上，它们的次序名目，自东南方起向北向西，而南而东，复会于东南方原位，角亢氐房心尾箕为东方七宿，斗牛女虚危室壁为北方七宿，奎娄胃昴毕觜参为西方七宿，井鬼柳星张翼轸为南方七宿。天体空洞，视之又旋转不定，四方之方位很难确定，于是古人以春天为标准，当立春之时，地球正当位于柳星诸宿，在此时的夜半，可以看到柳星二宿，位于天空正中（称为"中天"），而角亢诸宿位于东方，觜参诸宿位于西方，牛女诸宿（背向地球）在下，在下为北方，在上为南方。故以亢角诸宿定为东方，牛女诸宿定为北方，奎娄诸宿定为西方，井鬼诸宿定为南方，于是二十八宿就有了四方方位。[2]

若以十干之方位合之，那么牛女宿在北方偏东之癸位，奎壁二宿当西北方戊位，"丹天之气经于牛女戊分"，所以戊癸主火运，心尾二宿当东方偏北之甲位，角轸二宿当东南方己

〔1〕 南京中医学院医经教研组．黄帝内经素问译释［M］．上海：上海科学技术出版社，1981．

〔2〕 南京中医学院医经教研组．黄帝内经素问译释［M］．上海：上海科学技术出版社，1981．

位，"黔天之气经于心尾己分"，所以甲己主土运；危室二宿当北方偏西之壬位，柳鬼二宿当南方偏西之丁位，"苍天之气经于危室柳鬼"，所以丁壬主木运；亢氐二宿当东方偏南之乙位，昴毕二宿当西方偏南之庚位，"素天之气经于亢氐昴毕"，所以乙庚主金运；张翼二宿位于南方偏东之丙位，娄胃二宿位于西方偏北之辛位，"玄天之气经于张翼娄胃"，所以丙辛主水运。（见图 5 – 1）[1]

中医将日、月、五星、地球在天体二十八宿星之间的不停运行，称为周天。人的气血运行跟天地相应，也有周天，它跟人的健康和寿命密切相关，例如《灵枢·五十营》说："天周二十八宿，宿三十六分，人气行一周，千八分。日行二十八宿，人经脉上下、左右、前后二十八脉，周身十六丈二尺，应二十八宿，漏水下百刻，以分昼夜。故人一呼，脉再动，气行三寸，呼吸定息，气行六寸。十息，气行六尺，日行二分。二百七十息，气行十六丈二尺，气行交通于中，一周于身，下水二刻，日行二十分有奇。五百四十息，气行再周于身，下水四刻，日行四十分。二千七百息，气行十周于身，下水二十刻，日行五宿二十分。一万三千五百息，气行五十营于身，水下百刻，日行二十八宿，滴水皆尽，脉终矣。所谓交通者，并行一数也，故五十营备，得尽天地之寿矣，气凡行八百一十丈也。""天周"：《甲乙》卷一第九作"周天"，《素问·八正神明论》王注引同。以上意思是讲，天体运行环周于二十八宿之间，每宿的距离是三十六分，人体的经脉之气，一昼夜运行五十周，合一千零八分。在一昼夜中日行周历了二十八宿，人

〔1〕 南京中医学院医经教研组. 黄帝内经素问译释［M］. 上海：上海科学技术出版社，1981.

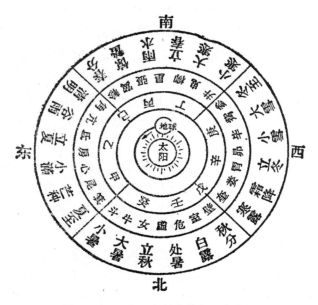

图 5－1 二十八宿所主节气、方位图

图中最外一圈，为二十四节气名称，也是地球在该节气所在的方位。

图中第二圈是二十八宿名称。

图中第三圈是十干方位。

图中中心是太阳，太阳四周是地球运行的轨道。

体的经脉分布在上下、左右、前后，共二十八脉，脉气在全身运行一周共十六丈二尺，恰好相应于二十八宿。可用铜壶滴水下注百刻为标准来划分昼夜，计算环周所需时间。人一呼气，脉跳动二次，脉气行三寸，一吸气，脉也跳二次，脉气又行三寸，一呼一吸叫做一息，气行共六寸，十息气行共六尺。以二十七息而气行一丈六尺二寸计算，日行为二分有奇。二百七十息，每息六寸，脉气运行十六丈二尺，在此时间内，气行上下交流，内外贯通于经脉之中，在全身运行一周，漏水下注二刻，日行二十分有奇。二千七百息，脉气在全身运行十周，漏水下注二十刻，日行五宿二十分有奇。一万三千五百息，脉气在全身运行五十周，漏水下注一百刻，日行二十八宿。当一百刻的漏水滴尽时，脉气正好运行了五十周。前面所说上下交流，内外贯通的意思，就是二十八经脉在全身运行一周的总数。人的脉气如果能够经常保持一昼夜运行五十周的话，身体可健康无病，活到天赋的年龄。本文所叙的某些数字，与实际有出入，仅可参考。[1] 这里主要讲周天与人体经络中气运行的关系。

（二）五星对气血的影响

五星，即金星、木星、水星、火星、土星。中医认为天空五星的光亮度与地球上的气候变化有某种关系，而不同的气候变化有引起不同疾病或病理现象的倾向。这在五运六气学说中述说，还需要验证，临床意义也不大。例如《素问·气交变大论》说："夫子之言岁候不及其太过，而上应五星，今夫德化政令，灾眚变易，非常而有也，卒然而动，其亦为之变乎？……承天而行之，故无妄动，无不应也。卒然而动者，气之交变也，其不应焉。故曰：应常不应卒，此之谓也。"意思是讲，五运是指地球上一年五个季节气候变化的运行规律。五运的太过不及，与天上的五星相应，现在假定五运的特性、生化、运动、表现、灾害、变异等不是规律的发生，而是突然的变化，天上的星是不是也会变动呢？五星是随天的运动而运动的，所以它不会妄动。突然而来的变动，是地球上的气相交合

〔1〕 河北医学院．灵枢经校释［M］．北京：人民卫生出版社，1982．

所引起的偶然变化，与天体运动无关，所以五星不受影响，因此有"应常不应卒"的说法。

（三）临床指导与应用

中医在临床上，主要是用练周天功达到防病强身益寿和治病的目的。

1. 养生

养生，就是保养维护正常生命运动。中医与道家、佛家、武家、气功家一样认为，人体本身经脉之气的运行也有周天。气沿着上半身的任、督二经脉循环一圈，称为周转了一次小周天，气沿着全身二十八经脉循环一圈，称为周转了一次大周天。二十八经脉：手足三阴三阳十二经脉，左右两侧合为二十四经脉，加阴跷、阳跷、任、督经脉各一，共合二十八经脉。

健康人体内的经脉之气在周天运行是通畅和自动循环的，通则不病，病则不通，哪里经脉不通，哪里就会有病变。人身体可通过后天的锻练，采取卧式或坐式，身体舒松，大脑入静，自然呼吸，"意守丹田""意念导气"，从而维护、促进人体内"气"的大小周天循环，与天体周天相应，达到御病健身长寿的目的。

2. 治病

在临床治病中，有时还强调"内丹"和"外丹"的配合应用。例如明末清初医家曹无极所著《万育仙书·诸仙导引图》中画有八卦周天图，并附诗一首："万卷仙经语总同，金丹只此是根宗。依他坤位生成体，重自乾家交感功。莫怪天机俱漏泄，都缘学者自愚蒙。若能得了诗中意，立见三清太上翁。"这里所讲的"金丹"，就是指"内丹"，即丹田功。这里所讲的"交感功"，就是指"周天功"，即运气循经脉导引。

这里所讲的见太上翁，就是指延长寿命。

《万育仙书·诸仙导引图》在"太清仙师尊真形"中说："治腹痛，乍寒乍热。端坐，以两手抱脐下，待丹田温暖，行功，运气四十九口。"并口服"导气汤：苍术、香附、川芎、白芷、茯苓、神曲、陈皮、紫苏、干姜、甘草，各等分水煎服"。这里的"丹田""行功""运气"指的就是"内丹"，口服的"导气汤"指的就是"外丹"。

第二节　五运六气与中医环境医学

"五运六气"是在中国古代天文和气象学的基础上发展而来的。在人类生活的地球表面，包围着一层大气，这层大气与人类的生存息息相关，就像鱼儿离不开水那样密切和重要。人们对于大气现象风、云、雪、雷电、酷热和寒冷等等，是十分熟悉与注意的，这些大气现象都直接或间接地影响着人类的生活和生产活动。这里所说的天气，是指某地区在短时间内，所观察到的各种气象要素（如气温、气压、湿度、风、云等）所综合体现的大气状态。现代气象学理论告诉我们，天气是由大气中的各种天气系统造成的。天气系统一般是指在气压、风、温度等主要气象要素的空间分布上具有一定结构特征的大气运动系统（如高压、低压、锋面、高空槽和脊等），各种天气系统随着时间和空间的变化过程，又构成了不同特色的天气过程。[1]

---

〔1〕 阮均石，唐东昂．天气学基础知识［M］．北京：气象出版社，1985.

一、五运六气的含义

中医学把在中国主要是中原地区较长时间内观察到的各种气象要素所综合体现的大气状态，各种天气系统和又构成不同特色的天气过程与现象，分称为五运六气。

五运，探索一年五个季节变化的运行规律。古代的气候区分是从五方观念来的，故有春温、夏热、长夏湿、秋燥、冬寒之说。

六气包含风、寒、暑、湿、燥、热，它是从我国的气候区划、气候特征来研究气旋活动的规律的。

运气学说，用以说明气候运动的一个基本规律——动态平衡。由于自然界客观地呈现着大量的周期性循环，正如《吕氏春秋·圜道》所说："日夜一周，圜道也。日躔二十八宿，轸与角属，圜道也。精行四时，一上一下，各与遇，圜道也。物动而萌，萌而生，生而长，长而大，大而成，成乃衰，衰乃杀，杀乃藏，圜道也。云气西行，云云然，冬夏不辍；水泉东流，日夜不休，上不竭，下不满，小为大，重为轻，圜道也。"这些天象、气候、气象、物候，无不是一个首尾相接的圆圈，因此便着重从循环运动方面来研究气候运动的根源。循环运动是自然界整体动态平衡的一种重要表现形式，而阴阳消长、五行生胜，是最能说明这一动态平衡的。[1]《辞海》释圜：同"圆"，通"环"，环绕。躔：日月星辰运行的度次。辍：中止，停止。

用阴阳可说明气象气候平衡和不平衡的辩证关系。如

---

〔1〕任应秋. 运气学说（增订版）〔M〕. 上海：上海科学技术出版社，1982.

《素问·至真要大论》说："夫阴阳之气，清静则生化治，动则苛疾起。"前者是阴阳的平衡性，后者是阴阳不平衡性。事物的运动，总是存在着平衡和不平衡的两种状态。没有平衡，事物就不可能有一定的质的规定性；没有不平衡，矛盾统一体就不会破坏，一事物就不能转化为它事物。气候的运动更是如此，春温夏热，秋凉冬寒，这一相对平衡，就是"阳生阴长，阳杀阴藏"的具体体现。[1]

运气中的五行生胜学说，不仅说明了气候运动内部结构关系的复杂性，同时还从气候运动异常变化中能保持自身的相对稳定性。五行中任何两行之间的关系并不是单向的，而是相互的，表现为与调节路线或反馈机制相似的形式。反馈是相互作用的一种特殊形式，[2] 五行生胜存在着两种类型的自行调节机制，一种类型是正常情况下相生相胜的机制。另一类型是反常情况下的胜复机制，这样就形成并保持了气候运动的动态平衡和循环运动。总之，运气学说固然是古老的，但它却有系统论的思想，而且具有大系统理论的思想，是很值得研究的一门科学。[3] 中医认识并强调地理气象、气候活动变化对生物（包括人类）的生命运动的影响。

二、五运六气的一般规律

宋人沈括的《梦溪笔谈》卷七说："医家有五运六气之

〔1〕 任应秋 . 运气学说（增订版）〔M〕. 上海：上海科学技术出版社，1982.

〔2〕 任应秋 . 运气学说（增订版）〔M〕. 上海：上海科学技术出版社，1982.

〔3〕 任应秋 . 运气学说（增订版）〔M〕. 上海：上海科学技术出版社，1982.

术，大则候天地之变，寒暑风雨，水旱螟蝗，率皆有法，小则人之众疾，亦随气运盛衰。……大凡物理，有常有变，运气所主者，常也；异夫所主者，皆变也。常则如本气，变则无所不至，而各有所占。"中国古代在一年的历法（农历）上分为二十四节气，可谓气之常也，即立春、雨水、惊蛰、春分、清明、谷雨；立夏、小满、芒种、夏至、小暑、大暑；立秋、处暑、白露、秋分、寒露、霜降；立冬、小雪、大雪、冬至、小寒、大寒。从立春到立夏为春季，从立夏到立秋为夏季，从立秋到立冬为秋季，从立冬到立春为冬季。每季分三气三节，每月定一气一节，凡在月首者为节气，立春、惊蛰、清明、立夏、芒种、小暑、立秋、白露、寒露、立冬、大雪、小寒是也；凡在月中为中气，雨水、春分、谷雨、小满、夏至、大暑、处暑、秋分、霜降、小雪、冬至、大寒是也。

（一）五运

中医从一年几个季节中的风向变化来观察，把中国一年的气候变化，基本上分为五个季，并探测出一定的规律。《素问·五运行大论》说："寒暑燥湿风火，在人合之奈何？其于万物何以生化？"天的寒暑燥湿风火六气的地理气候变化，在人体是怎样配合的，与生物生化的联系又是怎样的？

1. 东方与春季

《素问·五运行大论》说："东方生风，风生木，木生酸，酸生肝，神在天为风，在地为木，在藏为肝，其性暄，其德为和，其用为动，其色为苍，其化为荣，其虫毛，其政为散，其令宣发，其变摧拉，其眚为陨，其味为酸，其志为怒。"意思是讲，东方傍海而多风，所以说东方生风，风气能使地的木气生长，木气能生酸味，酸味能滋养肝藏。在天是一种春风温和的气象，在地是五行木的行为，在人体是肝藏行为的配合。凡是温暖的性质，敷布阳气的功能，运动的作用，青的颜色，象征生长荣茂的力量，蕃育着有毛的动物，管理发散生气，行使宣疏阳和的时令，气候变化而使万物遭受摧残，发生植物的枝叶死亡坠落的自然灾害，以及物质发生酸味，微怒的情绪，都属于风木之气。

2. 南方与夏季

《素问·五运行大论》说："南方生热，热生火，火生苦，苦生心，其在天为热，在地为火，在藏为心，其性为暑，其德为显，其用为躁，其色为赤，其化为茂，其虫羽，其政为明，其令郁蒸，其变炎烁，其眚燔焫，其味为苦，其志为喜。"意思是讲，南方是气候较热的地方，所以说南方生热，热气能使地的火气生长，火气能生苦味，苦味能滋养心藏。在天是一种夏暑炎热的气象，在地是五行火的行为，在人体是心藏行为的配合。凡是炎热的性质，显露光华的功能，躁急的作用，赤的颜色，促使万物强壮茂盛的力量，蕃育着有羽毛的动物，管理布散长气，行使日照当空地气上蒸的时令，气候发生变化会使万物烤灼焦枯，发生好像火烧一样的自然灾害，以及物质发生苦味，喜乐的情绪，都属于热火之气。

3. 中央与长夏季

《素问·五运行大论》说："中央生湿，湿生土，土生甘，甘生脾，其在天为湿，在地为土，在藏为脾，其性静兼，其德为濡，其用为化，其色为黄，其化为盈，其虫倮，其政为谧，其令云雨，其变动注，其眚淫溃，其味为甘，其志为思。"意思是讲，中央是湿气较多的地方，所以说中央生湿，湿气能使地的土气生长，土气能生甘味，甘味能滋养脾藏。在天是一种长夏湿蒸的气象，在地是五行土的行为，在人体是脾藏行为的配合。凡是安静具有容纳的性质，潮湿润泽柔顺的功能，化生万物的作用，黄的颜色，促使形体充盈丰满的力量，蕃育着倮体的动物，管理天气安静地气上升，行使云雨及时的时令，气候发生变化会使暴雨急下或淫雨连绵，发生河水泛滥的自然灾害，以及物质发生甘味，思虑过程，都属于湿土之气。

4. 西方与秋季

《素问·五运行大论》说："西方生燥，燥生金，金生辛，辛生肺，其在天为燥，在地为金，在藏为肺，其性为凉，其德为清，其用为固，其色为白，其化为敛，其虫介，其政为劲，其令雾露，其变肃杀，其眚苍落，其味为辛，其志为忧。"意思是讲，西方是比较干燥的地方，所以称西方生燥，燥气能使地的金气生长，金气能生辛味，辛味能滋养肺藏。在天是一种秋燥凉爽的气象，在地是五行金的行为，在人体是肺藏行为的配合。凡是具有凉爽的性质，清静的功能，保卫的作用，白的颜色，象征收敛的力量，蕃育着有壳的动物，管理坚强有力，行使雾露下降的时令，气候发生变化会使生机减杀，发生枝叶枯萎凋谢的自然灾害，以及物质发生辛味，忧愁的情绪，都属于燥金之气。

5. 北方与冬季

《素问·五运行大论》说："北方生寒，寒生水，水生咸，咸生肾，其在天为寒，在地为水，在藏为肾，其性为凛，其德为寒，其用为藏，其色为黑，其化为肃，其虫鳞，其政为静，其令霰雪，其变凝冽，其眚冰雹，其味为咸，其志为恐。"意思是讲，北方是比较寒冷的地方，所以称北方生寒，寒气能使地的水气生长，水气能生咸味，咸味能滋养肾藏。在天是一种寒冷的气象，在地是五行水的行为，在人体是肾藏行为的配合。凡是具有严厉的性质，寒冷的功用，黑的颜色，象征潜藏肃静的力量，蕃育着有鳞片的动物，管理行使寒冷清静的时令，气候变化会发生剧烈的寒冷和冰雹霜雪非时而下的自然灾害，以及物质发生咸味，恐惧的情绪，都属于寒水之气。

总之，把中国一年的气候变化，基本上分为五个季节，并总结出一般的运行规律——五运，[1]用木、火、土、金、水来说明一年五个季节的基本性质，这就是名为五运的基本意义所在。每一季节有"生"和"为"，即由于季节变化，而有不同的发生和作为之意。每一季节的性、德、用、化、政、令，即各个季节正常气候的多方面表现。色和虫，是不同季节的物候。变和眚，是不同季节的反常变化。五个季节的中央，名为长夏，可以说是一年之中的转变时期。于此可知所谓五运，即将一年气象分为五季，各按五行之性有规律地运行之谓。[2]

（二）六气

六气，是从我国的气候区划、气候特征来研究气旋活动的规律问题，这当中自然也包括对灾害性天气的研究。现代的气候学家认为中国除了高山、高原外，可分为五带，从北至南为寒温带、中温带、暖温带、亚热温带、热带。古人的气候区划，还是从五方观念来的，所以才有东方生风、南方生热、中央生湿、西方生燥、北方生寒之说。唯其把风与热、湿、燥、寒相提并论，便知其所说的风不是风向的风，而是代表气候温

---

〔1〕 任应秋．运气学说（增订版）［M］．上海：上海科学技术出版社，1982．

〔2〕 任应秋．运气学说（增订版）［M］．上海：上海科学技术出版社，1982．

第五章

日月星辰、五运六气、五色五音五味学说与中医环境医学

和之意。因此可以说东方温、南方热、中央湿、西方燥、北方寒，也是属于对气候的五种区划。

由于东、南、中、西、北五方的区划不同，因而各个区划的干燥度、蒸发量、雨量、积温种种都不同，必然要产生不同的气旋活动以及温、热、湿、燥、寒不同的气候特征。既然已将气候分为五个区划，为什么却对气候提出六种不同的特征呢？气候的六种特征是风、热、湿、火、燥、寒六气，既有热又有火。具有特征的六种气候之中，有热、有火、有燥，而风又属于温，似乎三分之二都偏于温热，这可能是由于我国的气候特点而产生的认识。[1]

中国在气象学看来，是处于亚热带，它的地位介于热带与温带之间，是一个过渡地带。据竺可桢《论我国气候的几个特点及其与粮食作物生产的关系》一文称："中国太阳年总辐射量超出西欧和日本，最高地区在西藏，青海、新疆和黄河流域次之，长江流域与大部分华南地区较少，与世界各国相比，我国西北地区不亚于地中海沿岸的阿联酋、西班牙和意大利，即长江流域与华南较之日本与西欧，仍不愧为天赋独厚的地区。"即是说我国的太阳辐射总量，尽管长江流域与华南地区较少，但与日本及西欧相比，仍然要多，所以我国始终是以产水稻著称的国家之一。古人虽不可能如现在用若干个太阳辐射台站分别测知确切的太阳辐射量，但他们从物候方面、农业生产方面，并积累若干年的经验，亦大体知道太阳对中国地区的影响是很大的，故朱丹溪"月禀日光以为明""天主生物恒于动"，张介宾"天之和者惟此日，万物生者惟此日"等重视太

---

〔1〕 任应秋. 运气学说（增订版）〔M〕. 上海：上海科学技术出版社，1982.

阳的论点，是有其实践意义的。于此可知，六气中之言温、言热、言火、言燥独多，便不难于理解了。[1]

总之，从气候的区划和特征，总结出六种不同的气旋活动——六气。虽然与今天的气候学、气象学比较起来，相当朴素，甚至还有不尽符合的地方，但是，毕竟是在长期的生活和生产实践中总结出来的，亦反复经过长期的生活和生产验证，是具有一定的科学基础的。[2]

这里所说的狭义的"风"，仅代表气候温和之义。广义的"风"，还代表风向的风，中医把它放在一年五季之中，五季之中都有，例如《素问·金匮真言论》说："东风生于春，病在肝，俞在颈项；南风生于夏，病在心，俞在胸胁；西风生于秋，病在肺，俞在肩背；北风生于冬，病在肾，俞在腰腹；中央为土，病在脾，俞在脊。"五运六气就是一年五季的气候区划和特征的六种气旋活动规律，并与人体生命活动有着密切的联系。

（三）十天干

气象既有五运之分，古人用什么方法来观察五种不同气象的运行呢？主要是从每年的天干来进行分析的。五行分配的十天干是：甲乙为木，丙丁为火，戊己为土，庚辛为金，壬癸为水。[3]

十天干，简称十干。《汉书·食货志》颜师古注云："干，

---

〔1〕 任应秋．运气学说（增订版）〔M〕．上海：上海科学技术出版社，1982．

〔2〕 任应秋．运气学说（增订版）〔M〕．上海：上海科学技术出版社，1982．

〔3〕 任应秋．运气学说（增订版）〔M〕．上海：上海科学技术出版社，1982．

犹个也。"也就是十个数目字的意思。主要是用这十个字来纪天日的次第，因而叫十天干。《史记·律书》说："甲者，言万物剖符甲而出也。乙者，言万物生轧轧也。丙者，言阳道著明，故曰丙。丁者，言万物之丁壮也。庚者，言阴气庚万物，故言庚。辛者，言万物之辛生，故言辛。壬之为言妊也，言阳气任养万物于下也。癸之为言揆也，言万物可揆度，故曰癸。"其中缺戊己二干，因其只言四正四隅，未及中央，故未说到戊己土。但在《汉书·律历志》中都做了解释，它说："出甲于甲，奋轧于乙，明炳于丙，大盛于丁，丰楙于戊，理纪于己，敛更于庚，悉新于辛，怀妊于壬，陈揆于癸。"总地都说十干的次第，不外乎是象征着万物由发生而少壮，而繁盛，而衰老，而死亡，而更始的顺序[1]。

用十干来计算天日演进的次序，是人们对万物生命发展过程的观察而得出来的，是人类在生活现实中的体验。《素问·藏气法时论》说："肝主春，其日甲乙（王冰注：甲乙为木，东方干也）。心主夏，其日丙丁（王冰注：丙丁为火，南方干也）。脾主长夏，其日戊己（王冰注：戊己为土，中央干也）。肺主秋，其日庚辛（王冰注：庚辛为金，西方干也）。肾主冬，其日壬癸（王冰注：壬癸为水，北方干也）。"总地还是说一年五季气候变化次序，特别是对人体生命活动变化过程的联系和影响。

1. 甲乙

甲代表嫩芽萌发的初生过程，乙代表幼芽抽轧而出的生长过程，在人体是肝藏调节为主，肝主生，甲乙为春季气候。

---

〔1〕 任应秋．运气学说（增订版）〔M〕．上海：上海科学技术出版社，1982.

2. 丙丁

丙代表阳气充盛，生长得特别显著的过程，丁代表不断地壮大成长的过程，在人体是心藏调节为主，心主长，丙丁为夏季气候。

3. 戊己

戊代表越发茂盛的过程，己代表盛熟之极的过程，在人体是脾藏调节为主，脾主化，戊己为长夏季气候。

4. 庚辛

庚代表果实收敛、生命将以此更换的过程，辛代表成熟新杀之后，新的生机又潜伏起了的过程，在人体是肺藏调节为主，肺主收，庚辛为秋季气候。

5. 壬癸

壬代表阳气又妊养着新的生命的过程，癸代表第二代生命又将开始，宿根待发的过程，在人体是肾藏调节为主，肾主藏，壬癸为冬季气候。

（四）十二地支

十二地支，简称十二支。殷人历法是以太阴为准则，所以其纪月的方法是以月的圆缺一次为准则。每月分三十天，但是月的圆缺一次，有时又不足三十天，于是便分大建和小建。大建每月三十天，小建二十九天。以一年而论，普通是分作十二个月，不过要与太阳合，又不得不设置闰月。不设置的话，一年的时间就不会准确，就会发生错乱[1]。

春夏秋冬为四时，每一时为三个月，即孟、仲、季也。把

〔1〕 任应秋. 运气学说（增订版）〔M〕. 上海：上海科学技术出版社，1982.

十二支分建于十二个月，便可以据十二支纪月、纪时、纪岁，纪日成月，纪月成时，纪时成岁，因而十二支又名岁阴，以月为阴也。《尔雅·释天》说："岁阴者，子、丑、寅、卯、辰、巳、午、未、申、酉、戌、亥十二支是也。"这十二支的次第，与十干可谓具有同一意义，主要仍在说明事物发展的由微而盛，由盛而衰，反复变化进展的过程。《史记·律书》解释十二支顺序说："子者，滋也，滋者，言万物滋于下也。丑者，纽也，言阳气在上未降，万物厄纽，未敢出也。寅言万物始生螾然也，故曰寅。卯之为言茂也，言万物茂也。辰者，言万物之蜄也。巳者，言阳气之已尽也。午者，阴阳交，故曰午。未者，言万物皆成，有滋味也。申者，言阴用事，申贼万物，故曰申。酉者，万物之老也，故曰酉。戌者，言万物尽灭，故曰戌。亥者，该也，言阳气藏于下，故该也。"《汉书·律历志》又为之申述说："孳萌于子，纽牙于丑，引达于寅，冒茆于卯，振美于辰，已盛于巳，咢布于午，昧薆于未，申坚于申，留执于酉，毕入于戌，该阂于亥，故阴阳之施化，万物之终始。"

十二支既有纪月、定岁、分立四时的作用，而月也、岁也、四时也，无不有阴阳五行生化的道理存乎其中，正如《素问·六节藏象论》所说："天为阳，地为阴，行有分纪，周有道理。五日为之候，三候为之气，六气谓之时，四时谓之岁，而各从其主治焉。五运相袭，而皆治之，终期之日，周而复始，时立气布，如环无端。"一候五日，一气三候，一时六气，一岁四时，统由天地日月的阴阳变化，五运承袭，才能时立气布。因而古人亦运用十二支以观察一岁四时、十二月二十四节气的阴阳五行变化关系，以分析气候变化的规律，正如

《类经图翼·五行统论》所云："十二支以应月，地之五行也，子阳亥阴曰水，午阳巳阴曰火，寅阳卯阴曰木，申阳酉阴曰金，辰戌阳丑未阴曰土。"《类经图翼·气数统论》说："故阳虽始于子，而春必起于寅。是以寅卯辰为春，巳午未为夏，申酉戌为秋，亥子丑为冬，而各分其孟仲季焉。"总地还是说一年十二月的气候变化次序，特别是对人体生命运动的影响。

1. 亥子丑

阴历十月阴气渐盛于外，阳气潜藏于内，故建之以亥。十一月冬至一阳复苏，生命潜藏于地，已渐有滋生之机，故建之以子。十二月，阴气尽，阳气生，新的生命已将解脱阴纽而出土，故建之以丑。[1] 在人体内主要为肾藏所适应和主持，肾为水主藏，亥子丑三个月为冬季。

2. 寅卯辰

阴历正月为孟春，三阳开泰，生机已蟆然活泼，故建之以寅。二月仲春，阳气方盛，生物的成长渐茂，故建之以卯。三月季春，春阳振动，生物越发长得茂美，故建之以辰。[2] 在人体内主要为肝藏所适应和主持，肝为木主生，寅卯辰三个月为春季。

3. 巳午未

阴历四月阳气益为盛壮，故建之以巳。五月阳盛阴生，生物的成长，萼繁叶布，故建之以午。六月生物盛长，果实成

---

〔1〕 任应秋. 运气学说（增订版）〔M〕. 上海：上海科学技术出版社，1982.

〔2〕 任应秋. 运气学说（增订版）〔M〕. 上海：上海科学技术出版社，1982.

熟，故建之以未。[1] 在人体内主要为心藏所适应和主持，心为火主长，巳午未三个月为夏季。

4. 申酉戌

阴历七月凉秋初至，生物成熟渐收，故建之以申。八月阴气益盛，阳气益衰，生物衰老，故建之以酉。九月季秋，生物尽收，故建之以戌。[2] 在人体内主要为肺藏所适应和主持，肺为金主收，申酉戌三个月为秋季。

（五）临床指导与应用

在临床上，中医预防医学的一个重要内容，就是指导人们保护鼓动五藏调节阴阳二气，以适应自然界阴阳二气的变化，以预防疾病的发生，所谓"四气调神"。《类经图翼·气数统论》说："气者天地之气候，数者天地之定数。"这里所说的"气"是指气候而言，"定数"是指顺序、次序和规律而言。四气调神，就是要根据一年四季正常的气候变化顺序和规律，来调护人体气血活动，达到养生的目的。

养生，就是保养爱护生命活动和预防疾病。《素问·四气调神大论》说："夫四时阴阳者，万物之根本也。所以圣人春夏养阳，秋冬养阴，以从其根，故与万物沉浮于生长之门。逆其根则伐其本，坏其真矣。故四时阴阳者，万物之终始也，死生之本也。逆之则灾害生，从之则苛疾不起，是谓得道。"意思是讲，四季气候阴阳的变化，是千万生物生长化收藏的根本。所以聪明智慧的人在春季和夏季保养阳气，秋季和冬季保

---

〔1〕 任应秋．运气学说（增订版）〔M〕．上海：上海科学技术出版社，1982.

〔2〕 任应秋．运气学说（增订版）〔M〕．上海：上海科学技术出版社，1982.

养阴气，以顺从这个根本，因而他就能够和万物一样，保持着生长发育的正常规律。假如违反了它，生命的根本就要受到伤害，真气也就要败坏。因此说，阴阳四季气候的变化，是万物生长、衰老、死亡的根本。违背它，就要产生灾害；顺从它，疾病就不会产生，这就叫懂得养生的法则，这是四季气候养生的总法则与重要意义。

春夏养阳气，秋冬养阴气，适应顺从自然气候变化，这是总的一般、普遍的原则。但这也不是绝对的，有时还要个别、特殊的情况，做个别、特殊的处理。

三、五运六气的特殊规律

中医对异常气候或灾害性的大气现象对人体气血的影响，也是有所认识与十分注意的，例如《素问·六节藏象论》说："求其至也，皆归始春。未至而至，此为太过，则薄所不胜，而乘所胜也，命曰气淫，不分邪僻内生工不能禁；至而不至，此为不及，则所胜妄行，而所生受病，所不胜薄之也，命曰气迫。所谓求其至者，气至之时也。"意思是讲，气候到来的时间，推求的方法，一般以立春为标准。如果时节未到而气候先到，就称为气运的太过，太过则侵犯原来自己所不胜的气，而克制它所胜的气，这种情况叫做"气淫"。时节已到而气候不到，这称为气运的不及，不及则已所胜之气因缺乏制约而妄行，所生之气因缺乏资助而受病，它自己也受着所不胜之气的迫害，这种情况叫做"气迫"。所谓"求其至"，就是从时令来推求气候来到的早晚。

（一）五运太过

1. 木运太过

《素问·气交变大论》说："岁木太过，风气流行，脾土受邪。民病飧泄、食减、体重、烦冤、肠鸣、腹支满，上应岁星。甚则忽忽善怒，眩冒巅疾。化气不政，生气独治，云物飞动，草木不宁，甚而摇落。反胁痛而吐甚。冲阳绝者，死不治。上应太白星。"意思是讲，如冬季时令未完，春季的气候已经提前到来，木运太过则温热流行，人体肝木易偏旺，脾土易受其害。人们可多患消化不良性的泄泻、饮食减少、肢体沉重无力、烦闷抑郁、肠中鸣响、肚腹胀满等，这是由于木气太过的缘故，在天上应木星光明，显示木气过分亢盛的征象。甚就会不时容易发怒，产生头眩眼花等头部疾病。这是土气无权，木气独胜的现象，好像天上的云在飞跑，地上的万物迅速变动，草木动摇不定，甚至树倒草卧。如在人体的病，可多见胁部疼痛，呕吐不止。冲阳脉绝止的，多死亡而无法治疗。在天上应金星光明，这是显示木气胜则金气将复制之。

2. 火运太过

《素问·气交变大论》说："岁火太过，炎暑流行，金肺受邪。民病疟、少气、咳喘、血溢、血泄、注下、嗌燥、耳聋、中热、肩背热，上应荧惑星。甚则胸中痛、胁支满胁痛、膺背肩胛间痛、两臂内痛、身热骨痛而为浸淫。收气不行，长气独明，雨水霜寒，上应辰星。上临少阴少阳，火燔焫，水泉涸，物焦槁。病反谵妄狂越，咳喘息鸣，下甚，血溢泄不已。太渊绝者，死不治。上应荧惑星。"意思是讲，如春季时令未完，夏季的气候已经提前到来，火运太过则炎热流行，人体心火易偏旺，肺金易受其害。人们可多患疟疾、呼吸少气、咳嗽气喘、吐血鼻出血、二便下血、腹泻如水下、咽喉干燥、耳聋、胸中热、肩背热等，这是由于火气太过的缘故，在天上应火星光明，显示火气过分亢盛的征象，甚至胸中疼痛、胁下胀满、胁痛、胸背肩胛间等部位疼痛、两臂内侧疼痛、身体热，热气浸淫渗入则全身骨疼痛等。这是金气不振，火气独旺的现象，火气过旺就会有雨水冰霜的变化，这是火热之极，寒水来复的关系，在天上应水星光明，显示火盛则水气制之。如果遇到少阴或少阳司天的年辰，火热之气更加亢盛，有如燃烧烤灼，以致水源干涸，植物焦枯。如在人体的病，可多见说胡话、手足抽动、发狂欲走、咳嗽气喘、呼吸困难，火气甚于下部则血从二便下泄不止。太渊脉绝止的，多死亡而无法治疗。在天上应火星光明，这是火气盛的表示。

3. 土运太过

《素问·气交变大论》说："岁土太过，雨湿流行，肾水受邪。民病腹痛、清厥、意不乐、体重、烦冤，上应镇星。甚则肌肉萎、足痿不收、行善瘈、脚下痛、饮发中满、食减、四支不举。变生得位，藏气伏，化气独治之，泉涌河衍，涸泽生鱼，风雨大至，土崩溃，鳞见于陆。病腹满溏泄、肠鸣反下甚。而太豁绝者，死不治。上应岁星。"意思是讲，如夏季时令未完，长夏季的气候已经提前到来，土运太过则暑湿流行，人体脾土易偏旺，肾水易受其害。人们可多患腹痛、四肢厥冷、情志郁闷、身体沉重而烦忧等，这是由于土气太过的缘故，在天上应土星光明，显示土气过分亢盛的征象。甚就会脾土自病而见肌肉萎缩、两足痿弱不能行动、筋急抽缩脚痛，土病不能克水，以致水饮积于体内而生胀满，饮食减少，四肢无力，不能举动。遇土旺时，水气无权，土气独亢，泉水喷涌，河水高涨，干涸的池沼也会孳生鱼类，若湿令大行，风雨暴至，堤岸崩溃，河水泛滥，陆地出现鱼类。如在人体的病，可多见肚腹胀满、大便溏泄、肠鸣腹泻不止。太溪脉绝止的，多死亡而无法治疗。在天上应木星光明，显示土气胜则木气将复制之。

4. 金运太过

《素问·气交变大论》说："岁金太过，燥气流行，肝木受邪。民病两胁下少腹痛、目赤痛、眦疡、耳无所闻。肃杀而甚，则体重、烦冤、胸痛引背、两胁满且痛引少腹，上应太白星。甚则喘咳逆气，肩背痛，尻、阴、股、膝、髀、腨、胻、足皆病，上应荧惑星。收气峻，生气下，草木敛，苍乾凋陨。病反暴痛，胠胁不可反转，咳逆甚而血溢。太冲绝者死，死不治。上应太白星。"意思是讲，如长夏季时令未完，秋季的气候已经提前到来，金运太过则燥气流行，人体肺金易偏旺，肝木易受其害。人们可多患两胁之下少腹疼痛、目红疼痛、眼梢溃烂、耳听不到声音，燥金之气过亢，还会身体沉重，烦闷，胸部疼痛，痛势牵引及背部，两胁胀满，而痛势下连少腹等，这是由于金气太过的缘故，在天上应金星光明，显示金气过分亢盛的征象。甚则会喘息咳嗽，呼吸困难，肩背疼痛，尻、阴、股、膝、髀、腨、胻、足处都感疼痛等，这是心火不振，肺金独胜的现象，在天上应火星光明，显示金气胜则火气将复制之。如果金气突然亢盛，生长之气下降，在草木则生气收敛，枝叶枯干凋残零落。如在人体的病，可多见胁肋急剧疼痛，不能转动翻身，咳嗽气逆，甚至吐血鼻出血等。太冲脉绝止的，多死亡而无法治疗。在天上应金星光明，这是金气胜的表现。

5. 水运太过

《素问·气交变大论》说："岁水太过，寒气流行，邪害心火。民病身热烦心、躁悸、阴厥、上下中寒、谵妄心痛，寒气早至，上应辰星。甚则腹大胫肿、喘咳、寝汗出、憎风，大雨至，埃雾朦郁，上应镇星。上临太阳，雨冰雪霜不时降，湿气变物。病反腹满、肠鸣溏泄、食不化、渴而妄冒。神门绝者，死不治。上应荧惑、辰星。"意思是讲，秋季时令未完，冬季的气候已经提前到来，水运太过则寒气流行，人体肾水易偏旺，心火易受其害。人们可多患发热、心悸、烦躁、四肢逆冷、说胡话、心痛等，这是由于水气太过的缘故，在天上应水星光明。甚则有腹水、足胫浮肿、气喘咳嗽、盗汗、怕风等。土气来复则大雨下降，尘土飞扬如雾露一样的迷蒙郁结，在天上应土星光明。如遇太阳寒水司天，则雨冰霜雪不时下降，湿气大盛，物变其形。如在人体的病，可多见腹中胀满、肠鸣便泻、食不消化、干渴妄冒等。神门脉绝止的，多死亡而无法治疗。在天上应火星失芒，水星光明，这是水气胜的表现。

（二）五运不及

1. 木运不及

《素问·气交变大论》说："岁木不及，燥乃大行，生气失应，草木晚荣。肃杀而甚，则刚木辟著，悉萎苍乾，上应太白星。民病中清、胠胁痛、少腹痛、肠鸣溏泄。凉雨时至，上应太白星，其谷苍。上临阳明，生气失政，草木再荣，化气乃急，上应太白星、镇星，其主苍早。复则炎暑流火，湿性燥，柔脆草木焦枯，下体再生，华实齐化。病寒热、疮疡、痱胗、痈痤。上应荧惑、太白，其谷白坚。白露早降，收杀气行，寒雨害物，虫食甘黄。脾土受邪，赤气后化，心气晚治，上胜肺金，白气乃屈，其谷不成，咳而鼽。上应荧惑、太白星。""木不及……春有惨凄残贼之胜，则夏有炎暑燔烁之复。"意思是讲，如果春季时令已到来，但春天的气候却未到来，木运不及，燥气就会旺盛，生气与时令不相适应，草木不能当时生荣。肃杀之气亢盛，那么劲硬的木受刑碎裂，本来柔嫩苍翠的树叶变为萎弱干枯，在天上应金星光明，人们可多患中气虚寒、肢胁部疼痛、少腹痛、腹中鸣响、大便溏泄。在气候方面是冷雨不时而下降，在天上应金星光明，在五谷一般是青色的谷不能成熟。如遇阳明司天，金气抑木，木气失去了应有的生气，草木在夏秋再变繁荣，所以开花结实的过程非常急促，很早就凋谢，在天上应金、土二星光明。如果春季反见秋天的气候，金气抑木，木之子反应，火生来报复，那么夏季就会特别炎热，潮湿润泽的变为干燥，柔嫩脆弱的变为枯焦，树叶从根部重新生长，边开花边结实，所以花实并见。在人体则容易炎热之气郁于皮毛，多病寒热、疮疡、痱胗、痈痤等。在天上应金、火二星，在五谷则外强中干，秀而不实。白霜提早下降，秋收肃杀之气流行，寒雨非时，损害万物，味甘色黄之物多生虫蛀，所以稻谷没有收获。在人体则易脾土先受其邪，火气后起，所以心气亦继之亢盛，火气克金，金气乃得抑制，所以其谷物不能成熟，在疾病是咳嗽鼻塞。在天上应金星与火星。

2. 火运不及

《素问·气交变大论》说："岁火不及，寒乃大行，长政不用，物荣而下。凝惨而甚，则阳气不化，乃折荣美，上应辰星。民病胸中痛、胁支满、两胁痛、膺背肩胛间及两臂内痛、郁冒朦昧、心痛暴瘖、胸腹大、胁下于腰背相引而痛，甚则屈不能伸，髋髀如别。上应荧惑、辰星，其谷丹。复则埃郁，大雨切至，黑气乃辱，病鹜溏、腹满、食饮不下、寒中、肠鸣泄注、腹痛、暴挛痿痹、足不任身。上应镇星、辰星。玄谷不成。""火不及……夏有惨凄凝冽之胜，则不时有埃昏大雨之复。"意思是讲，如果夏季时令已到来，但夏天的气候却未到来，火运不及，寒气就会旺盛，生长之气不能发挥作用，万物就缺乏向上茂盛的力量。阴寒凝滞之气过盛，则阳气不能生化，繁荣美丽的生机就受到摧折，在天上应水星光明。人们可多患胸中痛，胁部胀满，两胁疼痛，上胸背、背部、肩胛之间以及两臂内侧都感疼痛，气郁上冒，眼花头晕，心痛，突然失音，胸腹肿大，胁下与腰背相互牵引而痛，甚则四肢蜷屈不能伸展，髋骨与大腿之间不能活动自如。在天上应火星失明水星光明，一般是赤色的谷类不能成熟。如果夏季反见冬天的气候，火被水抑，火之子反应，土生来报复，那么常会尘埃郁冒，大雨倾盆，水气受到抑制，在人体则容易患大便时时溏泄，腹中胀满，饮食不下，腹中寒冷，肠鸣泻下，腹中疼痛，两足急剧拘挛、萎缩麻木、不能行走。在天上应土星光明，水星失明。一般是黑色的谷类不能成熟。

3. 土运不及

《素问·气交变大论》说："岁土不及，风乃大行，化气不令，草木茂荣。飘扬而甚，秀而不实，上应岁星。民病飧泄、霍乱、体重腹痛、筋骨繇复、肌肉瞤酸、善怒。藏气举事，蛰虫早复，咸病寒中，上应岁星镇星，其谷黅。复则收政严峻，名木苍凋，胸胁暴痛，下引少腹，善太息。虫食甘黄，气客于脾，黅谷乃减，民食少失味。苍谷乃损，上应太白岁星。上临厥阴，流水不冰，蛰虫来见。藏气不用，白乃不复，上应岁星，民乃康。""土运不及……四维发振拉飘腾之变，则秋有肃杀霖霪之复。"意思是讲，如果长夏季时令已到来，但长夏天的气候未到来，土运不及，风气因而流行，生化之气能力下降，风气旺盛，则草木茂盛繁荣。生化无能，则秀而不实，在天上应木星光明。人们可多患消化不良的泄泻、上吐下泻的霍乱、身体重、腹中痛、筋骨动摇、肌肉跳动酸疼，容易发怒。寒水之气失制而旺，在虫类提早伏藏，在人体易见寒泄中满，在天上应木星光明、土星失明，一般是黄色的谷类不能成熟。如果长夏季反见春天的气候，土被木抑，土之子反应，金生来报复，那么秋收之气当令，出现严肃峻烈之气，坚固的树木也不免树叶凋谢，秋天就会有久雨霜雪的反应，在人体则容易患胸胁急剧疼痛，波及少腹，常呼吸少气而叹息。凡味甘色黄之物被虫蛀食，邪气侵犯脾土，人体则容易患饮食减少，食而无味。金气胜木，所以多青色的谷类受到损害，在天上应金星光明、土星减明。如遇厥阴司天相火在泉，则流水不能结冰，本来早已冬眠的虫类，重新又活跃起来。不及的土运，得在泉相火之助，所以寒水之气不致独旺；土得火助木气不能克土，所以也没有金气的反应而人们也就健康，在天上应木星正常。

4. 金运不及

《素问·气交变大论》说："岁金不及，炎火乃行，生气乃用，长气专胜，庶物以茂，燥烁以行，上应荧惑星。民病肩背瞀重、鼽嚏、血便注下。收气乃后，上应太白星，其谷坚芒。复则寒雨暴至，乃零冰雹霜雪杀物，阴厥且格，阳反上行，头脑户痛，延及囟顶，发热。上应辰星，丹谷不成。民病口疮，甚则心痛。""金有不及……夏有炎烁燔燎之变，则秋有冰雹霜雪之复。"意思是说，如果秋季时令已到来，但秋季的气候未到来，金运不及，火气和木气就相应旺盛，生长之气专胜，所以万物因而茂盛，气候干燥烁热，在天上应火星光明。人们可多患肩背闷重、鼻塞流涕、喷嚏、大便下血、泄泻急剧。秋收之气不能及时而至，在天上应金星失明，一般是白色的谷类不能及时成熟。如果夏季出现过于炎热的气候，或秋季反见夏天的气候，金被火抑，金之子反应，水生来报复，于是寒雨突然到来，以致落下冰雹霜雪，损伤万物，阴气厥逆且格拒，使阳气反而上行，人体则容易头后部疼痛，痛势连及头顶，身体发热。在上应水星光明，一般是红色的谷类不能成熟。人们可多患口腔生疮，甚至心痛等。

5. 水运不及

《素问·气交变大论》说："岁水不及，湿乃大行，长气反用，其化乃速，暑雨数至，上应镇星。民病腹痛、身重、濡泄、寒疡流水、腰股痛发、腘腨股膝不便、烦冤、足痿清厥、脚下痛，甚则胕肿。藏气不政，肾气不衡，上应辰星，其谷秬。上临太阴，则大寒数举，蛰虫早藏，地积坚冰，阳光不治，民病寒疾于下，甚则腹满浮肿，上应镇星，其主黅谷。复则大风暴发，草偃木零，生长不鲜，面色时变，筋骨并辟，肉瞤瘛，目视𥇀𥇀，物疏璺，肌肉胕发，气并鬲中，痛于心腹。黅气乃损，其谷不登，上应岁星。""水不及……四维发埃骤注之变，则不时有飘荡振拉之复。"意思是讲，如果冬季时令已到来，但冬季的气候未到来，水运不及，湿土之气因而大盛，火气反旺，天气相对炎热，不时下雨，万物的长化很迅速，在天上应土星光明。人们可多患腹胀满闷、身体重、大便溏泄、阴性疮疡、脓水稀薄、腰股疼痛、下肢关节运动不利、烦闷抑郁、两脚痿弱厥冷、脚底疼痛，甚至足背浮肿，这是由于冬藏之气不能发挥作用，肾气不平衡，在天上应水星光明，一般是黑黍不能成熟。如遇太阴司天，寒水在泉，则寒气时时侵袭，虫类很早就冬眠，地上的积水结成厚冰，阳气伏藏，不能发挥它温暖的作用，人们可多患下半身的寒性疾病，甚至腹满浮肿，在天上应土星光明，一般是黄色稻谷成熟。如果冬季出现湿热的气候，水被土抑，水之子反应，木生来报复，那么冬季就会有大风暴发，草类卧伏，树木凋零，生长的力量不能显著，人体则容易面色时时改变，筋骨拘急疼痛，运动不利，肌肉跳动挛缩，两眼昏花，视觉失常，物体视之若分裂，肌肉发出风疹，若邪气侵入胸膈之中，就有心口腹部疼痛。这是因为木气太过，土气受伤，黄色稻谷没有收获，在天上应木星光明。

（三）主气客气加临

1. 主气

主气，又叫地气，即风木、君火、相火、湿土、燥金、寒水六气，分主于春夏秋冬二十四节气，显示着一年季节中的不同变化，所以它的次序仍是按着木、火、土、金、水五行相生之序而排列的。主气属地气，地为阴主静（与动相对而言，不是绝对静止不动），所以主气分六步，始于春木，终于冬水，居恒不变。

厥阴风木为初气，主春分前六十日又八十七刻半，以风木是东方生气之始，所以为初气，从十二月中的大寒起算，经过立春、雨水、惊蛰至二月中的春分前夕。

木能生火，则少阴君火为二气，主春分后六十日又八十七刻半，从二月中的春分起算，经过清明、谷雨、立夏至四月中的小满前夕。

火即有君相之分，君相相随，君火在前，相火在后，所以少阳相火，势必要紧接着君火而为三气，主夏至前后各三十日又四十三刻有奇。从四月中小满起算，经过芒种、夏至、小暑至六月中的大暑前夕。

火能生土，则太阴湿土为四气，主秋分前六十日又八十七刻半，从六月中的大暑起算，经过立秋、处暑、白露至八月中的秋分前夕。

土能生金，则阳明燥金为五气，主秋分后六十日又八十七刻半，从八月中的秋分起算，经过寒露、霜降、立冬至十月中的小雪前夕。

金能生水，则太阳寒水为终气，主冬至前后三十日又四十三刻有奇，从十月中的小雪起算，经过大雪、冬至、小寒至十二月中的大寒前夕。

一年的主气，至此而一周。总六步，共得三百六十五日又二十五刻，一岁一周遍，年年无异动，此所以称为主时之六气也，例如《素问·六微旨大论》说："愿闻地理之应六节气位何如？曰：显明之右，君火之位也。君火之右，退行一步，相火治之；复行一步，土气治之；复行一步，金气治之；复行一步，水气治之；复行一步，木气治之；复行一步，君火治之。"

2. 客气

客气，又叫天气，天为阳主动，所以客气便运行于天，动而不息。客气亦分作六步，即司天之气，在泉之气，上下左右四间气。这六步气的次序，是从阴阳先后次序来排定的，即先三阴，后三阳。

三阴以厥阴为始，次少阴，又次太阴，其理由是：厥阴为一阴，少阴为二阴，太阴为三阴。三阳则以少阳为始，次阳明，又次太阳。亦因为少阳为一阳，阳明为二阳，太阳为三阳的缘故。合三阴三阳六气而计之，则一厥阴，二少阴，三太

第五章　日月星辰、五运六气、五色五音五味学说与中医环境医学

267

阴，四少阳，五阳明，六太阳。分布于上下左右，互为司天，互为在泉，互为间气，便构成了司天、在泉、四间气的六步运行。司天、在泉，又各有南北主政之不同，而称为"南北政"。[1] 司天、在泉、南北政的内容，在这里不做论述。

3. 客主加临

在天的客气和在地的主气，虽然上下攸分，动静迥异，而它们相互间的关系仍是非常密切的，正如《素问·五运行大论》所云"上下相遘，寒暑相临"（遘：遇，遭遇），变化顺逆，便由斯见了。客主气之间，究竟如何相遘和相临，这里不做论述。

客气主气这样上下加临的结果怎么样呢？主要是观察其相生相克的关系所在，正如《素问·五运行大论》所谓"气相得则和，不相得则病"也。客主之气彼此是相生的，便相得而安和；如果彼此是相克的，便不相得而为病。[2]

总之，五运六气，变化之极，总不外太过不及，生化克制诸端。而人体病变的发生，也不外乎是这几个方面。因而掌握运气学说的胜衰生克，这是具体运用的关键所在，[3] 详细内容可参考《运气学说》等书。

（四）临床指导与应用

运气学说正是研究地理气候变化与疾病的关系这一重要问题的，在临床上，中医预防和治疗学的一个重要内容，就是针

---

〔1〕 任应秋．运气学说（增订版）〔M〕．上海：上海科学技术出版社，1982.

〔2〕 任应秋．运气学说（增订版）〔M〕．上海：上海科学技术出版社，1982.

〔3〕 任应秋．运气学说（增订版）〔M〕．上海：上海科学技术出版社，1982.

对"外感病"进行预防和治疗。

1. 预防

《素问·至真要大论》说:"夫百病之生也,皆生于风寒暑湿燥火,以之化之变也。"运气学说就是在探讨风、寒、暑、湿、燥、火诸种气候致人于病的"之化之变"的规律问题,特别是《灵枢·百病始生》说:"风雨寒热,不得虚邪,不能独伤人,其中于虚邪也,因于天时,与其身形,参以虚实,大病乃成。"虚邪,就是反常的气候变化,对人体的危害更大,通过运气学说的种种方法,能于事前测知"虚邪"的发生,使人们有所预防,这是研究运气学说的目的之一。《灵枢·九宫八风》所谓:"故避虚邪之道,如避矢石然。"在古代,不通过运气学说,是不可能得到"避虚邪之道"的。[1]

2. 治疗

运气学说不仅用以测知地理气候对疾病的影响,还用来测知地理气候对生理和治疗的作用。外感病,就是指人类因身体"虚",对气候"虚邪"变化不适应而产生的病患,即风温、温热、暑温、湿温、寒湿、秋燥病等。治疗外感病是中医治疗学的一个重要内容,这在中医古籍《伤寒论》《温病条辨》《时病论》等书中有详细的论述。运气虽有一定的征验,但还必须结合人体本身的强弱,还要根据具体情况做具体分析和处理,不能一概而论,拘泥其法。

---

〔1〕 任应秋 . 运气学说(增订版) 〔M〕. 上海:上海科学技术出版社,1982.

第三节　五色、五音、五味与
中医环境医学

中医认为五色、五音、五味是人类生存环境中缺一不可的重要条件，它们是一个整体，互相促进，互相制约，是对立统一的。它们之间的关系，就是五行生克的关系。中医五色、五音学说，就是关于人体的阴阳血气运动与环境中颜色、声音的相互关系和规律的理论。

一、五色与人体

中医认为颜色存在于地球上的物质之中，是地球上物质运动所产生的可辨别的各种色彩。一方面人体状况产生颜色，另一方面颜色也能影响人体状况，例如《素问·经络论》说："寒多则凝泣，凝泣则青黑；热多则淖泽，淖泽则黄赤。"意思是讲，寒大就气血运行滞涩，因而产生青黑的颜色；热大就气血运行滑利，因而产生黄赤的颜色（泣：音义同"涩"。淖：泥；泥沼）。人体对外界刺激反应的一个重要途径，就是通过视。

中医把颜色分为五大类，即青、赤、黄、白、黑。"青"包括蓝、青、绿等色，"赤"包括深红、鲜红、粉红等色，"黄"包括赭、橙、黄等色，"白"包括灰、白等色，"黑"包括紫、黑等色。它们互相独立，又可互相配合、转化，形成一个整体。

（一）颜色对人体气血运动的影响

中医认为，青、赤、黄色属阳，可促进人体气血活动，青色可帮助气血生，赤色可帮助气血长，黄色可帮助气血化，它们性质一样，程度不同，例如青色可使人的情志轻度兴奋欣快，红黄色可使人的情志中度或重度兴奋激动。白、黑色属阴，可抑制人体气血活动，白色可帮助气血收，黑色可帮助气血藏，它们性质一样，程度不同，例如白色可使人的情志轻度抑制镇静，黑色可使人的情志中度或重度抑制安静等。

在临床上，如果人体阳气过亢，除了药物的调节外，还可多视白、黑色辅助调理；人体阴气过亢，除了药物的调节外，还可多视青、赤、黄色辅助调理。又如工作环境长期色彩过浓，赤、黄、绿色为主，使人情志长期兴奋激动，那么休息环境色彩宜白、黑色为主，使人能放松安静；工作环境长期色彩过淡，白、黑色为主，使人情志长期抑制安静，那么休息环境色彩宜青、赤、黄色为主，使人能兴奋欣快等。

（二）人体气血运动对颜色的影响

中医认为，人体内的气血活动能使人产生五色，例如《素问·五常政大论》说："愿闻平气何如而明，何如而纪也。……木曰敷和，火曰升明，土曰备化，金曰审平，水曰静顺。""敷和之纪，木德周行，阳舒阴布，其政发散，其候温和，其令风，其藏肝，其应春，其色苍……升明之纪，正阳而治，德施周普，其政明曜，其候炎暑，其令热，其藏心，其应夏，其色赤……备化之纪，气协天休，德流四政，其政安静，其候溽蒸，其令湿，其藏脾，其应长夏，其色黄……审平之纪，收而不争，杀而不犯，其政劲肃，其候清切，其令燥，其藏肺，其应秋，其色白……静顺之纪，藏而勿害，治而善下，其政流演，其候凝肃，其令寒，其藏肾，其应冬，其色黑……故生而勿杀，长而勿罚，化而勿制，收而勿害，藏而勿抑，是谓平气。"

所谓平气，木称为敷和，即散布温和之气，使万物荣华；火称为升明，即光明上升之气，使万物繁荣；土称为备化，即具备生化之气，使万物具备形体；金称为审平，即清宁和平之气，使万物结实；水称为静顺，即寂静和顺之气，使万物归藏。

敷和的年份，木的德性是布达上下四方，阳气舒畅，阴气布散，其行使的权力是发散，其气候是温和，其权力的表现是风，应于人体的是肝藏的正常调节，所应时令是春季，产生表现的颜色是青，声音是角。升明的年份，火的德性是普散上下四方，阳气隆盛，其行使的权力是明朗显耀，其气候是炎暑，其权力的表现是热，应于人体是心藏的正常调节，所应时令是夏季，表现的颜色是赤，声音是徵。备化的年份，土的德性是流布上下四方，气化协调，其行使的权力是安静，其气候是湿蒸，其权力的表现是湿，应于人体是脾藏的正常调节，所应时令是长夏季，表现的颜色是黄，声音是宫。审平的年份，金的德性是主收敛无剥夺，虽主肃杀，但无残害，其行使的权力是清劲严肃，其气候是清凉，其权力的表现是燥，应于人体是肺藏的正常调节，所应时令是秋季，表现的颜色是白，声音是商。静顺的年份，水的德性是主平顺而下行，虽主纳藏，但无伤害，其行使的权力是缓流不息，其气候是寒凝，其权力的表现是寒，应于人体是肾藏的正常调节，所应时令是冬季，表现的颜色是黑，声音是羽。

所以生长万物而不杀伤，盛长万物而不削罚，化育万物而不制止，收敛万物而不残害，封藏万物而不抑制，这就叫做正常的气，即平气。正常气的活动产生正常的五色，反之，不正常气的活动产生异常的五色。

在临床上，中医诊断学中望诊的主要内容之一，就是根据人体气血运动所产生的颜色，来分析判断人体与环境是否统一而进行调节，例如《素问·脉要精微论》说："夫精明五色者，气之华也。赤欲如白裹朱，不欲如赭；白欲如鹅羽，不欲如盐；青欲如苍璧泽，不欲如蓝；黄欲如罗裹雄黄，不欲如黄土；黑欲如重漆色，不欲如地苍。五色精微象见矣，其寿不久也。"意思是讲，面部出现的五色，都是人体气血运动产生的光华。假如赤色，应该像帛裹着朱砂（白裹朱：马莳注"白当作帛"），红润而不显露，这是正常赤色；不要如赭石那样色赤而带紫，没有光泽，这是异常赤色。假如白色，应该像鹅的羽毛，白而光泽，这是正常的白色；不要如食盐那样色白而带杂暗，这是异常的白色。假如青色，应该像苍璧的青而润泽，这是正常的青色；不要如蓼蓝那样青带沉暗，这是异常的青色。假如黄色，应该像罗裹着雄黄，黄而明润，这是正常的黄色；不要如黄土那样沉暗如尘，这是异常的黄色。假如黑色，应该像重漆色般黑而明润，这是正常黑色；不要如地苍那样枯暗如尘，这是异常的黑色。假如人体见到异常五色，不进行调节治疗，寿命就会受到影响。总之，人体五色的异常，可作为诊断和治疗疾病的参考依据之一。

二、五音与人体

中医认为，声音是地球上的物质运动产生的可辨别的各种声响，并把声音统分为五大类，即宫、商、角、徵、羽五音或呼、歌、笑、哭、呻吟五声。羽音为最短、最高亢、最清亮之类的声音，徵音为次短、次高亢、次清亮之类的声音，宫音为最长、最低沉、最重浊之类的声音，商音为次长、次低沉、次重浊之类的声音，角音为介于长短、高下、清浊之间的声音。[1]《辞海》注释："五音"亦称"五声"，即中国五声音阶中的宫、商、角、徵、羽五个音级，近似于简谱中的1、2、3、5、6。人体对外界刺激反应的一个重要途径，就是通过听。

（一）声音对人体气血运动的影响

中医认为，羽、徵、角音属阳，可促进人体气血活动，徵音可帮助气血生，羽音可帮助气血长，角音可帮助气血化，它们性质一样，程度不同，例如角音可使人的情志轻度兴奋欣快，徵、羽音可使人的情志中度或重度兴奋激动。商、宫音属阴，可抑制人体气血活动，商音可帮助气血收，宫音可帮助气血藏，它们性质一样，程度不同，例如商音可使人的情志轻度抑制镇静，宫音可使人的情志中度或重度抑制安静等。

在临床上，可用音乐或歌曲去调节人的情志，从而达到调节人体气血活动的目的。例如当人的情志过度抑制、忧郁、悲愁、伤感时，可用角、徵、羽音为主编奏的轻松、欢快、柔情、激昂的舒情曲、进行曲、摇滚等音乐或歌曲进行调节，当人的情志过度兴奋、烦怒、激动、狂躁时，可用商、宫为主编奏的舒展、忧伤、安静、遐想的催眠曲、小夜曲、哀乐等音乐或歌曲进行调节等等。

（二）人体气血运动对声音的影响

中医认为，人体内的气血活动能使人产生五音。例如《素问·阴阳应象大论》说："东方生风，风生木，在音为角，

---

〔1〕 任应秋．运气学说（增订版）〔M〕．上海：上海科学技术出版社，1982.

在声为呼；南方生热，热生火，在音为徵，在声为笑；中央生湿，在音为宫，在声为歌；西方生燥，燥生金，在音为商，在声为哭；北方生寒，寒生水，在音为羽，在声为呻。"

东方或春季属木，在五音中是角，在五声中是呼，角为木之音，角的含义是触；东方或春季，谓阳气所触而发生，木正是由于阳气发动而生。南方或夏季属火，在五音中是徵，在五声中是笑，徵为火之音，徵的含义是止；南方或夏季，谓阳盛而极，物盛而止，火是盛阳之象而生。中央或长夏季属土，在五音中是宫，在五声中是歌，宫为土之音，宫的含义是中，即中合；中央或长夏季，谓阳尽阴生，万物开始由盛而衰，土使花谢结果合成。西方或秋季属金，在五音中是商，在五声中是哭，商为金之音，商的含义是强，即坚强；西方或秋季，谓阴盛阳衰，金使结果落籽。北方或冬季属水，在五音中是羽，在五声中是呻，羽为水之音，羽的含义是舒；北方或冬季，谓阴尽阳生，万物生机由而舒发，水使冬尽春回（也可把羽看作土音，宫看作水音）。[1]

在临床上，中医诊断学中闻诊的主要内容之一，就是根据人体气血运动所产生的声音，来分析判断人体与环境是否统一而进行调节。例如在一般情况下，春、夏、长夏季或上、中、下午，人的声音多角、徵、羽音；秋、冬季或傍晚、夜里，人的声音多商、宫；所以人声音的强弱、多少、顺序等，可作为诊断和治疗疾病的参考依据之一。又如《医宗金鉴·四诊心法要诀》说："五声之变，变则病生，肝呼而急，心笑而雄，脾歌以漫，肺哭促声，肾呻低微（此以五声变而生病之诊法

〔1〕 任应秋. 运气学说（增订版）〔M〕. 上海：上海科学技术出版社，1982.

也。五声失正，则谓之变，变则病生也。肝呼而声急，肝声失正，故知病生肝也。心笑而声雄，心声失正，故知病生心也。脾歌而声漫，脾声失正，故知病生脾也。肺哭而声促，肺声失正，故知病生肺也。肾呻而低微，肾声失正，故知病生肾也）。"

三、五味与人体

中医认为，滋味存在于地球物质之中，是地球上物质运动所产生的可辨别的各种味道。凡是能够通过口、鼻和皮肤黏膜进入人体内，对气血运行有所影响与作用的味道、气味，统称五味，例如《素问·六节藏象论》说："五气入鼻，藏于心肺，上使五色修明，音声能彰；五味入口，藏于肠胃，味有所藏，以养五气，气和而生，津液相成，神乃自生。"意思是讲，五气由鼻吸入，存藏在心肺，心荣面色，肺主声音，因而能使面色明润，音声洪亮；五味由口食入存藏在肠胃中，经过消化吸收其精微，以养护维持五藏的气活动，气活动调和，津血就生成，而生命运动也就自动产生了。

五味，一是指物质所具有的能使人体舌头得到某种味觉的特征，分为五大类，即辛、甘、酸、咸、苦的食味，其中还包括淡味，古人有"淡附于甘"的说法。二是指物质所具有的能使鼻子得到某种嗅觉的特征，分为五大类，即臊、焦、香、腥、腐的气味。三是指皮肤黏膜的中药五味的外敷、熏蒸、泡洗等治疗，例如《灵枢·九针论》：说"五味所入：酸入肝，辛入肺，苦入心，甘入脾，咸入肾，淡入胃。"王冰曰："五气者，臊气凑肝，焦气凑心，香气凑脾，腥气凑肺，腐气凑肾也。"孙思邈曰："是以圣人先用食禁以存生，后制药物以防命，气味温补以存精形。"中医所说的五味主要是指饮食和药物。

在明代李时珍著的《本草纲目》中，收载总结了药物一千八百九十二种。中医的药是包括饮食的，饮食和药是不能截然分开的，药食对人体有益，就是广义的"药"；药食对人体有害，就是广义的"毒"；它们之间在一定的条件下，是可以互相转化的。中药书中记载某些药物有毒性，是指狭义之毒。

（一）五味对人体气血运动的影响

中医认为，五味对人体气血活动的影响，首先是对五藏各系统部位有特殊的选择。一般情况，酸味先进入肝，苦味先进入心，甘味先进入脾。辛味先进入肺，咸味先进入肾，例如《素问·至真要大论》说："夫五味入胃，各归其所喜，故酸先入肝，苦先入心，甘先入脾，辛先入肺，咸先入肾。久而增气，物化之常也；气增而久，夭之由也。"

其次是对气血活动有特殊的作用。辛味具有发散通行的作用，酸味具有收敛固涩的作用，苦味具有燥湿、泻火坚阴的作用，咸味具有润燥、软化去坚的作用，甘味具有补益、缓急的作用，淡味有透渗利泄的作用。例如《素问·至真要大论》说："以甘缓之，以辛散之，以酸收之，以苦燥之，以淡泄之，以苦下之，以咸写之，以苦坚之。""辛苦发之，以咸软之。""辛甘发散为阳，酸苦涌泄为阴，软味涌泄为阴，淡味渗泄为阳。六者或收，或散，或缓，或急，或燥，或润，或耎，或坚，以所利而行之，调其气，使其平也。"

在临床上，首先五味确立了药物的"归经"，就是某药物对某藏某经络的特殊选择。其次五味确立了药物的作用，就是"性味"，确定了某药物的特殊功能，这在中医药学中有详细论述。

（二）人体气血运动对五味的影响

中医认为，人体内的气血活动能使人产生五味，例如《素问·阴阳应象大论》说："木生酸，酸生肝，在味为酸；火生苦，苦生心，在味为苦；土生甘，甘生脾，在味为甘；金生辛，辛生肺，在味为辛；水生咸，咸生肾，在味为咸。"

一般来讲，酸味主要滋助肝藏，酸味还收敛可防止肝或气血过分发散；酸味过久过多也会损害肝，肝藏也产生酸味。苦味主要滋助心藏，苦味还坚阴、泻泄可防止心或气血过分宣通；苦味过久过多也会损害心，心藏也产生苦味。淡甘味主要滋助脾藏，淡甘味还缓急、渗泄，可防止脾或气血过分化生；淡甘味过久过多也会损害脾，脾藏也产生甘味。辛味主要滋助肺藏，辛味还发散可防止肺或气血过分收敛；辛味过久过多也会损害肺，肺藏也产生辛味。咸味主要滋助肾藏，咸味还软坚、涌泻可防止肾或气血过分封藏；咸味过久过多也会损害肾，肾藏也产生咸味。

在临床上，中医诊断学中问、闻诊的内容之一，就是把人体对五味的感觉作为诊断和治疗疾病的参考依据之一，例如口苦、口酸、口淡或甜、口辛、口咸、嗜酸、嗜甘、嗜淡或甜、嗜辛、嗜咸、痰腥、口臭等。

第六章

"不治已病治未病"与中医预防医学

西方有学者认为，西方医学更加注重局部和疾病本身，着重使用化学药物和手术方法研究病症。现代医学书籍例列了成千上万种疾病的病状和并发症，但关于健康以及怎样维持健康却很少提到。因此，当代的病人也期望医生为他们做快速的，同时也是昂贵的修复工作。很少有人能够承认这一观点，即大多数疾病都可以通过采用健康的生活方式而得到预防，而且病人要对他们的大多数疾病负责。

中医认为，中医不能包治百病，同样患一种病，因每个人的体质不同，就算在正确诊断和治疗下，也会有的人好转痊愈，有的人加重死亡。《素问·阴阳应象大论》说："故善治者治皮毛，其次治肌肤，其次治筋脉，其次治六府，其次治五藏。治五藏者，半死半生也。"意思是讲，善于治病的医生，当病在皮毛的时候，就给于治疗；技术较差的，病在肌肤才治疗；更差的，病在筋脉或六府才治疗；又更差的，病在五藏才治疗。疾病传入到五藏，病情就比较严重了，这时治疗的效果，就可能半生半死了。《素问·四气调神大论》说："从阴阳则生，逆之则死；从之则治，逆之则乱……是故圣人不治已病治未病，不治已乱治未乱，此之谓也。夫病已成而后药之，乱已成而后治之，譬犹渴而穿井，斗而铸锥，不亦晚乎！"意思是讲，人体内气血顺从自然环境的物质运动规律，人体内自我调节、自我修复和抗病防御能力才能保持正常，就能够健康或长寿；违反它，就会患病或死亡。因此说，聪明智慧的人，不主张有了病然后讲求治疗，而是要在没有患病之前，加以预防。和治理国家一样，不要出了乱子，然后再研究治乱的方法，而是要在没有乱之前防止乱子的发生。假如疾病已经发生了才去治疗，战乱已经形成了才去平定，这就等于口渴了才想到挖井，遇到战争才想到造武器，那不是太晚了吗？

预防医学就是研究健康状态向疾病状态转化的规律，和如何能防止健康状态转化疾病状态的知识。

第一节　健康、亚健康与疾病状态

什么是健康状态？简单地讲，人体没有疾病的状态，就是健康状态。什么是疾病状态？西方医学最早认为，人体有物理化学的异常变化，称为疾病状态；现在又认为，虽然人体没有化学物理的异常变化，但心理有异常变化，也称为疾病状态，如忧虑症、焦虑症、失眠、健忘等。西方医学研究已经从生物医学模式，发展到社会心理生物医学模式。

中医认为，除了包括以上的疾病状态外，人体有自我感觉不舒适或有痛苦，虽然物理化学检查无异常，也可称为疾病状态，如疲劳综合征、电脑综合征、反复感冒、气短乏力、懒言少语、自汗盗汗、腰痠腿软、颈部不适、头昏目花、双眼干涩等等，现代又可称为亚健康状态。

第二节　维护健康与预防疾病

中医预防医学的第一个重要内容，就是养生，就是保养维护健康和预防疾病。为了防止健康状态向疾病状态转化，就要维护人体内气血与自然环境物质运动保持一致，就要维护五藏系统的正常活动，保养人体的自我调节、自我修复和能力的正常。

一、四季气候与养生

中医认为，要维持人体正常功能，预防疾病的发生，应使人的形体和心理活动尽量顺应大自然界的变化。《素问·四气调神大论》说："夫四时阴阳者，万物之根本也。所以圣人春夏养阳，秋冬养阴，以从其根，故与万物沉浮于生长之门。逆其根，则伐其本，坏其真矣。故阴阳四时者，万物之终始也，死生之本也。逆之则灾害生，从之则苛疾不起，是谓得道。道者，圣人行之，愚者佩之。"意思是讲，一年四季气候阴阳的变化，是自然界万物生长收藏的根本。所以智慧的人在春和夏季保养阳气，秋和冬季保养阴气，以顺从这个根本，因而他就能够和万物一样，保持着生长发育的正常规律。假如违反了它，生命的根本就要受到伤伐，真气也就败坏了。因此说，四季阴阳的变化，是万物生长、衰老、死亡的根本。违背了它，就要产生灾难；顺从它，疾病就不会发生，这就叫做懂得养生的法则。对于养生法则，智慧的人切实地奉行着，愚笨的人却违反它。

『不治已病治未病』与中医预防医学

（一）春季养生

《素问·四气调神大论》说："春三月，此为发陈，天地俱生，万物以荣；夜卧早起，广步于庭，被发缓形，以使志生，生而勿杀，予而勿夺，赏而勿罚，此春气之应，养生之道也；逆之则伤肝，夏为寒变，奉长者少。"王冰注"发陈"曰："春阳上升，气潜发散，生育庶民，陈其姿容，故曰发陈也。所谓春三月者，皆因节候而名之，夏、秋、冬亦然。"

春天三个月，万物推陈出新，天地间的生气发动，万物都欣欣向荣。这时人尽量要做到早一些起床，晚一些睡觉，到庭院和大自然界中多散散步，披开头发，舒缓形体，并使情志活泼欣快，像对待初生的万物一样：只应让其生长，而不要杀害；只应给予生发，而不应剥夺；只应赏心悦目，而不要摧残身体，这就是适应春季调养"生气"的道理。如果违反了这个道理，就会损伤肝藏，到了夏天，可能就会发生寒性的病，使得人体适应夏季盛长之气的能力减弱。

（二）夏季养生

《素问·四气调神大论》说："夏三月，此谓蕃秀，天地气交，万物华实。夜卧早起，无厌于日，使志无怒，使华英成秀，使气得泄，若所爱在外，此夏气之应，养长之道也。逆之则伤心，秋为痎疟，奉收者少，冬至重病。"王冰注"蕃秀"曰："蕃，茂也，盛也。秀，华也，美也。"

夏天三个月，万物繁荣秀丽，天气下降，地气上升，互相交合，万物也开花结果。这时人尽量要做到早起床，晚睡觉，不要厌恶夏日长天热，适当多活动，并使情志兴奋快乐，不要发怒，像有花苞的植物一样，使其成秀，使体内阳气能够向外宣通发散，这就是适应夏季调养"长气"的道理。如果违反了这个道理，就会损伤心藏，到了秋天，可能就会发生疟疾等病，使得人体适应秋季收敛之气的能力减弱，冬天还可能重复发病。

（三）秋季养生

《素问·四气调神大论》说："秋三月，此谓容平，天气以急，地气以明。早卧早起，与鸡俱兴，使志安宁，以缓秋刑，收敛神气，使秋气平，无外其志，使肺气清，此秋气之应，养收之道也。逆之则伤肺，冬为飧泄，奉藏者少。"

秋天三个月，万物成熟收成，天气已凉，风声劲急，地气清肃，万物变色。这时人尽量要做到早一些睡，早一些起，像鸡一样，适当减少活动，并使情志安逸宁静，来缓和秋天肃杀气候对人体的影响，收敛气神，使秋季肃杀之气得以和平，不让情志外驰，使肺气保持清静，这就是适应秋季调养"收气"的道理。如果违反了这个道理，就会损伤肺藏，到了冬天，可能就会发生完谷不化的泄泻等病，使得人体适应冬季潜藏之气的能力减弱。

（四）冬季养生

《素问·四气调神大论》说："冬三月，此谓闭藏，水冰地坼。无扰乎阳，早卧晚起，必待阳光，使志若伏若匿，若有私意，若已有德，去寒就温，无泄皮肤，使气亟夺，此冬气之应，养藏之道也。逆之则伤肾，春为痿厥，奉生者少。"

冬天三个月，万物生机潜伏闭藏，所以河水结冰，地面冻裂。这时人尽量不要扰动阳气，早睡觉，晚起床，睡觉和起床的时间可以拿日入和日出做标准，使情志好像埋伏藏匿般的安静，好像有难以告人的私情，又好像已经获得了秘密一样愉快，避免严寒，保持温暖，不要使皮肤开泄出汗，而使闭藏的阳气受到损坏，这就是适应冬季调养"藏气"的道理。如果违反了这个道理，就会伤害肾藏，到了春天，可能就会发生痿厥等病，使得人体适应春季生长之气的能力减。

二、形体活动与养生

中医认为形体必须活动，可根据每天的不同时间或每年的不同季节调节活动量，但原则上要尽量均衡活动。不能过久地视、卧、坐、立、行，要互相交替、配合、补充，这样才不会损害五藏和形体，并能增强体质。在某些特殊情况下，可以适当有所偏重，例如《素问·宣明五气》说："五劳所伤：久视伤血，久卧伤气，久坐伤肉，久立伤骨，久行伤筋，是谓五劳所伤。"

经常锻炼形体，形体健壮就不爱患病，例如《灵枢·五变》说："木之所伤也，皆伤其枝，枝之刚脆而坚，未成伤也。人之有常病也，亦因其骨节皮肤腠理之不坚固者，邪之所舍也，故常为病也。"意思是讲，树木的损伤，主要表现为损伤树枝，而如果树枝坚硬刚强，就未必会损伤。人体也是这样，有的人身经常患病，这也是因为他的筋骨、关节、肌肉、皮肤、腠理不够坚固，因而外邪会侵入和留在那里，而经常发病。

三、颜色、声音、饮食与养生

视听、饮食与人体健康密切相关，养生可根据每天的不同时间或每年的不同季节调整视之颜色、听之声音、饮食之味，但原则上也要尽量均衡。不能过久视单一种颜色、听单一种声音或食单一种味，要互相交替、配合、补充，这样才不会损害五藏和形体，并能增强体质。在某些特殊情况下，可以适当有所偏重，例如《素问·至真要大论》说："夫五味入胃，各归其所喜，故酸先入肝，苦先入心，甘先入脾，辛先入肺，咸先入肾。久而增气，物化之常也；气增而久，夭之由也。"《灵枢·五味》说："故谷不入，半日则气衰，一日则气少矣。"《素问·痹论》说："饮食自倍，肠胃乃伤。"

四、心理活动与养生

调理情志对养心具有重要意义，可根据每天的不同时间或每年的不同季节调节心理，使各种情志活动适当均衡。避免过度、过久地产生怒、喜、思、悲、恐情志，它们要互相交替、配合、补充，这样才不会损害五藏和形体，并能增强体质。在某些特殊情况下，可以适当有所偏重，例如《素问·阴阳应象大论》说："怒伤肝，悲胜怒；喜伤心，恐胜喜；思伤脾，怒胜思；忧伤肺，喜胜忧；恐伤肾，思胜恐。"

中医强调，适应外界正常的气候变化，适时回避防范突然异常的气候变化，同时思想上总地还需要安定清静，不要贪欲妄想，这样体内的真气就和顺，精神内守而不耗散，那么疾病就无从侵袭了，例如《素问·上古天真论》说："夫上古圣人之教下也，皆谓之虚邪贼风，避之有时，恬惔虚无，真气从之，精神内守，病安从来。"

五、亚健康与养生

中医还认为，在亚健康状态下就应该积极进行调养，给予药物或针灸、按摩等内外治疗。中医的多种疗法除了治疗疾病外，还可用于预防疾病和治疗亚健康，另外，太极拳、形意拳、八卦拳等，也有此作用。总之，治未病包含防病于未然的观念，有预防疾病的重要意义。

第三节　延长寿命

中医预防医学的第二个重要内容，就是在维持人体健康的基础上，适当延长寿命。

一、应有寿命

《素问·上古天真论》说："上古之人，其知道者，法于阴阳，和于术数，食饮有节，起居有常，不妄作劳，故能神与形俱，而尽终其天年，度百岁乃去；今时之人不然也，以酒为浆，以妄为常，醉以入房，以欲竭其精，以耗散其真，不知持满，不时御神，务快其心，逆于生乐，起居无节，故半百而衰也。"

上古时代的人，大都懂得养生的道理，效法自然界阴阳运动规律，调和术数，饮食有节制，作息有常规，不妄事操劳，所以能够形体与机能都很健旺，活到他们应该享受的年龄，一百岁以后才去世。现在的人就不是这样了，把酒当成水浆那样贪饮，把不正常的生活当作经常的生活，酒醉以后还肆行房事，纵情色欲，竭尽精气，消耗散失真气，不知道保持精气的充足，经常地过分使用体能与精力，贪图一时的快心，违反养生而取乐，作息没有一定规律，所以到五十岁左右就会衰老了。

中医认为，人体的生命活动在健康状态下，应该享受到一百岁以上，一百岁以上是人应有的寿命。

二、年龄与人体生长、发育、衰老的关系

中医认为，年龄对人体生长、发育、衰老、死亡有很大影响，是有一定常数和一般规律的。年龄决定人体气血运动和五藏机能的自然盛衰过程，而气血运动和五藏机能的自然盛衰过程，又决定人体的自然生长衰老过程。

（一）年龄与女子生长、发育、衰老的关系

《素问·上古天真论》说："女子七岁肾气盛，齿更发长；二七而天癸至，任脉通，太冲脉盛，月事以时下，故有子；三七肾气平均，故真牙生而长极；四七筋骨坚，发长极，身体盛壮；五七阳明脉衰，面始焦，发始堕；六七三阳脉衰于上，面皆焦，发始白；七七任脉虚，太冲脉衰少，天癸竭，地道不通，故形坏而无子。"

女子的一般生理过程：七岁左右时，肾气开始充盛，牙齿更换，毛发生长；十四岁左右时，天癸发育成熟（马莳："天癸者，阴精也。盖肾属水，癸亦属水，由先天之气蓄极而生，故为阴精为天癸也。"），任脉畅通，太冲脉旺盛，月经按时而行，所以能够生育；二十一岁左右时，肾气充满，智齿生长，身体也长得极强盛；二十八岁左右时，筋骨坚强，毛发长极，这是身体最强壮的时期；三十五岁左右时，阳明经脉渐衰，面部开始枯憔，毛发也开始脱落；四十二岁左右时，三阳经脉都衰退了，因此整个面部枯槁，头发也开始变白；四十九岁以后，任脉空虚，太冲脉衰弱，天癸枯竭，月经断绝，所以形体开始衰老，不能再生育了。

（二）年龄与男子生长、发育、衰老的关系

《素问·上古天真论》说："丈夫八岁肾气实，发长齿更；

二八肾气盛，天癸至，精气溢写，阴阳和，故能有子；三八肾气平均，筋骨劲强，故真牙生而长极；四八筋骨隆盛，肌肉满壮；五八肾气衰，发堕齿槁；六八阳气衰竭于上，面焦，发鬓颁白；七八肝气衰，筋不能动，天癸竭，精少，肾藏衰，形体皆极；八八则齿发去。肾者主水，受五藏六府之精而藏之，故五藏盛，乃能写；今五藏皆衰，筋骨解堕，天癸尽矣，故发鬓白，身体重，行步不正，而无子耳。"

男子的一般生理过程：八岁左右时，肾气开始充实，毛发生长，牙齿更换；十六岁左右时，肾气旺盛，天癸发育成熟，精气充满，能够排精，所以能够生育子女；二十四岁左右时，肾气充满，筋骨坚强，智齿生长，身体也长得极强盛；三十二岁左右时，筋骨盛大，肌肉丰满而壮实；四十岁左右时，肾气衰少，头发开始脱落，牙齿开始枯槁；四十八岁左右时，阳气衰竭于上部，面色开始枯槁，头发和耳际毛发开始花白；五十六岁左右时，肝气衰退，筋动不便，天癸枯竭，精液也少，肾藏衰弱，形体极疲；六十四岁左右时，牙齿脱落，毛发脱掉。人体的肾藏主管水液，接受五藏六府的精气而储藏起来，所以五藏旺盛，肾藏才有精气排泄，现在年老五藏都已衰退，筋骨已不坚强，天癸也竭尽了。因此，毛发色白，身体沉重，走路不稳，也不能生育子女了。

三、终寿与长寿

中医认为，排除外界的天灾人祸，人身不能活到正常寿命的原因，主要是体内五藏机能衰退，气血运动虚弱不畅。《灵枢·天年》说："其不能终寿而死者，何如？……其五藏皆不坚，使道不长，空外以张，喘息暴疾，又卑基墙，薄脉少血，其肉不实，数中风寒，血气虚，脉不通，真邪相攻，乱而相引，故中寿而尽也。"意思是讲，人不能活到应该活到的岁数而死亡，这是为什么呢？不能长寿的人，是他体内五藏机能减退，鼻道不深，向外开张，呼吸急促，气喘疾速，或面部肌肉塌陷，脉体薄弱，血少不充，全身肌肉不坚实，腠理松弛，多次被风寒侵袭，气血虚弱，脉不通利，外邪与真气相搏，正气败乱，邪气内入，促使中年就死了。

人身能延长寿命的原因，主要是体内五藏机能旺盛，气血运动充实流畅。《灵枢·天年》说："五藏坚固，血脉和调，肌肉解利，皮肤致密，营卫之行，不失其常，呼吸微徐，气以度行，六府化谷，津液布扬，各如其常，故能长久。"意思是讲，人体内五藏机能旺盛，气血充实，血脉通顺，肌肉之间通利无滞，皮肤固密，营卫运行正常，呼吸均匀徐缓，气息规律运行，六府正常消化饮食，能使精微津液敷布全身，全身生理活动保持正常，所以能够使生命维持长久而多寿。

（一）女子寿命的养护

中医认为在健康状态下，女子三十五岁左右，五藏的气血和机能开始自然衰退，其中脾、心、肝藏较为明显，所以面部开始枯憔，头发开始脱落等；在临床上，可提前补益气血和五藏，一般还要侧重补益脾、心、肝藏。四十二岁左右，肺、肾藏衰退较为明显，所以整个面部枯槁，毛发开始变白等；在临床上，一般侧重补益肺和肾藏。四十九岁左右，肾藏衰退尤为明显，所以月经断绝，形体开始衰老等；在临床上，一般补益肾藏为主。这里还要强调，应根据具体情况来分析，一般情况一般处理，特殊情况特殊处理。

（二）男子寿命的养护

中医认为在健康状态下，男子四十岁左右，五藏气血和机能开始自然衰退，其中肾藏较为明显，所以头发开始脱落，牙齿开始枯槁等；在临床上，可提前补益气血和五藏，一般还要侧重补益肾藏。四十八岁左右，脾、心藏衰退较为明显，所以面部开始枯槁，发须开始花白等；在临床上，一般侧重补益脾和心藏。五十六岁左右，肝藏衰退较为明显，肾藏进一步衰退，所以形体活动开始不灵活，精液减少，容易疲乏等；在临床上，一般侧重补益肝和肾藏。六十四岁左右，肾藏衰退尤为明显，同时五藏气血和机能衰退更加明显，所以头发牙齿开始脱落，须发色白，走路开始不稳，身体沉重，不能生育等；在临床上，侧重补益肾藏。这里还要强调，应根据具体情况来分析，一般情况一般处理，特殊情况特殊处理。

（三）长寿与生育

中医认为如果遵守养生法则，不但可以延长寿命，还能够延长生育的年龄。《素问·上古天真论》说："有其年已老而有子者，何也？此其天寿过度，气脉常通，而肾气有余也。此虽有子，男不过尽八八，女不过尽七七，而天地之精气皆竭矣。夫道者，年皆百岁，能有子乎？夫道者，能却老而全形，身年虽寿，能生子也。"意思是讲，有些人年岁已经老了，还能够生育子女，这是什么道理？这是因为他的天赋精力超过平常人，气血经脉常通，并肾气有余。这种人虽然能够生育，但一般情况下，男子不过尽六十四岁左右，女子不过尽四十九岁左右，而男女的精气都枯竭了，就不能生育了。但懂得养生的人，能够保持肾藏的真气，形体不容易衰老，所以年龄虽大，活到一百多岁，仍旧能够生育。

总之，人体内气血充实通畅，五藏机能旺盛；人体外筋骨肌肉健壮，皮肤色美，能够活到一百岁以上。治未病，就是含有享受和延长寿命的重要意义。

第四节　"不治已病治未病"的其他含义

中医"不治已病治未病"的观点，除了以上预防疾病与延长寿命外，还有一个含义，就是在人体疾病状态下，除了针对已经异常的藏象系统进行调节治疗，还要对与其关系密切的正常藏象系统进行维护，以预防它患病。

《难经·七十七难》说："经言上工治未病，中工治已病者，何谓也？然：所谓治未病者，见肝之病，则知肝当传之与脾，故先实其脾气，无令得受肝之邪，故曰治未病焉。中工治已病者，见肝之病，不晓相传，但一心治肝，故曰治已病也。"又如尤在泾在《金匮要略心典》中说："盖藏病惟虚者受之，而实者不受；脏邪惟实则能传，而虚则不传，故治肝实者，先实脾土，以杜滋蔓之祸。治肝虚者，直补本官，以防外侮之端。""工"，是指医生。"上工治未病中工治已病"这句话的含义是：高等水平的医生，能在疾病还没发展或引起新的病变时，给予及时治疗和预防，这是因为他能根据五行生克反馈机制推断疾病的转归。例如，肝（木）藏有实证病变的时候，在治疗肝病的同时，首先还要辅助补益脾（土）藏，防止邪气长驱直入，使病变扩大，以免肝木郁滞，横克脾土。在肝藏有虚证病变的时候，直接补益肝藏，还要适当采取措施，预防其他藏的侵犯欺侮。其他藏病变的治疗，也以此类推。中等水平的医生，不预先知道病变的转化，只是片面地忙于治疗肝藏的已经病变。

总之，中医指出人体是一个有机的整体，在疾病状态下，也要早期治疗和积极预防病变扩大，提出在疾病状态下，治疗和预防相结合的原则。治未病，还含有一种在人体某藏府已患病时，积极预防其他藏府病变的重要意义。

最后，相信随着中医药学的不断继承和发展，随着人类社会以人为本、以自然为本和对健康的珍惜，随着治疗医学向预防医学的转化，中医药必将再创辉煌，和西医药一起为全人类的健康做出应有的贡献。